新编中医临床学科丛书

总主编　秦国政

中医肾病学

主　编　李　琦　吉　勤　张春艳

科学出版社

北　京

内 容 简 介

《中医肾病学》是“新编中医临床学科丛书”的分册之一，旨在引导读者熟悉掌握中医肾病的防治规律。“总论”介绍肾病学的概念、研究进展、肾病的基础理论、病因病机、辨治规律、用药特色、预防护理规律等。“各论”介绍了常见肾病的论治，对每一个病从基本概念、病因病机、辨病、类病鉴别、中医论治、西医治疗、预防与调护、权威的临床疗效判断标准等方面，进行了较为全面系统的整理。书中还介绍了国内知名专家的临床经验，特别是云南省名中医经验，既反映了中医学在防治肾病方面的优势与特色，又兼顾了肾病危急症的西医处理，使其具有较强的临床实用性。

本书适用于广大中医药临床、科研工作者及中医药和传统文化爱好者参考阅读。

图书在版编目 (CIP) 数据

中医肾病学 / 李琦，吉勤，张春艳主编．—北京：科学出版社，2017.3

（新编中医临床学科丛书 / 秦国政主编）

ISBN 978-7-03-052442-3

Ⅰ. 中… Ⅱ. ①李… ②吉… ③张 Ⅲ. ①肾病（中医） Ⅳ. ① R256.5

中国版本图书馆 CIP 数据核字（2017）第 055550 号

责任编辑：刘 亚 曹丽英 / 责任校对：钟 洋

责任印制：赵 博 / 封面设计：北京图阅盛世文化传媒有限公司

科学出版社 出版

北京东黄城根北街 16 号

邮政编码：100717

http://www.sciencep.com

北京凌奇印刷有限责任公司 印刷

科学出版社发行 各地新华书店经销

*

2017 年 3 月第 一 版 开本：720 × 1000 1/16

2017 年 3 月第一次印刷 印张：19

字数：368 000

POD定价： 65.00元

（如有印装质量问题，我社负责调换）

新编中医临床学科丛书

总编委会

中医肾病学

编 委 会

主　编　李　琦　吉　勤　张春艳

副主编　王　清　何渝煦　刘明星　吴　净　魏丹霞

编　委（按姓氏笔画排序）

王志祥　王　坤　王　清　王东红　代鹏飞

兰一天　吉　勤　达鸿雁　吕锐萍　刘晓萍

刘明星　杨文荣　杨蕊娇　李　桢　李　琦

李红帅　吴　净　何渝煦　谷　燕　沈良能

张坤扬　张春艳　胡悦颖　施继玲　顾　林

徐三丰　郭双奋　鹿馨允　曾　炎　谢江海

谢林伸　谢怡然　魏　敏　魏丹霞

总前言

随着疾病谱的不断变化和医学知识及实践经验的不断积累与增加，医学分科越来越细，专科研究越来越精深。当人类对各类疾病发病学的认知和诊断治疗掌握了一定的规律时，便逐步地将其分门别类来加以研究。人类对疾病的知识掌握得越多，分科也就越细。这不仅是医疗实践和临床医学专科建设的需要，也是医学分科发展之必然。就中医学的发展而言，早期对疾病的治疗是不分科的。从我国周代将中医学分为食医、疾医、疡医等科后，中医学的分科代有发展，目前已经形成科别较全的中医临床体系，如内、外、妇、儿、眼、耳、口、鼻、正骨、皮肤等科，为不同疾病的患者提供了专科诊治方案，诸多学者也对各科疾病进行专门研究，传世之著甚丰。

为顺应中医学分科发展形势的需要和民众对中医诊疗的不同需求，国家中医药管理局于2009年组织专家委员会认真研究后公布了中医药学科建设规划指导目录，该目录将中医药学分为中医基础医学、中医临床医学、针灸推拿学、中药学、民族医学、中西医结合共6个一级学科，其中的中医临床医学共设有中医内科学、中医外科学、中医骨伤科学、中医妇科学、中医男科学、中医儿科学、中医眼科学、中医耳鼻咽喉科学、中医急诊学、中医养生学、中医康复学、中医老年医学、中医护理学、中医全科医学共14个二级学科，同时在以上学科外还设有中医络病学、中医药信息学、中医药工程学、中医心理学、中医传染病学、中医预防医学、中医文化学等7个二级培育学科。在以上二级学科中，又将中医内科学分为中医心病学、中医肝胆病学、中医脾胃病学、中医肺病学、中医肾病学、中医脑病学、中医痹病学、中医内分泌病学、中医肿瘤病学、中医血液病学10个三级学科，在中医外科学下又设有中医皮肤病学、中医肛肠病学、中医疮疡病学3个三级学科。一级学科针灸推拿学分为针灸学、推拿学2个二级学科。自该学科目录公布后，国家组织在全国范围内开展了重点学科建设工作并取得了良好成效，但至今尚未见有以该目录为基础编著的系列丛书。

为系统总结各类疾病的研究成果和诊疗经验，加强中医专科建设，提高中医专科学术水平和临床诊疗能力，以云南省中医医院暨云南中医学院第一附属医院专家为主，并邀请北京中医药大学东直门医院和北京中医药大学第三附属医院、北京市中医医院、江苏省中医医院等医院的专家参与，共同编写了这套《新编中医临床学科丛书》。丛书以国家中医药管理局公布的“中医药学科建设规划指导目录”为基础，以中医临床医学二级、三级学科名称为体系，稍做调整后确定编写分册的目录。虽然针灸学、推拿学和中医传染病学在学科目录中分别分属于针灸推拿学一级学科和二级培育学科，但这三个专科均是目前中医医疗机构常设的临床专科，因此也列入该丛书编写目录一并编写。该丛书计有中医心病学、中医肝胆病学、中医脾胃病学、中医肺病学、中医肾病学、中医脑病学、中医风湿病学、中医内分泌代谢病学、中医肿瘤病学、中医血液病学、中医皮肤病学、中医肛肠病学、中医疮疡病学、中医骨伤科学、中医妇科学、中医男科学、中医儿科学、中医眼科学、中医耳鼻咽喉科学、中医急诊学、中医养生学、中医康复学、中医老年医学、中医临床护理学、中医全科医学、中医传染病学、针灸学、推拿学共28个分册。

丛书各分册分总论和各论进行编写。原则上总论部分包括学科概念与研究范畴、学科学术发展源流、现代研究进展、对脏腑生理的认识、病因病机、诊法与检查、辨病与辨证、治则与治法、药物与方剂、保健与护理等内容；各论部分包括各科常见证候和疾病论治的内容，常见疾病论治从概念、病因病机、辨病、类病辨别、中医论治、西医治疗、预防调护、疗效判定标准等方面加以介绍。中医养生学、中医康复学、中医全科医学、中医传染病学、针灸学、推拿学等分册，则按专科特点与规律进行编写。丛书的编写，强调学术性和临床适用性并举、突出中医特色的同时兼顾西医内容，以期更好地适用于初、中级中医临床、教学工作者和在校中医类各专业本科生、研究生。

由于该丛书的编写与出版是首次尝试，为保证质量，编委会成员作了很大努力，有的书稿从编写初稿到分册主编、学术秘书、总主编审稿等环节，反复修改达15次。尽管如此，不足之处在所难免，诚望读者提出宝贵修改建议，以便再版时予以修正和提高。

该丛书从策划选题到编写、出版，得到了科学出版社中医药分社社长曹丽英博士和分社各位责任编辑的指导，得到各位编委的大力支持，在此一并表示衷心的感谢！

秦国政

2017年3月于昆明

前言

新编中医临床学科丛书《中医肾病学》为了提高中医肾病专科学术水平，促进学科建设和发展，在继承整理历代医家的基础理论和基本知识的基础上，结合现代研究成果进行编著。本书以中医药理论为指导，研究肾脏特有生理功能、病理变化特点，以及肾脏疾病的发生、发展、转归、诊断、治疗和护理保健规律。

研究的范围包括对本学科基本学术概念的诠释和规范、肾藏象理论，以及各种肾脏疾病的诊断、病因、病理、辨证、理法方药、预后、调摄等方面，同时还包括运用现代科学手段研究其发病机理、药理以进一步提高临床疗效。本书分为上、下两篇。上篇为总论部分，其内容包括：肾脏病学的概念与研究范畴、中医肾脏病学学术发展源流、中医肾脏病学的现代研究进展、中医对肾脏生理的认识、中医肾脏疾病的病因病机、肾脏病诊法与检查、辨病与辨证、治则与治法、药物与方剂、保健与护理共十章。下篇为各论部分，包括常见症状论治与常见疾病论治，常见症状论治有水肿、尿血、腰痛、尿频、遗尿五个部分，常见疾病论治分为：原发性肾小球疾病、肾衰竭、自身免疫性疾病及结缔组织疾病肾损害、代谢疾病肾损害、急性间质性肾炎、马兜铃酸肾病、泌尿系感染、乙型肝炎病毒相关性肾炎、泌尿系统结石、高血压性肾损害、囊肿性肾脏病、遗传性与先天性肾脏病疾病。重点介绍疾病的诊断、鉴别诊断和辨证论治方法，并尽量处理好继承和发扬的关系，在保持中医肾脏病学理论系统性和完整性的基础上，客观反映目前临床研究的新成就。

张春艳

2013 年 5 月

目录

总前言
前言

上篇·总论

第一章　肾病学的概念与研究范畴……2
　第一节　中医肾病学概念与研究范畴……2
　第二节　中医肾病在西医的研究范畴……2
第二章　中医肾病学学术发展源流……4
第三章　中医肾病学的现代研究进展……8
第四章　中医对肾生理的认识……13
第五章　中医肾脏疾病的病因病机……19
　第一节　病因……19
　第二节　病机……23
　第三节　病理特点……26
第六章　肾脏病诊法与检查……29
　第一节　中医四诊……29
　第二节　西医检查……34
第七章　辨病与辨证……40
　第一节　辨病……40
　第二节　辨证……43
第八章　治则与治法……51
　第一节　中医治疗原则……51
　第二节　中医常用治法……52
第九章　药物与方剂……59
　第一节　常用方剂……59
　第二节　常用药物……73
第十章　保健与护理……110

第一节 预防保健 ······ 110
第二节 护理常规 ······ 113

下篇 · 各论

第十一章 常见症状论治 ······ 120
第一节 水肿 ······ 120
第二节 尿血 ······ 121
第三节 腰痛 ······ 122
第四节 尿频 ······ 124
第五节 遗尿 ······ 125
第十二章 原发性肾小球疾病 ······ 127
第一节 急性肾小球肾炎 ······ 127
第二节 急进性肾小球肾炎 ······ 135
第三节 慢性肾小球肾炎 ······ 141
第四节 隐匿性肾小球肾炎 ······ 148
第五节 IgA 肾病 ······ 155
第六节 肾病综合征 ······ 163
第十三章 肾衰竭 ······ 173
第一节 急性肾衰竭 ······ 173
第二节 慢性肾衰竭 ······ 180
第十四章 自身免疫性疾病及结缔组织疾病肾损害 ······ 189
第一节 系统性红斑狼疮性肾炎 ······ 189
第二节 原发性小血管炎肾损害 ······ 196
第三节 过敏性紫癜性肾炎 ······ 202
第四节 原发性干燥综合征肾损害 ······ 209
第十五章 代谢疾病肾损害 ······ 215
第一节 糖尿病肾病 ······ 215
第二节 高尿酸血症肾病 ······ 223
第十六章 急性间质性肾炎 ······ 230
第十七章 马兜铃酸肾病 ······ 235
第十八章 泌尿系感染 ······ 239
第一节 尿路感染 ······ 239
第二节 慢性肾盂肾炎 ······ 244
第十九章 乙型肝炎病毒相关性肾炎 ······ 251
第二十章 泌尿系统结石 ······ 259

第二十一章　高血压性肾损害 ········ 265
第二十二章　囊肿性肾脏病 ········ 271
第一节　肾囊肿 ········ 271
第二节　多囊肾 ········ 275
第二十三章　遗传性与先天性肾脏病疾病 ········ 282
第一节　Alport 综合征 ········ 282
第二节　薄基底膜肾病 ········ 286

参考文献 ········ 292

上篇·总论

第一章

肾病学的概念与研究范畴

第一节　中医肾病学概念与研究范畴

一、中医肾病学概念

中医肾病学是以中医学基础理论和整体观念、辨证论治为基础，以肾脏的生理特点和病理改变为依据，在继承古今医家肾病理论和临床经验的基础上，系统阐述中医肾系病证的病因、病机、辨证论治、理法方药、转归和预后等的一门临床学科，是中医内科学的一个重要分支学科。

二、中医肾病学研究范畴

中医肾病研究范围十分广泛，它不同于西医的肾脏病，是中医肾的生理特点和病理变化所导致疾病的总和。传统中医肾脏病包括五迟五软、痴呆、健忘、腰痛、淋证、尿血、尿浊、水肿、癃闭、关格、肾风、肾热、肾积、肾劳、风水、遗尿、小便失禁、多尿、耳鸣耳聋、脱发、虚劳、痿证、痹证、消渴、遗精、阳痿、早泄、不射精症、血精、性欲冷淡、阳强、女子不孕、男子不育等。

第二节　中医肾病在西医的研究范畴

中医肾病在西医的研究范畴包括急性肾小球肾炎、急进性肾小球肾炎、慢性肾小球肾炎、IgA 肾病、隐匿性肾小球肾炎、膜性肾病、肾病综合征、肾结石、急性肾盂肾炎、慢性肾盂肾炎、间质性肾炎、肾结核、过敏性紫癜性肾炎、乙型肝炎病毒相关性肾炎、高血压肾病、糖尿病肾病、尿酸性肾病、肾动脉硬化症、肾下垂、多囊肾、肾癌、膀胱癌、急性肾衰竭、慢性肾衰竭、药物性肾损害、慢性前列腺炎、前列腺肥大等病。

中医肾病学在西医的研究具有很广阔的空间，随着分子生物学、化学、物理、数学和基础医学理论和技术的发展，其研究正在不断更新和深入。现代临床与实验研究表明中医的“肾”除具有西医的泌尿和维持体内水、电解质平衡，以及调节血压，刺激造血、影响钙磷代谢的功能外，还具有更广泛的作用，如与人的生长、发育、生殖，甚至呼吸、消化、内分泌、免疫，以及脑的部分功能等都有着密切关系。中医的“肾”几乎与各系统生理功能密切相关。随着临床医学的发展，依据不同病证类别的发生机理和防治特点，中医肾脏病学将会进一步分化出下一层次的诸多专科专病的分支。

1. 遗传性疾病

“人之生，先成精”。肾为先天之本，藏先天之精，因其禀受于父母的生殖之精，精气先身而生，具有遗传特性，故曰：“夫精者，身之本也”。可见，肾精中可能含有决定或主导遗传密码的某种因子，这与现代医学所指的遗传物质具有一定的同一性。目前，分子病和基因病是现代医学借助先进的医学技术手段从分子医学角度细分出来的疾病，两者与遗传性因素关系密切。例如，家族性高胆固醇血症、癫痫、偏头痛、癌症、精神分裂症、糖尿病、高血压、哮喘等都与遗传物质基因突变或 DNA 遗传变异有关。通过疾病流行病学及家系分析，发现某些家族人员具有家族遗传易感性，这可能提示“肾主生殖，肾主藏精”与遗传基因在某一程度上有一定的相关性。

2. 疾病的后期阶段

肾为先天之本，元气之根，藏元阴元阳。“久病及肾”，“虚邪之至，害少归阴，五脏所伤，穷必及肾”。从临床来看，多种系统慢性严重疾病，癌症末期，高血压引起的肾小动脉硬化及传染性疾病引起的肾脏病变，从中医辨证认识均属于“久病及肾”，为疾病的后期阶段。临床上采用填精补肾的方法往往能使疾患获得改善，缓解症状。

3. 老年性疾病

《素问·上古天真论》说：“女子……五七阳明脉衰……发始堕；六七……发始白；七七……天癸竭……”，“男子……五八肾气衰，发堕齿槁；六八……发鬓颁白；七八……天癸竭，精少，肾脏衰，形体皆极”。人的生长发育和衰老的过程，以及脏腑、组织、器官功能的充实和衰竭，都由肾脏精气盛衰所决定。人体肾精自衰，是生长壮老已的自然规律。肾精充实与否，是决定人体健康长寿的重要因素。肾易亏而难实，精易泄而难积，是肾病、老年病的特点。老年人发生疾病也同时伴随肾精虚衰。肾的精气阴阳虚衰与老年性疾病的发生有着不可分割的联系，如老年性痴呆症、妇女更年期综合征、骨性关节炎、老年性白内障、老年性耳聋等疾病的发病病理学基础就是肾虚。在治疗上，补肾护精法是治疗老年病的根本大法。

（谷　燕）

第二章

中医肾病学学术发展源流

中医肾病学学术理论体系的形成和发展，与中医理论的形成一样，也是在不断的医疗实践中逐步发展和完善起来的，经历了一个漫长的历史过程。

一、萌芽阶段——先秦时期（肾的藏象理论基本形成）

《黄帝内经》（简称《内经》）明确指出了肾的解剖位置和生理功能。《素问·逆调论》曰："肾者，水脏，主津液"，《素问·阴阳应象大论》曰："肾生骨髓"，提出肾对水液代谢及骨与髓的影响。该书将水肿病分为两大类，对其病因、病机、症状、治疗等作了精辟论述。《素问·六元正经大论》指出"感于寒湿，则民病身重胕肿"；《素问·水热穴论》指出劳倦伤肾不能化水而成水肿，"勇而劳甚则肾汗出逢于风……传为胕肿，本之于肾，名曰风水"；对水肿的症状《内经》也有详尽的描述，《灵枢·水肿》中有"水之起也，目窠上微肿，如新卧起之状，其颈脉动，时咳，阴股间寒，足胫肿，腹乃大，其水乃成也。以手按其腹，随手而起，如裹水之状，此其候也"，并分别论述了病在肺脾肾的"上为喘呼"、"时咳"、"脾乃大"、"足胫肿"等临床表现。《素问·汤液醪醴论》提出水肿的治疗原则"平治于权衡，去菀陈莝，开鬼门，洁净府"。

二、奠基阶段——汉代（辨证论治模式的初步构建）

汉朝初年《史记·扁鹊仓公》中记载有肾、泌尿系病例，如用"火齐汤"治疗"不得前后溲"和"溺赤"，用"柔汤"治疗"不得小溲"，灸足厥阴之脉治疗"遗溺"、"溺赤"等。公元前2世纪末期成书的《五十二病方》中有肾、泌尿系疾病的记载，如"痛巳，类石如泔从前出"等，并列有石韦、葵种等通淋排石药物。汉·张仲景《伤寒杂病论》中，有许多涉及泌尿、生殖系统疾病诊断和治疗的记载。《金匮要略·水气病脉证并治》中对水肿列专篇进行讨论，把水肿分为风水、皮水、正水、石水等，并在治则上指出"诸有水者，腰以下肿当利小便，腰以上肿当发汗乃愈"，对风水和皮水的具体治则侧重于解表结合利水，如越婢汤、越婢加术汤、防己黄芪汤、防己茯苓汤等，同时认为痰饮和水肿可相互转化。在《伤寒论》中列有温阳利水、育阴利水、化气行水、调畅气机、散结逐水、化饮利水等六种治疗水气病的治法。还对淋证中“淋之为病，小便如粟状，小腹弦急，痛引脐中”的症状，提出了“淋家不可发汗，发汗必便血”的治疗原则，并创制了真武汤、肾气丸等名方。

三、充实阶段——晋隋唐宋时期（病名、病因病机、辨证和方药的发展）

这一时期，对肾、泌尿系疾病的病名、病因病机、证候特点、辨证认识更加系统，对辨证和方药的研究更为深入。晋·葛洪《肘后备急方》中记载有水肿病，书中第三卷指出“治卒肿满，身面皆拱大方。大鲤一头，醇酒三升，煮之令酒干尽，乃食之。勿用醋及盐豉他物杂也，不过三两服，瘥”；隋·巢元方《诸病源候论》论述了泌尿生殖病的病机证候“石淋者，淋而出石也，肾主水，水结则化为石，故肾容砂石”，指出石淋病源在肾，并明确提出“诸淋者，由肾虚而膀胱热故也”，还首次把水肿作为各种水病的总称，认为“水病者，由脾肾俱虚故也，并第一次提出“肾劳”的病名。

唐·孙思邈《备急千金要方》在继承《内经》理论与张仲景学说的基础上，有了新的发展。其中发汗法每以麻黄、防风、生姜、独活之类发汗解表，并常与健脾补肾、益气固表、淡渗利湿、化痰理肺之类药物配伍联合应用，表里同治或上下分消等方法消水退肿。利水法常结合辨证，配伍不同治法而用药，泻下消肿的方剂有猪苓散、中军候黑丸、麝香散、麻子煎及茯苓丸等。同时，还记载有用外治法和饮食疗法治疗水肿的经验。外治法如用灸法、摩膏法、外洗法等，疗效甚佳。食物疗法有食物和药者或制饼而食者，有食物熟制如大豆煎与酒煎服、乌豆为末做粥等，亦有用血肉有情之品如鲤鱼、羊肺、猪肾熟制或加入药物而食者，均在调治水肿病中起到重要作用，并最早运用了导尿术。

宋·陈无择在《三因极一病证方论·水肿·叙论》中提出了“原其所因，则冒风寒暑湿属外，喜怒忧思属内，饮食劳逸背于常经，属不内外，皆致此疾，治之当究其所因，及诸禁忌而为治也”，分析了水肿的成因及提出了治疗的思路。严用和在《严氏济生方·水肿门》中用阴阳辨证，分治阳水和阴水。此外，宋代编制的方书中也包含了许多肾病良方，如《太平惠民和剂局方》中治淋证的八正散、五淋散、石韦散，治水肿的参苓白术散，《济生方》中治血尿的小蓟饮子等。

四、发展阶段——金元时期（肾的藏象理论呈现多元化）

金·刘完素《素问玄机原病式》以右肾命门为小心，认为其乃手厥阴相火包络之脏，与手少阳三焦为表里，见于右尺，二经俱是相火，相行君命，从而提出命门相火问题。张元素以命门相火代替心包络与三焦相配，在《脏腑虚实标本用药式》中除五脏六腑外，特立命门："命门为相火之原，天地之始，藏精生血，降则为漏，升则为铅，主三焦元气。"在三焦部说："三焦为相火之用，分布门元气，主升降出入，游行天地之间，总领五脏六腑，营卫经络，内外上下左右之气，号中清之府，上主纳，中主化，下主出。"元·朱震亨在《格致余论·阳有余阴不足论》倡"阳常有余，阴常不足"，创立补肾水、降阴火之大补阴丸，以治疗阴虚火旺之梦遗、赤白浊等生殖系疾病。

五、成形阶段——明代（肾的藏象理论发展已臻成熟）

明·李中梓《医宗必读·水肿胀满论》说："肾水主五液，凡五气所化之液，悉属于肾。"如果肾的阳气虚弱、气化作用失常，蒸腾、固摄不力，可发生小便量多及遗尿、小便失禁等症；温化、推动无力，可发生尿少、水肿等症。《病机沙篆》所谓"血之源在于肾"，即指肾精的化生血液作用而言。徐春甫《古今医统大全》对肾病的诊治已涉及浮肿、腰痛、淋证、尿血、癃闭、关格等。明代还进一步发展了命门学说。例如，孙一奎认为命门元气不足可致三焦之气不足，其病变涉及上中下三部，上为气不下纳，中为水谷不化，下为清浊不分，故可出现肿胀、喘满、中满、癃闭、遗溺、小便不利、失禁、消渴等症候，并创制壮原汤、壮元散等方以温补下焦命门元气。赵献可对命门之病所涉范围的认识更为广泛，包括血证、痰证、喘证、消渴、中风、中满、遗精、发热及五官等部位多种疾患，其重要机制就是命门先天水火失调，并用六味丸和八味丸以分治。张介宾根据命门水火为五脏六腑之化源，命门、元阴、元阳亏虚是脏腑阴阳病变的根本，并根据其阴阳互根、精气互生之理创制左归丸、右归丸等治命门纯虚证的方药。

六、完善阶段——清代（肾的生理、病理和藏象理论更加完备）

清代对肾的生理和病理有了进一步的认识。例如，张璐在《张氏医通》中指出："气不耗，归精于肾而为精，精不泄，归精于肝而化清血。"张志聪在《侣山堂类辨》中指出："血乃中焦之汁，流溢于中以为精，奉心化赤而为血。"但是在血液的生成过程中，肾中所藏阴精也可生髓化血，成为血液之源。周学海在《读医随笔·气血精神论》中说"髓与脑，皆精之类也"，髓的虚实与肾中阴精的充足与否关系密切。古寿棠《医原·五行生克论》说："肾中真阳之气，细温煦育，上通各脏腑之阳；而肾中真阴之气，即因肾阳蒸运，上通各脏腑之阴。"林珮琴《类证治裁·喘症》中说"肺为气之主，肾为气之根。何梦瑶《医碥》说："气根于肾，亦归于肾，故曰肾纳气，其息深深。"肾主纳气的功能就是肾主封藏功能在呼吸运动中的具体表现。李用粹则全面概括了中医治疗水肿的具体方法，在《证治汇补·水肿》中提出："宜汗、宜下、宜渗、宜清、宜燥、宜温。”

七、确立阶段——新中国成立后（学科的蓬勃发展和中医肾脏病专业委员会成立）

新中国成立后，党和国家对中医学的重视使得学科得到了蓬勃发展。1950 年毛泽东主席提出了“团结中西医”的卫生工作方针，改变了当时否定中医的说法，为之后中医肾脏病学和中西医结合肾脏病学的发展打下了坚实的基础。20 世纪五六十年代，关于中医治疗顽固性水肿、癃闭、关格、淋证等疾病的报道逐渐增多。到了 70 年代，西医肾脏病学科得到了蓬勃发展，以中医藏象学说中肾主水理论为主导，中西医结合的临床实践在病理研究、治疗研究、实验研究、方药研究等方面均取得了相当丰富的经验。80 年代初成立了全国中医肾脏病专业委员会（原为内科肾病学组），中医肾脏病学日趋成熟。

综上所述，中医“肾”的生理、病理和对肾系病的诊治经过历代医家发展完善，逐渐形成了较为系统的认识。

（王　坤）

第三章

中医肾病学的现代研究进展

一、中医肾病学的特色与优势

（一）中医肾病学的学科特色

（1）系统总结古代医家对肾理论的阐述和认识，以及古代医家的丰富临床经验。

（2）在古代医家对肾的理论认识的基础上，进行长期的临床观察和大量的实验研究，运用现代科学技术手段来探究、总结和提高。突出中医整体观念、辨证论治思想，将传统理论的分析与现代临床检验、实验观察、治疗用药相结合，为寻找有效的治疗方法确立重要依据。

（3）在中医肾的理论指导下，通过长期的临床观察和大量的实验研究，进一步提出研究方向，使之更加深入和发展。

（二）中医肾病学的学科优势

（1）具有中医肾脏的大概念，研究范围更广阔。肾为五脏六腑之根本。肾元激发、维持着全身各脏腑正常的生理功能，而各脏腑活动异常亦会影响到肾脏。中医对肾的认识还包括主水，藏精，主生殖生长发育，主骨生髓充脑，与肺、脾、肝、三焦、膀胱、小肠共同完成人体水液代谢。因此，中医的肾不仅指泌尿系统，还包括免疫系统、内分泌系统、生殖系统、心血管系统及遗传学等诸多方面。现代中医肾病学的研究领域更为广阔。

（2）辨证与辨病，宏观辨证与微观辨证相结合，中西医互补。现代中医肾病学是在结合西医学对疾病的认识与对中药药理研究成果的基础上，按照中医辨证论治的思想，将辨病与辨证有机结合起来，大大提高了中医肾病的疗效与研究水平。微观辨证是相对于中医宏观的四诊而言，是通过现代医学检查结果，配合中医四诊及对检查结果的病因病机进行辨证认识。在肾脏病领域中，微观辨证与宏观辨证包括常规生化指标与中医证型，肾活检病理类型与中医证型，免疫指标与中医证型，血液流变学指标与中医证型，内分泌与中医证型，微量元素与中医证型等相结合，以提高肾脏病辨证的客观性、准确性，建立更有针对性的治疗方法。

（3）人类基因研究水平的突飞猛进为研究“肾主先天之精”建立了研究基础。

（4）亚健康患病率的增高趋势和治疗需求为中医肾病学的发展提供了良好的契机。亚健康的发病率呈逐年上升的趋势，是当今危害人类健康的头号隐形杀手。目前认为导致亚健康的主要原因是生活、工作节奏加快，心理及社会压力不断加重，饮食不规律，长期处于紧张状态以致睡眠不足、人体的自稳态失衡及自然衰老等。中医肾病学在亚健康的防治中将发挥重要的作用。

二、中医肾病学的研究方法

（一）循证医学

循证医学（EBM）是以证据为基础的医学。中医肾病学的研究应从系统研究中获取依据，以使研究结论建立在具有说服力和充分的证据基础之上，使诊疗手段、方法更具有效性和安全性；同时注重在临床实践中把个人经验与系统研究中所获得的科学依据、结论相结合，以提高和指导诊疗水平。

（二）病理生理学

病理生理学是联系基础医学和临床医学的桥梁。目前广泛应用的肾脏病动物实验模型和临床研究在探讨肾脏病的病因、发病机制的研究中发挥了重要作用。

（三）分子生物学

医学分子生物学是从分子水平上研究人体在正常和疾病状态下生命活动及其规律的一门科学。涉及的分子生物学技术很多，主要有：DNA 提取、DNA 测定、聚合酶链反应（PCR）、核酸探针、DNA 凝胶电泳、原位杂交等。利用分子生物技术是探讨治疗肾病的中药作用机理的有效方法。

（四）数字中医

数字中医是以临床实践的患者与医生为主体，就其所涉及的患者、疾病、医生、治疗方法等进行数字的重现与认识，它属于数字中医药系统里的一部分。这一系统的建立可以从根本上突破许久以来中医理论和概念模糊性的局面，使中医具有最好的继承，同时具有更有利的发展与创新条件。

（五）血清药理学

其最大的优点是实验结果与在体实验结果的一致性，可以比较真实地反映药物药效和作用机制，同时使中药在体外进行药理研究尤其是细胞分子水平研究时，既能排除制剂诸多因素的影响，又能真实反映药物在机体内的血药浓度和量效关系。

（六）微量元素研究

微量元素与人体的健康、疾病有着必然的内在联系。在肾脏病研究方面，已发现肾脏病患者体内的微量元素代谢存在着明显的异常表现，而且有特殊的微量元素代谢规律。有利于中医肾脏病临床理论的量化研究。

三、中医肾病学的学术创新

（一）古代文献整理与研究

中医肾病学是在不断的医疗实践中逐渐发展与完善起来的。目前，关于中医肾病学的文献整理主要是对肾脏病特有的病理及临床用药治疗方面的系统化研究，其热点大致有以下三个方面：

1. 肾脏病与肾虚的研究

古人认为“肾病多虚证”，把肾虚看成是一切肾脏病发病的病理基础。从临床看来，无论是肾脏病的水肿、蛋白尿，还是肾病所表现的淋浊、癃闭等都与肾虚有着密切的关系。在治疗方面，补肾法是治疗肾脏病最重要的基本法则之一。补肾治本是根本目的。

（1）首先是肾脏病水肿与肾虚关系的研究。《内经》强调：“肾者，胃之关也，关门不利，故聚水而从其类也”，指出肾中阳气的蒸腾气化直接主宰着整个水液代谢。若肾的精气不足，气化失常，关门不利，水液代谢障碍，致使水肿发生。张仲景在《金匮要略》中专设“水气病脉证并治”篇论述水肿。《景岳全书》说：“凡水肿等证，乃肺脾肾三脏相干之病。”这是对前人所论述的水肿与肾虚关系的集中总结与概括。

（2）补肾法治疗肾脏病的基础理论源于《内经》，通过后世的逐渐补充，尤其是朱丹溪、张景岳以后，各家不断完善，在证候分型、治疗用药等方面已基本形成了比较完善的理论体系。

2. 肾脏病与湿热的研究

（1）古代文献对肾脏病与湿热的关系有详细的记载。肾脏病虽然临床表现不同，发病病因各异，但与湿热有着不可分割的联系。例如，对水肿病与湿热的关系，张仲景观察风水病发展到严重的阶段时，不仅“目窠上肿……按其手上陷而不起”，还会“颈脉动，时时咳”，这是水（湿）热相搏，水气上壅，水渍入肺的情况。《诸病源侯论》所记载“身体虚肿，喘息上气，小便黄涩”，也是因虚致水，因水致肿，水湿蕴蓄化热的湿热证候。总之，湿热作为一种基本病理可出现在肾脏病的某一阶段甚至全过程，使肾脏病病情反复多变，迁延日久，缠绵难愈，甚至使病情危重错综复杂。

（2）古代医家运用清热利湿法治疗肾脏病湿热证形成一套有效的法则。例如，明·李梴《医学入门》用中满分消丸治疗肾脏病水肿，其大法就是分消。清·薛生白《湿热病篇》曰："湿热证……溺赤，口渴，湿流下焦，宜滑石猪苓茯苓泽泻萆薢通草等味。"这说明一旦湿邪注下，泌别失司，应以清热淡渗利湿为治法，使湿邪速得出路。清代温病学家叶天士创立"分消走泄"一法。

3. 肾脏病与血瘀的研究

（1）中医肾脏病的水肿与血瘀有着密切关系。《素问·调经论》云："瘀血不去，其水乃成"，"孙络水溢则经有留血"；《金匮要略》也有"血不利则为水，名曰血分"；《血证论》指出："血与水本不相离"，"瘀血化水，亦发水肿"。另外，血瘀既是病理产物又是致病因素，肾脏病一旦有血瘀的发生，常常与其他标邪如水肿、湿热、湿浊等互为因果，相干为病。此外，血瘀在肾脏病的过程中，不仅久病入络，新病也可入络为血瘀。现代研究发现肾小球疾病皆有肿胀、增生、纤维化等病理变化，在病变末期则更加严重，可发展为肾小球硬化、玻璃样变而最终导致为固缩肾。换而言之，"内结为血瘀"，"污秽之血为血瘀"，"离经之血为血瘀"，"久病入络为血瘀"等病理状态在肾脏病过程中普遍存在。

（2）古代医家从血瘀辨证治疗肾脏病有着丰富的经验。气滞血瘀所致水肿的治疗宜活血化瘀合渗水利湿，方可用《金匮要略》的当归芍药汤、桂枝茯苓丸合《中藏经》的五皮饮。例如，清·王清任、唐容川等医家运用补阳还五汤、血府逐瘀汤治疗肾脏病有较好的疗效，同时给治疗肾病开辟了新的途径。

（二）现代理论探讨与创新

现代中医对肾与肾脏的理论研究取得了很大的进展，目前认为"肾主水"的理论与肾脏内的尿液生成、排泄，调节水、电解质及酸碱平衡，参与神经、内分泌的调节生理病理是基本一致的。对肾实质的研究、肾脏病病理变化的研究正处于不断的探讨之中。

1. 肾实质的研究

肾实质的研究即中医的"肾"与肾脏在生理上的理论研究。

（1）中医的"肾"与肾脏的内分泌："肾藏精"即包括藏阴阳，主骨，肾生髓，髓生肝（血）等方面。古人所说肾中之精，第一，可能包括了生殖之精；第二，可能有肾上腺皮质分泌的物质。西医界近年来对肾脏内分泌功能的发现，启发我们联想到"肾藏精"与肾脏的内分泌功能相似，如：①激发机体血压升高系统（RAAS）的肾素就藏在肾小球旁器的颗粒细胞中。肾素似乎起着肾阳的一部分作用，而激肽释放酶、PGA_2、PGE_2 似乎起着肾阴的一部分作用，或起着一小部分作用。②合成 1，25- 二羟基维生素 D_3[1，25（OH）$_2$$VD_3$] 的 1- 羟化酶也在肾脏。《素问·平人气象论》曰："肾藏骨髓之气也。"1- 羟化酶可能就是"肾藏骨髓之气"的物质基础或是其涵义的一部分。③决定促红细胞生成素（EPO）合成的促红素酶，主要存在

于肾小球旁器颗粒细胞内，同时还有红细胞生成抑制因子。“肾生骨髓、髓生肝”按五行推理水生木，即是肾生肝，而肝藏血，所以，肾与肝（血）是相生的关系。肾除了与血有关系外，阳似乎是促红素酶，阴似乎是红细胞生成抑制因子。这些微量物质都是在人体中起决定作用的精华。

（2）肾主气化与肾小管功能：“肾主气化”其实包括了“肾主水”与“肾主纳气”两方面。首先，肾对水液新陈代谢的功能，主要是靠肾阳（命门火）对水液蒸发气化的作用来实现的。中医的“膀胱”应包括肾小管，同时肾小管对水的重吸收功能实质上相当于“膀胱之水，化而上行”，即“肾主水”。其次，“肾主纳气”是指肾为元气之根，通过潜藏于内的元气对肺进行激发、推动和摄纳而参与呼吸过程，以保证肺能有效地呼出浊气，吸入清气。肾对酸碱平衡调节的决定作用是肾作为肺主呼吸，肾主纳气的根据。此外，肾亦主后天之精与肾小管对精微物质的重吸收功能也有着密切的关系。

2. 肾脏病在特有病理变化上的理论研究

（1）湿热与肾脏病：急慢性肾炎疾病演变过程中的炎症损伤，是一个水湿化热，湿热结合，蕴结不解，久而由实致虚，因虚致瘀的过程。湿性黏滞、缠绵难解。临床上湿热与肾脏疾病主要临床表现的关系表现在蛋白尿、水肿和氮质潴留等方面。

（2）血瘀与肾脏病：大量的临床和实验资料表明免疫反应是引起肾小球疾病的关键，而由免疫反应介导的凝血启动是病变持续发展和肾功能进行性减退的重要因素。由于免疫反应导致肾小球基膜的损伤，同时启动了凝血系统，使血液处在高凝状态，从而使血黏度增高，这一病理过程属于中医“血瘀”的范畴。

（3）痰与肾脏病：肾脏病由于肺脾肾功能障碍，水液失调，导致水湿内停，日久聚湿生痰，变生它证，是肾脏病发生、发展、加重及迁延不愈的重要因素之一。痰浊日久会郁而化成痰热证，影响血液运行产生血瘀，痰瘀互结加重病情。此外，痰凝阻遏气机，日久浊毒瘀血内结成尿毒。

（三）高新技术应用与规范

目前，高新技术包括先进的科技手段（如放射免疫、同位素标记、细胞培养等先进的实验室检查方法；基因芯片、基因多态等分子生物学技术）和最新的研究方法学（如临床流行病学、循证医学、DME、医学统计学、数字中医药系统、GCP 方法等）在肾脏病的研究与实际应用方面都做了大量的工作并且取得可喜的成就。

（王　坤）

第四章

中医对肾生理的认识

肾位于腰部，为肾之府，藏有先天之精，为脏腑阴阳之本，生命之源，故称为先天之本。肾在五行属水，与膀胱互为表里，开窍于耳及二阴，在体为骨，其华在发。肾藏精，主生长发育和生殖，肾精的盛衰，对各脏腑的功能都有影响。

一、肾脏的生理特点

1. 肾藏精，主生长发育

精是构成人体的基本物质，也是人体生长发育及各种功能活动的物质基础。肾藏精是肾对肾精的闭藏作用。“肾者主蛰，封藏之本，精之处也”。

肾所藏的精气包括先天之精和后天之精。先天之精是禀受于父母的生殖之精，是构成胚胎发育的原始物质。后天之精是指出生以后来源于摄入的饮食物，通过脾胃运化功能而生成的水谷之精气，以及脏腑生理活动中化生的精气通过代谢平衡后的剩余部分，藏之于肾。狭义上的肾精是指先天之精，广义上的肾精泛指构成人体和维持人体生长发育、生殖和脏腑功能活动的精微物质的统称。

肾的藏精作用并不表现为只藏不泻。从《素问·上古天真论》所记载的“二八，肾气盛，天癸至，精气溢泻”可以看出肾气在充盛之余，在肾阳的激励下，肾关开启，精满自溢。肾精充足，则肾气旺盛，在肾气的推动下，女子有规律地每月排卵一次，男子在交合时因肾气的鼓动而精关开启，故而排精。排精和排卵完成生殖繁衍，生命得以延续。

肾气亦有阴阳之分。肾气中物质性的，内敛的，起滋养濡润作用的物质称肾阴，即为元阴、真阴；肾气中功能性的，向外的，起到推动和温煦作用的物质称肾阳，即元阳、真阳。肾阴肾阳乃是五脏阴阳的根本。

命门一词，最早见于《灵枢·根结》。命门理论是古代医家为强调人身阳气的重要性而设。命门的解剖位置，有认为在两肾之间者，有认为是两肾者，有认为是在两肾之一者，莫衷一是。

2. 肾主水

肾主水是指肾具有主持全身水液代谢、维持体内水液平衡的作用。《素问·逆调论》:“肾者水藏，主津液”。人体的水液代谢包括两个方面:一是将来自水谷精微，具有濡养、滋润脏腑组织作用的津液输布全身;二是将各脏腑组织代谢后的浊液排出体外。而水液代谢过程的实现，主要依赖肾的气化功能。

中医认为参与水液摄入、代谢、排出的脏器包括脾胃、肺、三焦、膀胱等。肾的气化作用将水液中的精华部分借三焦布达全身，起滋润濡养作用，而水液中的糟粕秽浊部分则暂储膀胱，在肾的开合作用下适时排出体外，从而完成水液在体内的整个代谢过程。

肾主水，亦主五液。五液者，汗、涕、泪、涎、唾也。肾阴足则五液足，肾阴亏虚，则五液不充。

3. 肾主纳气

肾主纳气是指肾有摄纳肺所吸入的清气，从而保证体内外气体正常交换的作用。只有这样才能保持一定的呼吸深度。肾的纳气功能正常，则呼吸均匀和调。《素问·六节藏象论》说:“肺者，气之本”。《类证治裁》曰:“肺为气之主，肾为气之根。

从更广义的角度来说，这里所说的气，除了自然界的清气以外，还有五脏六腑之精气之意。

肾主纳气，也调节着人体气机的升降出入。肺的宣发肃降、脾升胃降、心火下降、肝的升发与胆的疏泄、五脏之化藏与六腑之通顺均与肾气关系密切。肾的纳气作用不仅指对清气的纳摄，也关系着整个脏腑气机的升降出入。

4. 肾主骨，生髓

《内经》明确提出了“肾主骨”、“其充在骨”。古人观察到骨质的生长、充实、成熟与人的生长发育及生殖密切相关，而这些发育表现的共同基础即是肾精的充足及衰退，这成为肾主骨的理论基础之一。而从病理角度来看，肾气肾精不足，肾的阴阳失调则易出现骨病。从治疗疗效来看，骨质发育不良或骨质的老化多以补肾的方法来治疗，多能取效。现代医学也证明，慢性肾衰竭的患者常可出现骨质疏松、骨硬化症、纤维性骨炎、肾性软骨症等肾性骨病。这也从一个侧面证明了中医肾主骨的理论。现代医学还发现，骨矿含量随着年龄的增长而有不同的消长变化。

《灵枢·海论》说:“脑为髓海”。中医认为，骨的发育和髓的充足均赖于肾精的充盈。“肾主骨”、“肾生骨髓”、“齿为骨之余”，故凡小儿牙齿生长迟缓、成人牙齿松动或早期脱落，中医认为均由肾精不足所致。

5. 肾之华在发

中医认为发的生机根源于肾。因为肾藏精，精能化血，精血旺盛，则毛发多而润泽，即所谓“其华在发”。肾藏精，滋养毛发，而毛发的生长也反应了内在肾精充足与否。

6. 肾开窍于耳及二阴

耳的听觉功能依赖于肾精的充养。肾精充足，则听觉灵敏;肾精不足，则出现耳鸣、听力减退等。二阴是前阴与后阴的总称。

7. 肾主生殖

《素问·上古天真论》记载："女子七岁……故发鬓白，身体重，行步不正，而无子耳。"深刻揭示了人的生长发育和生殖繁衍功能是同步的，且均受到天癸盛衰的影响，所以说人的生长发育和生殖功能的物质基础是肾精，故肾主生殖。

肾精并不完全等同于生殖之精。肾精是产生生殖之精的物质基础，生殖之精是肾精的浓缩与升华；肾精存在于生命的整个过程中，生殖之精则是在天癸存在的情况下而产生；肾精是生命的物质基础，生殖之精是繁衍后代的物质，其作用不同；肾精藏而不泻，生殖之精则定时排出体外或精满自溢。生殖之精的基础是肾精，肾精充沛则生殖之精旺盛；肾精不足，则生殖之精质量较差，甚至丧失生殖繁衍的能力，且易早衰。

二、肾与其他脏腑的关系

（一）肾与心

肾为水脏，属阴，心为火脏，属阳。"水火者，阴阳之征兆也"，肾与心的功能属性，最能反应人体阴阳的属性。肾与心功能协调，则"阴阳相应，方乃和平"，即"心肾相交"、"水火相济"。

心肾相交，反映的是心肾之间相互制约，相互滋生的关系。心肾的生理关系，主要体现在水火相济，精血互化，阴阳互补，精神互用等方面。

1. 心肾水火相济

心阳居于上；肾阴居于下。心火必须下降于肾，温煦肾阳，使肾水不寒；肾水必须上济于心，滋助心阴，制约心火使之不亢。心肾水火相交既济，心肾两脏的生理功才能保持协调平衡。

2. 心肾精血互化

心主血，肾藏精，心肾精血之间也存在着相互资生、相互转化的关系，这为心肾相交奠定了物质基础。

3. 心肾阴阳互补

心与肾两脏的阴阳也存在着互根互用关系，心之阴阳能补充肾之阴阳，肾之阴阳能补充心之阴阳，从而使心肾阴阳保持着充足与协调平衡。

4. 心肾精神互用

心藏神，为人体生命活动之主宰，神可以益精。肾藏精，精生髓充脑，脑为元神之府，积精可以全神。

在病理变化上，心肾病变可以相互影响。心阴不足可导致肾阴不足，肾阴不足亦可导致心阴不足，心阴不足可导致心火偏亢，肾阴不足可导致相火偏亢，从而产生心肾阴虚火旺的病变，称为心肾不交。肾阳虚损，不能温化水液，阳虚水泛，上凌于心，称之为水气凌心。心血不足，血不养神，肾精亏损，脑髓空虚，产生心肾精血亏虚，神失所养的病变。

（二）肾与脾

肾与脾的关系主要体现在先后天的关系及水液代谢方面。

1. 先天与后天的关系

肾藏精，脾主运化，两者互相资助，相互促进。从五行理论来说，天一生水，水在五行当中首先产生，万物皆源于水，肾为水脏，主藏精，源于先天，为先天之本；脾胃土脏，万物化生之地，主运化，为后天之本。先天与后天又相互滋生。脾的运化乃脾阳功能的充足反应，脾阳赖先天之元阳的温煦蒸化始能健运；肾中精气形成以后，有赖后天水谷精微的充养才得以不断化生、充足。先天温养后天，后天资养先天。

2. 水液代谢作用

人体水液代谢的生理过程需要多个脏腑的参与。其中肾为水脏，主水，寓藏元阴元阳，司开合，其在水液代谢中起着根本性作用；脾为土脏，主运化，其在水液代谢中起到承纳、吸收并运化转输的作用，脾在水液代谢中的作用的正常发挥需要肾阳的温煦，提供源动力，而土制水，水液的代谢平衡，亦需要脾气的制约作用，故谓“其本在肾，其制在脾”。脾肾两脏相互为用，相互制约，共同完成水液代谢的全过程。

（三）肾与肺

肾与肺的关系主要体现在相生、呼吸及水液代谢方面。

1. 金水相生

金为水之母，金生水，故肺阴滋养肾水；肾为先天之本，肾中所寓元阴为人体阴气之根，滋养五脏六腑，故肾阴滋于肺，使肺阴充足，则肺气清宁，宣降正常。肾阴与肺阴这种相互为用、相互滋生的关系，即为金水相生。

2. 呼吸运动

肺主气，司呼吸，以呼吸自然界之清气；肾藏精，主纳气，以维持呼吸深度。故曰：“肺为气之主，肾为气之根，肺主出气，肾主纳气，阴阳相交，呼吸乃和。”肺肾两脏，经脉相连，经气互通，肾为阴阳之根本，金水相生，这是肺肾功能密切的物质基础。从气机升降理论而言，肺居上焦，为华盖之脏，其气清肃，以下降为顺；肾居下焦，其气升腾，上济于肺，以上升为和。肾主封藏，在气的运动方面表现为纳气，维持气的深度，使气息归根，故说“肾为气之根”。大量临床实践亦表明，对于慢性呼吸系统疾病，在急性发作期当以清肃肺气、宣肺止咳平喘治疗为主，在缓解期当以补肾纳气治疗为主，方可取得满意疗效。

3. 水液代谢

肾主水，寓元阳，为各脏腑在水液代谢过程中功能的正常发挥提供了源动力，且肾本为水脏，司开合，在水液代谢过程中起着根本性作用。肺在上焦，为“水之上源”，其性主宣发肃降，以清肃为顺，主通调水道，将脾转输的水液精微布散周身。故肾与肺在水液代谢方面相互协调，共同维持着水液代谢的平衡，故水液代谢“其本在肾，其末在肺”。

从病理来看，肾与肺的病理改变亦表现在以上三方面。肾阴不足，不能上济于肺，则肺阴受损，日久累及肾阴，则肺肾两虚，可见咽痛，咽干，干咳，骨蒸潮热，盗汗等症。慢性肺系疾病日久常累及肾脏，肾虚则肾不纳气，气不归根，临床可见咳嗽，气促，动则加剧，胸闷气憋，气不敛降，气短等症。肾阳不足，气化不利，水液不得正化，泛滥为灾，上可凌心射肺，肺失宣降，可见咳嗽，喘促，不能平卧，尿少，水肿等症。

（四）肾与肝

肾与肝的关系可以概括为“肝肾同源”、“乙癸同源”。“肝肾同源”是指肝肾的结构和功能虽有差异，但其起源相同，生理病理密切相关，可采用肾肝同治的治疗法则。

《素问・阴阳应象大论》曰：“肾生骨髓，髓生肝”。“脑为髓海”，“肾生肝”的生理功能，必然受到脑髓调控。不但肝肾生理联系如此，而且病理影响亦然。明・李中梓在《医宗必读》中提出著名的“乙癸同源，肾肝同治”的理论观点。“肾应北方壬癸”，“肝应东方甲乙”，肾藏精，肝藏血，精聚为髓，精髓化生为血（精血同源），由于肝肾同源于精血，故曰“乙癸同源”。

（五）肾与膀胱

肾之经脉属肾络膀胱，肾与膀胱构成了脏腑的表里关系，共同起着对人体水液代谢的调节作用。

膀胱对尿液的藏与排的功能正常，依赖于肾的固藏和气化，使膀胱开阖有度，从而维持着人体水液的正常代谢。肾与膀胱的病变亦常相互影响。

（六）肾与三焦

三焦为六腑之一，其主要功能主要是“元气之别使”、“中渎之腑也，水道出焉”，故其与肾脏的关系亦当从此两方面来看。

（1）通行元气：人体元气通过三焦到达五脏六腑，身体各处。元气虚弱或三焦通行不畅，可见全身或某些部位的气虚现象。

（2）运行水液：水液代谢由多个脏腑功能共同完成，但人体水液的升降出入，必须以三焦为通道才能完成。而三焦的气化及通畅功能的正常则赖于肾气的充足和气化正常。

（七）肾与脑

脑为元神之府，统领人的神志活动，由精髓汇聚而成。肾为先天之本，藏先天之精而充养脑髓。肾精通过督脉上布于脑而变成脑髓。

肾精为脑髓的形成提供了物质基础，而肾气的充足也为脑的功能提供了源动力。脑乃“元神之府”，神的产生依赖于元气和肾精，所谓“气者，神也”。气产生于精，精的化生又赖于气。脑是调节机体活动的最高部位，而其功能的物质基础亦是肾精。故“肾者，作强之官，伎巧出焉”。

临床上若肾虚则多表现为髓海不足，髓海不足的治疗亦多从补肾入手。

（王志祥　李　琦）

第五章

中医肾脏疾病的病因病机

第一节　病因

肾为五脏之一，五行属水，在五脏阴阳中属阴中之阴，肾气与四时之冬相应。肾主藏精，主水液，主纳气，为人体脏腑阴阳之本，生命之源，为先天之本。中医对肾脏疾病病因的认识，遵从宋·陈无择的“三因”学说，与此同时对病理产物形成的因素和药邪致病的因素等在肾脏病的发生及病程进展中所起到的作用也给予足够的重视。现分述如下。

一、外感病因

外感病因是指由外而入，或从肌表，或从口鼻侵及机体，导致外感疾病的致病因素。一般分为六淫和疠气两类。

（一）六淫

六淫致病在肾脏病的发生发展中占有重要的地位，主要涉及风、寒、湿、热之邪。

1. 风邪

自然界中具有轻扬开泄，善动不居特性的外邪，称为风邪。早在《内经》之中就有因风邪而致肾脏疾病的论述，即表现为浮肿的风水病及肾风病。《素问·水热穴论》谓：“勇而劳甚则肾汗出，肾汗出逢于风，内不得入于脏腑，外不得越于皮肤，客于玄腑，行于皮里，传为胕肿，本之于肾，名曰风水。”《金匮要略·水气病脉证并治》又说：“风水，其脉自浮，外证骨节疼痛，恶风”，此为风邪致肾病之风水。《素问·风论》：“肾风之状，多汗恶风，面庞然浮肿，脊痛不能正立。”此即风邪犯肾之肾风病。由此可见，风邪为肾病发生发展之重要因素之一。

2. 寒邪

寒为阴邪，易伤阳气，其性凝滞、收引。寒为水气，通于肾，肾为寒水之脏，寒邪致病，与肾脏有一定亲缘性。“寒喜中肾”，临床上寒邪犯肾分为外感和内生寒邪伤肾两类，寒邪易损伤肾中阳气，致肾脏气化功能失常而水液潴留，泛溢肌表，内充胸腹，病发水肿。若寒邪伤及肾脏经络，易导致经脉收缩，气血运行不畅，脉络瘀滞以致肾开阖失司而精微外漏、浊邪内留。由此可见，寒邪侵及人体与肾脏病联系紧密。

3. 湿邪

湿为阴邪，易阻气机，损伤阳气，其性重浊、黏滞、趋下，易袭阴位。湿为弥漫之水，肾居下焦为主水之脏，“伤于湿者，下先受之”（《素问 · 太阴阳明论》），湿邪为病易于损伤肾脏，而湿邪又有水湿、寒湿和湿热之分。

水湿之邪为有形之阴邪，《素问 · 水热穴论》：“水病，下为胕肿大腹，上为喘呼不得卧者，标本俱病，故肺为喘呼，肾为水肿。”此为湿邪伤肾。

湿热之邪伤肾多为长夏之时，多湿热之邪侵及人体；或因居处潮湿，涉水冒雨，水上作业，汗出沾衣等，湿邪侵袭人体，入里化热而成湿热之邪，常导致肾病的发生。

寒与湿皆为阴邪，两者相合侵犯人体，必致阳虚阴盛，而致肾脏疾病。临床上，若寒邪夹湿，或湿邪化寒而成寒湿之邪，袭于肾，则肾阳虚衰。

4. 热邪

自然界中具有火之炎热特性的外邪称为热邪。热为阳邪，其与火同气，两者皆有炎上急迫之性，易耗伤津液、生风动血。《诸病源候论》：“热淋者，三焦有热，气搏于肾，入流于胞而成淋也。”说明热邪易于侵及下焦肾与膀胱，而致水液皆热，水热互结，气化失司，水道不利，发为热淋。此外，热邪煎灼肾及膀胱，尿液凝结，累积为石，发为石淋；伤及脉络，血热妄行，则发为血淋。由此可见，热邪与肾脏疾病亦密切相关。

（二）疠气

疠气是一种传染性极强的外邪，又称为疫气、疫毒、戾气、异气、毒气、乖戾之气等。疠气与六淫之邪最大的不同之处就是其具有强烈的传染性。疠气可以通过空气传播，可以从口鼻而入，还可以随饮食入里或蚊虫叮咬而致肾脏疾病。《金匮要略》：“肾水者，其腹大，脐肿，腰痛，不得溺。”该表现多见于水肿，为疫气、疫毒伤于肾，使正气虚损，肝肾阴亏导致肾病。疫气、疫毒之邪随中毒之虫蚊咬伤人体而侵及到肾，引起三焦壅塞，决渎失司发为癃闭。

二、内伤病因

内伤病因主要包括先天禀赋、七情失常、饮食失宜、劳逸失度等。与外感病因相对，其致病由内而生，亦称为内伤。

（一）先天禀赋

禀赋即体质，源于先天，禀受于父母，是人体在先天的基础之上形成的相对比较稳定的后天总体的生理特性。先天禀赋不足是肾脏疾病的一个重要原因，其对肾脏病发病的影响主要表现在秉承的父母之精不足或妊娠调摄失宜。若父母年高体弱多病，精血不足，或妊娠调摄失宜，母体阴血不足，胎儿失养，则致子女肾中精气亦虚，每遇致病因素，则易引起肾脏功能失调，肾开阖失司，气化不行，最终导致水湿内停，发为水肿，或聚湿生热化毒，进而损伤脏腑实质。另外，孕育不全对肾脏疾病亦有重要影响，父母为近亲结婚，或其中一方有先天缺陷，或在孕育期间误服某些药物，或孕期感染虫毒之邪等，胎儿都会产生生长发育障碍，甚至发生脏腑或形体的畸形，如现代所说的先天性肾缺如，遗传性肾炎及多囊肾等。

（二）七情失常

正常情况下，七情属于正常的生理活动范畴，并不会导致疾病，只有当这些情志活动过于强烈、持久或失调时，才会引起脏腑失调、气血紊乱而致疾病。情志失调常引起肾的功能障碍。《素问·阴阳应象大论》：“在志为恐”，“恐伤肾”。恐惧是引起肾脏损伤的主要情志因素，过度恐惧则耗伤肾精，日久肾精亏虚，肾气不足。情志失调还可引起气机紊乱，气郁化火，灼伤肾阴致肾阴不足，或者气滞血瘀，肾络受损。另外，七情亦可以通过其他脏腑间接影响肾脏导致肾脏损伤。例如，肺属金，肾属水，悲忧伤肺，可致金不生水；肝属木，肾属水，水生木，怒伤肝，可致子病及母；脾属土，肾属水，思伤脾，可致水虚土侮等。由上可知，七情失常对肾脏疾病影响很大。

（三）饮食失宜

饮食失宜包括饮食不节、饮食不洁、偏嗜等。饮食不洁主要是进食不洁，所以平时要注重饮食卫生，在此就不再详述。

饮食饥饱失常，无规律均为饮食不节。过饥即摄入不足，不足则气血生化乏源，机体处于缺乏营养的状态，后天之精无以充养先天之精，久则肾精亏虚，导致肾脏功能失调，肾藏精、主水的功能下降。《灵枢》：“饮食自倍，肠胃乃伤”，日久则脾运化功能失常，气血生化乏源，肾精失于充养；或者营养过于充盛，存于体内，日久则水液运化失司，痰湿内生，阻滞气血运行，损伤阳气，导致肾阳不布，脉络不畅，终至肾虚或发为水肿。

饮食五味偏嗜，会使某些脏腑功能失常或者脏气偏盛偏衰。食盐的过多摄入会引发肾脏疾病或加重病情，因此要特别注意。

（四）劳逸失度

劳逸失度是指体力劳动、脑力劳动、房劳过度，或者安逸过度导致脏腑气血产生病理变化，包括过劳和过逸两个方面。

过劳指超强、超量和过久劳动，最终导致体力的过度消耗而伤及肾气。《素问·生气通天论》："因而强力，肾气乃伤，高骨乃坏"。房劳过度也属过劳范畴，指性生活不节，房室过度，或早婚多产，均会造成肾精流失过多损伤肾脏终至肾中精气亏虚而发为疾病。命门火衰，不能温煦脾阳，下不能温养阴器，故男子阳痿、早泄等。

过逸指过度安逸，也是肾脏疾病的一个重要原因。久坐久卧、过度安逸则气滞，脾胃功能呆滞，经络气血瘀阻，从而引起或加重肾脏疾病。有形之邪停聚，会加剧气机郁滞，形成恶性循环，而引发或加重肾病水肿。另外，安逸过度，始则精神衰减，意志消沉，脏腑功能失调，抗病能力下降，久则肌肤松弛，筋骨痿软，容易导致肾病的发生。

三、病理产物

痰饮、瘀血、结石等为疾病过程中脏腑功能失调产生的病理产物，这些病理产物反过来亦可作为新的致病因素，作用于脏腑，引起多种病理变化。

痰饮，为津液不能正常运化而形成的病理产物，其产生与肾脏的气化功能联系紧密。《名医杂著》："痰之本水也，源于肾。"痰饮作为新的致病因素，与水湿内聚于机体，使气化失司，水道不畅，引发或者加重积水。临床上水湿痰饮内停可导致气机升降失常，也可引起气机阻滞，血行不畅，而加重原有疾病。

瘀血，在肾病发生早期，其形成每因湿热蕴结、气机阻滞、痰饮内停及血脉运行不畅所致，在后期则为阴阳亏损、气血耗伤，气虚则帅血无力，阴虚则血黏滞，血虚则脉空行涩，这些因素致使血行不畅形成瘀血，反之则作为致病因素加重原有肾病。瘀血不去新血不生，经脉瘀阻，脏腑功能减退，进而继续加重脏腑经络的失养状态，形成恶性循环。

结石，是指于身体某一部位形成的坚硬如石的物质。当人体饮食不当，情志所伤，肾精亏损时，可以发生结石。

四、其他病因

（一）外伤

外伤，即在外力或外在因素的作用下引发的人体损伤，包括跌打损伤，持重努伤，金刃伤和枪弹伤等。轻则伤及皮肤，重则损伤内脏，最终损伤脉络，使血行不畅，形成瘀血而加重肾病，或者外伤使人受惊吓，造成气机紊乱使肾气受损。因此外伤可以直接或间接地引发或加重肾病。

（二）药物损伤

早在《儒门事亲》中就记载了有关药物对肾脏的损伤：“若峻补之，则火益上行，脬囊亦寒矣。”造成药物损伤的原因主要有两个方面：一是误补误治。肾病多虚，但在治疗时要辨明其属何种类型，误用药物，会加重病情。二是药物毒性。部分中草药对肾脏具有损害作用（又称肾毒性），如木通、草乌。

（胡悦颖）

第二节　病机

肾脏疾病种类多，临床表现多样，牵涉局部和全身的各个层次，病因错综复杂，其病机也各具特色，但不外乎中医的基本病机，即邪正盛衰、阴阳失调、气血失和、脏腑失调。

一、邪正盛衰

邪正盛衰是指在疾病过程中，机体的抗病能力与致病邪气之间相互斗争中所发生的盛衰变化。《素问遗篇·刺法论》曰：“正气存内，邪不可干”，肾病中的正气衰以肝、脾、肾三脏的虚衰为常见。

（一）脾肾阳虚

肾为先天之本，脾为后天之本，脾肾两者首先表现为先天和后天的互促互助关系。脾主运化水谷精微，有赖于肾阳的资助和促进，才能健旺化源无穷；肾所藏先天之精及化生的元气，也要依赖脾所运化的后天之精及水谷之气的充养，才能充盛；肾气的升腾气化也要靠脾胃阳气的升降。脾气运化水液功能的正常发挥有赖于肾气的蒸化和肾阳的温煦作用，而肾司开阖而主二便，小便通利，大便通畅，也有赖于脾阳对水湿的转运输布功能的正常。总之，先天温养激发后天，后天补充培育先天。脾阳虚弱，水湿内停，久病可发展为肾虚水泛；肾虚蒸化温煦失司，水湿内蕴，也可影响脾运化水湿的功能；两者相互影响，久病不愈，则发展至脾肾阳虚。脾肾阳虚临床表现为腰膝酸软，畏寒腹痛，五更泄泻，下利清谷，颜面浮肿，或四肢水肿，少尿，甚至无尿，面色㿠白，食少纳差，舌淡，苔薄，脉沉细无力。

（二）肝肾阴虚

肝肾之间有着肝肾同源或乙癸同源的关系。肝藏血而肾藏精，肝主疏泄而肾主封藏。《张氏医通》说："气不耗，归精于肾而为精，精不泄，归精于肝而化清血"，说明肾精可化为肝血。肾之阴精充盈，方能化血以养肝；肝之阴充沛，才可下输养肾，并化精藏之，故肾精肝血一荣俱荣，一损俱损。若肝之阴血亏虚，则肾失所养，或者肝阴亏虚而耗伤肾阴，或木燥生风化火，灼伤肾阴，均造成肝肾阴虚。若肾精不足，则肝失所养，且肾精不足吸取肝阴，造成肝阴亦虚；或者肾阴虚，不能制火，虚火上炎，灼伤肝阴，甚至肝阴受损，化燥生火，复煎熬肾阴，共致肝肾阴虚。肝肾阴虚临床表现为腰膝酸软，头晕耳鸣，五心烦热，失眠健忘，口干咽燥，颧红如妆，盗汗，遗精，月经量少，舌红少苔，脉细数等。

二、阴阳失调

阴阳失调是指在疾病过程中由于各种原因的影响，导致机体的阴阳双方失去相对的平衡协调而出现的阴阳偏胜、偏衰、互损、格拒、亡失等病理变化。阴阳失调是脏腑、经络、气血等相互关系的失调及气机升降出入运动失常的概括。

（一）命门火衰（肾阳虚）

肾阳虚衰，温煦推动功能减退，气化无权，封藏不固，脏腑功能减退，新陈代谢减缓，出现虚寒性病证。

肾阳虚往往是一个渐变的过程，早期多为肾气不足，此期患者无症状或症状不明显，不易被人发现重视，临床多表现为神疲乏力，呼吸短促，劳作后腰酸腿软，久立或久行后足跟疼痛，小便余沥不尽，阳痿早泄，舌质淡红，苔薄白或舌胖大、边有齿痕，脉细弱。进一步发展为肾气虚和肾阳虚阶段。肾气虚临床表现为腰膝酸软，久行、劳作后加重，神疲乏力，头昏目眩，性欲减退，遗精，早泄，阳痿，小便频数，淋漓不尽，夜尿增加，舌淡胖，苔薄白腻，脉细弱。肾阳虚临床表现为腰骶冷痛，膝软沉重，四肢不温，畏寒怕冷，精神倦怠，面色晦暗，男性可见阳痿早泄，遗精滑精，精冷不育；女性见月经不调，白带量多，质清稀，宫寒不孕。或见尿少，浮肿；或尿频，多尿，尿崩，尿浊，舌质淡白，舌体胖嫩，苔腻，脉沉细无力。

若上证失于诊治，发展到肾阳虚衰阶段，病情一般较重，并可损及他脏，造成五脏六腑虚衰，预后较差。

（二）肾水不足（肾阴虚）

肾阴不足，抑制、宁静、凉润等功能减退，致脏腑虚性亢奋，精神虚性躁动。

肾阴虚也是一个逐步发展的过程。早期为肾阴不足，此期症状不明显，病情较轻，预后良好。其临床多表现为腰膝酸软，头晕耳鸣，急躁易怒，耳目失聪，神疲乏力，劳作后病情加重，休息后减缓，舌质不荣，或舌脉如常。

发展为肾阴虚时，临床表现较前明显，若诊治得当，病情也可得到缓解或控制。其临床表现为腰膝酸软无力，活动不利，心烦胸闷，形体消瘦，失眠多梦，口干咽燥，口渴喜冷饮，性欲亢进，阳强易举，遗精滑精，或潮热盗汗，腰骶灼热，足跟疼痛，大便干结，小便短赤，尿频、尿急，尿道口灼热感，舌体偏瘦，舌红少津，苔黄或剥苔，脉细数。

三、气血失和

（一）肾气不固

肾气对脾肺之气的运化和输布有促进和调节作用。若先天肾气未充，或早婚房劳过度，或年老肾气衰退导致肾气不固，则精津水液的运化和输布不受调节和控制，出现小便不禁，生殖之精外泄，精微物质漏出等。肾气不固主要临床表现为：小便频数而清，尿余沥不尽，遗尿，男子遗精，滑精，早泄，女子白带清稀，胎动不安，滑胎难孕，舌质淡，脉沉细。

（二）肾不纳气

肾气有摄纳肺所吸入的自然界之清气，保持呼吸深度，防止呼吸表浅的作用。肾气充沛，则呼吸均匀和调。若劳久多汗，损伤肾气；或喘咳病久，肺病及肾；或久病及肾，肾气受损等导致肾气不足，摄纳无权，则可出现喘促日久，呼多吸少，动则喘甚，气不得续，或汗出肢冷，尿少无尿，面浮肢肿，心悸不安，舌质淡，脉沉细。

（三）气滞血瘀

气滞不行，血行不畅，或外伤血络，血运不畅，血瘀脉内，瘀滞不行，表现为腰腹胀痛或刺痛，小便不利，淋漓，甚则排尿困难，尿中有血块、脓尿，肌肤甲错，舌质暗红或舌有瘀斑，苔黄，脉细或弦涩。

四、脏腑失调

（一）心肾不交

心火下降于肾，使肾水不寒；肾水上输于心，使心火不旺，心肾相交，水火既济。

心阴不盈，不能下输于肾，肾体失养，肾失所藏，导致肾阴不足；肾水不能上济于心，导致心阴不足，心火亢盛，心神妄动，久病心肾不交。若肾阴亏虚，虚热内生，上炎于心，扰神耗阴，心火妄动，则成心神不交。其临床可见心悸健忘，虚烦不眠，腰膝酸软，咽干口燥，潮热盗汗，舌红少苔，脉细数等症，多因久病、房劳过度所致。

（二）心肾阳虚

若心阳衰弱，心气不行，血行不畅，则内生阴寒，直犯肾经，而肾伤失养，精血不化，肾气不足，肾阳失助而致心肾阳虚；肾阳不足，或命门火衰，失于温煦，内生阴寒，上逆于心，耗伤心阳，扰乱心神，导致心气涣散，心阳虚衰，久病终致心肾阳虚。其临床表现为面浮水肿，形寒肢冷，面色㿠白，心悸怔忡，尿少，舌淡青紫，苔白滑，脉沉细。其多因病久不愈，劳倦内伤所致。

（三）肺肾阴虚

肺肾阴阳相互资生。肺阴充足，下输于肾，使肾阴充盈；肾阴充盈，上滋于肺，使肺阴充足。若肾阴不足，不能上输于肺，肺失润养，久病肺阴亦虚，复损肾阴，虚火上炎，灼伤肺阴，导致肺肾阴虚。或肺阴亏虚，肺失润养，阴虚而虚火生，肺阴虚而既不能下输于肾，至肾阴失充，虚火灼肺，相互影响，最终发展为肺肾阴虚。其临床表现为腰膝酸软，耳鸣眩晕，咳嗽少痰，或痰中带血，口干咽燥，心烦不寐，潮热盗汗，颧红骨蒸，男子遗精、女子月经不调，舌红少苔，脉细数等。

（刘晓萍）

第三节 病理特点

一、中医肾脏疾病病理的研究任务和重要意义

中医肾脏疾病病理研究旨在揭示肾脏疾病发生、发展、变化的机理，从而为防治肾脏疾病提供理论依据。必须综合考虑各种因素和病因、病性、邪正关系及治疗（包括误治失治）等对中医病理的影响，才能揭示其本质和规律。其研究内容分为三个层次：①基本病机：包括阴阳失调、邪正盛衰、气血津液失常等；②系统病机：包括脏腑病机、经络病机、外感热病病机（六经病机、卫气营血病机和三焦病机）等；③症状发生机理：包括症状和体征病机分析等。

近年来临床上已广泛采用现代医学的实验检查、肾组织活检提供的病理诊断，大量的诊断资料丰富和延伸了中医传统的辨证依据，临床与实验检查相结合更促使肾病的研究有了长足的进展。

二、中医肾脏疾病的病理内容及特点

（一）传统中医肾脏疾病病理

（1）肾虚则诸寒内生：寒主收引，与肾关系甚为密切。因寒而出现的收引症状亦与肾有关。

（2）肾气实则胀：《灵枢·本神》："肾气虚则厥，实则胀"。张志聪注曰："肾开窍于二阴，前后不通，肾气实也。"二便不通属肾实之证，说明肾有实邪，气机阻滞则开关不利，而出现下腹胀满。

（3）肾气虚则厥：肾气虚衰会出现手足厥冷。因肾阳是人体阳气的根本，寄于肾中的命门之火主温煦全身，各脏腑内外组织器官无不借命门之火以温养之。命门之火衰，则阳气虚弱，全身失去温养，即手足厥冷。

（4）肾阳气虚衰则肿：水肿之病总由肾阳衰微不能制水而致。

（5）肾病则不能布散津液：尿液的生成和排泄必须依赖肾气的作用，肾气的蒸化功能发挥正常，尿液才能正常地生成和排泄。肾气蒸化作用失常，可引起尿少、尿闭、水肿等津液排泄障碍的病变。

（6）肾燥不藏：肾司开合，开则泄故为阳，合则藏故为阴。肾阴充足是完成上述闭藏功能所必须的条件。肾阴不足，血之藏纳失职，妄行妄泄而为诸血证，如尿血、血崩。

（二）现代中医肾脏病理内容

1. 现代中医肾脏疾病宏观病理内容

（1）肾络风动：以尿有泡沫为主要临床特点，由肝风而引发者常伴有头晕目眩，头胀且痛，视物模物等肝风上冲脑络的症状。其多由肾虚精亏，水不涵木，阳亢化风，日久窜入肾络；或由痰浊阻滞肾络，化热生风，风性主动，疏泄太过，肾失封藏所致。若患者在肝肾阴虚阳亢基础上，复因怒动肝火，则卒然间肝阳暴涨而风动急劲，临床则可出现头痛欲裂，视物黑暗，肢体抽搐，尿沫增多之危重证候。高血压肾损害之肾络风动证是由肝风内动而引发，或由痰瘀生风而酿成，尤可两者兼而有之。肾络风动的病理表现与痰瘀阻络多为一致且较其为重，对其判定往往无需依靠病理，当有长期高血压病史并把握尿有泡沫之临床症状即可作出诊断。

（2）痰瘀阻肾之血络：肾络主要是指肾脏的小血管和微血管，包括小叶间动脉、肾小球毛细血管网和管周毛细血管网，是肾小球产生滤过功能和肾小管间质氧供及营养需求的重要血管。痰瘀阻络即指痰浊瘀血阻于肾络，导致肾络受损，络道狭窄甚至闭塞。

2. 现代中医肾脏疾病微观病理内容

（1）肾病综合征：肾病综合征涉及肺、脾、肾等脏腑的功能失调。在病理上有虚实夹杂的特点，虚指阴阳之虚，实指水湿、气滞、血瘀。水湿是肾病综合征最主要的病理表现，是体内阳气衰微的结果。蛋白尿是肾病综合征的特征之一，尿中蛋白丢失前均为构成人体的精微物质，这些精微物质的丢失是肾阳不足失于蒸腾气化的结果。因此肾病综合征的本质应是阳本不足而致阴亦无余。阴亏因阳虚而成，是由阳虚及阴；在机体内行使一部分功能的精微物质丢失及机体各脏腑失去津液的濡润，必然会导致体内阳气更虚，是由阴虚及阳。肾病综合征阴阳失衡归根结底是肾中阴阳失调的结果，其中以肾阳虚为本，肾阳虚是疾病发生的始动因素。

（2）膜性肾病：有虚、湿、瘀、热四大病机。其一，脾肾气虚是本病发病的基本病机。其二，脉络瘀滞、湿热内蕴是本病反复发作、缠绵难愈的病理基础。其三，病情久延，气伤及阳，可出现脾肾阳虚之病理机转。临床实践中认为免疫复合物在上皮下沉积、基膜增厚等病理变化当归于中医微观辨证之瘀血证；而补体活化、膜攻击复合物形成归属微观辨证之湿热或热毒之候，湿热胶着成瘀这一病理过程是影响疾病发生、发展的关键。针对这一重要机制，提出健脾益气、清利湿热、活血化瘀之治疗大法，早期以清热利湿、益气活血为主，中后期以健脾补肾、益气活血为主。针对脾肾气虚，应用黄芪、山药、白术等健脾益气，既补元气之虚，兼调整免疫状态；针对湿瘀热互结，重用半枝莲、白花蛇舌草之辈以清利热湿，以水蛭、当归之类以活血化瘀，同时有助于消散免疫复合物的沉积。

（3）新月体肾炎：其病理特征为肾小球囊内细胞增生、肾小球毛细血管破裂，纤维蛋白沉积、微血栓形成，细胞增生，细胞性新月体或纤维性新月体形成，后期的肾小球硬化、间质纤维化等可以视作血虚引起血瘀，因虚致瘀，瘀血固缩而硬化萎缩。与中医血瘀之病理相类似。因此，活血化瘀法应贯穿始终，无论疾病的早期、晚期，都可应用活血化瘀之品。新月体性肾炎早期（急性发作阶段）以细胞性新月体为主者，可滋阴补肾，活血化瘀；新月体性肾炎中晚期，以纤维性新月体为主者，表现为脾肾两虚，肾络瘀阻，可健脾益肾，化瘀通络。

（兰一天）

第六章

肾脏病诊法与检查

第一节　中医四诊

望、闻、问、切是中医诊察疾病的基本方法。通过望、闻、问、切诊察疾病显现在身体各个方面的症状和体征，可以了解疾病的病因、病机，为临床辨证论治提供可靠依据。四诊合参，才能全面了解病情，作出正确的判断。

一、望诊

（一）望神

神以内在精气为物质基础，与肾的关系至为密切。望神除观察神志状况外，重点在于观察人的目睛及全身状况。肾气充沛则神旺，表现为目光明亮，目珠灵活，炯炯有神，意识清楚，反应敏锐，动作矫健协调，语言清晰利落等。肾气不足则神衰，表现为精神委靡，动作迟缓，反应迟钝，两目晦滞，全身疲惫，动作无力等。肾阴不足，可有烦躁不安，夜寐不宁等虚阳亢奋之神态；肾阳不足，则多表现为懒言少语，蜷缩喜静，精神困乏，时时欲寐等机能低下之神态。但阴寒内盛，格阳于外，也可出现烦躁不宁，应仔细加以鉴别。

（二）望面色

面部颜色与光泽是脏腑、气血功能的外在表现。肾阳不足，多见面色㿠白，如阳虚寒盛，血脉凝滞，又可见面色青暗。肾阴不足，可见两颧潮红。面色晦滞，多为肾虚水停；形体枯槁，面色黧黑，为肾中精气衰竭之象。目眶青黑，多为久病肾虚。

（三）望形态

肾阳不足，痰湿内盛，多见形体肥胖；肾阴亏虚，多见形体瘦削；肾气不足，发育不良，多见骨骼细小脆弱。如大肉脱失，形瘦骨立，为精气濒临衰竭，乃极危之证。

（四）望头与发

肾气充盛，精血充足，则发黑稠密润泽。青壮年头发稀疏易落，鬓发早白，伴有肾虚症状者为肾虚；小儿头发稀疏黄软，生长迟缓，甚至久不生发，多因先天不足，肾精亏损所致。

（五）望目

目之瞳仁属肾，观察肾的病变主要从瞳仁着手。目不转睛，目光呆滞，多为肝肾俱败；目睛上吊，可见于肝肾阴竭，肝风内动；瞳孔散大，多为精气衰败；瞳孔缩小，可见肾水枯竭。

（六）望耳

望耳应注意耳轮的形态及色泽。耳廓丰厚，柔软而红润，多为先天肾气充足；耳轮薄而黑，或薄而白，皆为肾气不足；耳瘦消者是肾气虚，多属肾精亏或肾阴不足；耳轮青黑可见于阴寒内盛；耳轮皮肤甲错，可见于瘀血日久的患者；耳轮干枯焦黑，多是肾精亏耗、精气败竭之象，为病重。

（七）望齿

牙齿洁白润泽而坚固，是肾气充足之象；牙齿干燥无津，多为阴液被劫；牙齿松动，易脱落者，多是肾精亏虚，骨失所养而致；牙齿干燥，晦暗如枯骨，为肾精枯竭，肾水不能上承所致。

（八）望舌

肾脏病变，主要通过舌体，特别是舌根部反映出来。望舌分为望舌质和望舌苔。

1. 望舌质

望舌质包括望舌色、望舌形。

（1）望舌色：肾病常见的舌质有淡白舌、红舌、绛舌、紫暗舌等。淡白舌主肾阳虚衰；红舌多为肾阴不足，虚火上炎；绛舌多显示热邪深入营血，绛紫色深，干枯少津，多为热病过程中肾精枯竭，血热内滞之象；淡紫或青紫湿润，则为肾阳虚衰，阴寒内盛，血脉凝滞之象。

（2）望舌形：望舌形首先应观察舌体的荣枯老嫩。舌体明润红活者为荣，说明肾精充足，阴液未伤；舌体干瘪晦滞者为枯，说明阴精不足，津液已伤。舌质纹理粗糙，形色坚敛苍老者为老，多属实证、热证；纹理细腻，形色浮胖者为嫩，多属寒证。

2. 望舌苔

舌苔黄腻，根部较厚，多为下焦湿热，或肾经相火偏旺；舌苔白润滑腻，多为寒湿所致，肾阳被伤；苔黑而燥裂，甚则生芒刺，多为热极津枯，肾阴被伐；苔黑而滑润，则多属寒邪偏盛，肾阳受损。

（九）望腰脊

腰脊偻废，转摇不能，多为肾虚；腰脊强直疼痛，俯仰不利，多为肾虚久痹；老年脊背佝偻，俯不能仰，多为肾精亏损，骨髓不充。

（十）望二阴

水肿波及阴囊，阴茎亦肿，多为脾肾阳虚，阳痿不举，或举而不坚，可见于肾阳不足；阳强易举，多为虚火上炎。

（十一）望足

水肿病中，如水从脚起，或小腿肿甚者，多为脾肾阳虚；如脚下平满为肾阳虚衰的重症；两脚痿废，步履艰难者，多为肾中精气大伤；如足胫皮肤红肿坠痛，甚或肿烂、疼痛、臭秽，为肾亏于里，湿热浊毒侵袭于外。

二、闻诊

闻诊包括听声音和嗅气味两个方面。

（一）听声音

凡语声低弱，或先重后轻，或时断时续，多为肾气虚损；久病声嘶，或声不出者，多为肺肾俱败。患者呼吸微弱，或气短不足以息，乃肺肾气虚，摄纳无力；如患者神疲困倦，喜欠伸太息，乃肾元虚伐之象。

（二）嗅气味

口中有尿味，为肾阳虚衰，浊毒内盛；消渴病小便甜味，肾阴亏损，真元枯竭。

三、问诊

（一）问一般情况

问一般情况包括患者的姓名、年龄、性别、职业、婚姻、居住地等。

（二）问饮食起居

若嗜食寒凉，可以损伤肾阳；嗜食辛热，可以耗伐肾阴。喜腐、喜咸者，多为肾经有热。

（三）问既往病史、家族史

了解患者的既往健康情况和曾患过的疾病，有助于肾病的诊断。一些肾病与遗传因素有一定的关系。若父母禀赋不足，子女禀赋多弱。

（四）问现在病史

现病史包括发病时间（季节）、发病原因、发病时的主要临床表现、诊断及治疗情况、病程长短、疾病转归等。

（五）问现在症

1. 问寒热

肾病患者如恶寒发热同时出现，多表明表里同病，有外感存在，如风水表证、淋证初起等。

2. 问汗

一些慢性肾病患者，阳气虚损，卫外不固常有汗出不止，稍动尤甚，易患感冒。若大汗淋漓，伴有呼吸喘促，神疲气短，四肢厥冷，脉微欲绝等症，则为阳气将绝，元气欲脱，津随气泄的危候。

3. 问头身

（1）问头部：肾阴、肾精不足均会导致头部病症。例如，头部绵绵作痛，并觉昏晕空虚，耳鸣眼花，腰膝酸软，记忆力下降，多为肾精不足，精不上承，脑失所养。

（2）问周身：判断肾病的性质和病位。腰为肾之府，腰部疼痛与肾的关系尤为密切。例如，腰酸背痛，悠悠不休，或时痛时止，甚至牵及足跟痛，为肾中精气亏损；如腰痛如折，屈伸不能，并牵及一侧腿痛或麻木，为肾与督脉受损，气滞血瘀之象；如坐水中，得热则缓，为寒湿伤阳，肾经痹阻。

4. 问二便

肾司二便，肾脏病变常导致二便异常。

（1）小便：小便清长量多，甚则失禁，为肾气虚，膀胱失约；溺后余沥，夜尿频多，为肾元不固，多见于老年患者；小便短少，伴身肿肢冷者，多为肾阳不足，膀胱气化不利；小便淋漓涩痛，甚则点滴难出，多见于肾经湿热，决渎不畅。

（2）大便：肾阴亏虚则津液不足，水不行舟，此时大便秘结且伴口干舌燥，但腹胀不甚；肾阳虚寒则火不生土，水谷不化，此时大便溏泄，下利清谷，或五更泄泻，且伴形寒肢冷。

5. 问五官

（1）耳：肾中精气充盈，髓海得养，听觉灵敏。肾病可导致听觉异常，如耳鸣、耳聋、重听等。

（2）目：双目干涩，视物昏花，视力下降，或夜间视物不明，白昼如常，多为肝肾阴亏，精不上承，目失所养；眼前阴影，瞻视有色，可因肾虚水气不化，上泛入目所致；两目流泪，遇风加重，多因肾阳亏虚，摄纳无权所致。

（3）口咽：咽干口燥喜饮，为肾阴亏虚，阴虚内热；咽干口燥而不喜饮，伴舌红少苔，为肾阴不足，津不上承所致。

6. 问经带胎产

（1）月经：肾中精气充足，则月经按时而至。月经超龄未至或初潮较迟，量少，渐至经闭，多为先天肾气不足，冲任空虚或胞脉闭阻；月经先期，量多色红，伴腰膝酸软，手足心热，脉细数，为肾阴亏损，虚热扰动血海；经期延后，量少质稀，色暗黑，腹痛绵绵，喜暖喜按，伴畏寒肢冷，神疲乏力，为肾阳不足，冲任虚寒，血海空虚。

（2）带下：妇人带下清冷，量多质稀色淡，伴面色晦黯，腰痛如折，两膝酸软，小腹冷坠，多为肾阳虚，带脉失约；带下色黄，或赤白相兼，量多，阴中灼痛，头晕目眩，口干耳鸣，五心烦热，腰膝酸软，多为肾阴虚，湿热下注。

（3）妊娠：肾中精气是孕育功能活动的物质基础，通过妊娠情况可以了解肾气的盛衰。

（4）产后：产后小便不通，小腹胀急，或小便频数，淋漓不止，面色晦暗，腰膝酸软，为肾虚膀胱气化不利。产后五心烦热，自汗盗汗，头晕耳鸣，神疲腰酸，为肾气亏损，阴精不充。产后四肢浮肿，气喘咳嗽，胸膈不利，为肺肾两虚，阴阳失调。

四、切诊

切诊，包括脉诊和按诊，也是肾病诊断中的一种重要手段。

（一）脉诊

正常人的脉象称“平脉”，表现为三部有脉，一息四至，不浮不沉，不大不小，从容和缓，柔和有力，节律一致。肾脏脉诊的特点是，以寸关尺三部而言，尺部候肾；以浮中沉三候而言，沉候属肾。肾脏平脉的脉象为尺部脉沉而柔和，来去从容，应指有力。不然，则为病脉。

1. 辨阴阳

肾病多虚，其虚不外阴阳水火之偏，如肾阴虚，则脉细数；肾阳虚，则脉微弱。

2. 辨虚实

证虚者其脉亦虚，多见尺部脉沉而无力。脉沉细而涩，尺部尤甚，多为肾精亏损，下元虚惫；脉沉细而迟，尺脉微，多为肾阳不足，下焦虚寒；脉沉细而数，尺脉无力，为肾阴不足，虚火内扰。

3. 辨常与变

肾病常脉，是指肾病过程中常见的病脉。肾病见变脉是指肾病中的特殊脉象。在肾病过程中见滑动脉，见于湿热相火盛于下焦，此时多见遗精淋浊、小便艰涩淋漓等症；肾病见洪大之脉，按之无力，并伴有面赤、烦躁不安，此为阴寒内盛，或濒危临死，真气外脱之象。

4. 辨顺逆

脉象和缓，从容不迫，或尺脉沉取分明，不绝如缕，为有神、有根之脉，于证多顺；其脉神、根不显，或有此无彼，于证多逆，预后较差。

（二）按诊

在肾病的诊断中，触肌肤、扪手足、压胸腹以辨润燥、冷热、肿胀、痞块为常用。

望、闻、问、切是诊察疾病的四种方法，各有其独特作用，但又存在一定的局限性，四者互相联系，互相补充，相互参合，不可分割。在临床运用时，必须四诊合参，有机结合，才能全面而系统地了解病情，作出正确的诊断。

（吴 净）

第二节 西医检查

一、尿液检查

（一）一般性状检查

1. 颜色

尿液呈淡黄色、澄清、透明。生理条件下，尿色深浅与尿量、尿酸碱度、食物和药物有关。

2. 透明度

尿液放置后可见轻微混浊。

3. 气味

正常尿液放置后呈氨臭味。

4. 泡沫

正常尿液没有泡沫，可提示尿液中蛋白质含量增多。

5. 比重、渗透压

比重和渗透压的测定用以评估肾脏的浓缩稀释功能。正常成年人在普通饮食下尿比重多在 1.015 ～ 1.025。

6. 酸碱度（pH）

正常值为 4.5 ～ 7.8。正常新鲜尿液 pH 约为 6.5。

（三）尿液的生化检查

1. 蛋白质测定

正常人尿液中仅含少量蛋白（20 ～ 80mg/24h）。当尿中蛋白质含量超过 150mg/24h，或常规定性方法呈现阳性反应时，称为蛋白尿。

尿蛋白测定的临床意义：

（1）生理性蛋白尿：常见的有：①功能性蛋白尿；②体位性蛋白尿。

（2）病理性蛋白尿：常见的有：①肾小球性蛋白尿；②肾小管性蛋白尿；③溢出性蛋白尿；④分泌性蛋白尿。

（3）特殊类型蛋白尿测定

1）白蛋白：尿白蛋白正常值为＜ 15mg/L。24h 尿白蛋白排泄率介于 20 ～ 200μg/min 者称为微量白蛋白尿。

2）本周（Bence Jones）蛋白：为凝溶蛋白，免疫球蛋白轻链，分 K 和 λ 型。

2. 葡萄糖的测定

正常人常规尿糖定性试验呈阴性反应。

3. 尿酮体测定

正常人定性试验为阴性。

（四）尿液的显微镜检查

1. 红细胞

健康成人离心后尿沉渣中红细胞＜ 3 个 /HP。

2. 白细胞

尿中白细胞以中性粒细胞为主，亦可有淋巴细胞、单核细胞、嗜酸性粒细胞等，必须做尿沉渣染色图片以作区别。健康成人离心后尿沉渣中白细胞＜ 5 个 /HP，白细胞计数＜ 20 万个 /h。

3. 上皮细胞

（1）扁平上皮细胞。

（2）肾小管上皮细胞。

（3）移行上皮细胞。

4. 管型

（1）颗粒管型：管型的基质内含有颗粒，其量占管型的 1/3 以上。

1）细颗粒管型：见于慢性肾小球肾炎或急性肾小球肾炎后期。

2）粗颗粒管型：见于慢性肾小球肾炎或各种中毒所致肾小球损伤。

（2）脂肪管型：见于肾病综合征、慢性肾炎急性发作等。

（3）蜡样管型：形态似透明管型，见于肾功能不全晚期或淀粉样变性。

（4）透明管型：是尿液中最常见的管型。儿童较成人多见。

（5）细胞管型：分为上皮细胞管型、红细胞管型、白细胞管型。

（6）肾衰竭管型。

5. 结晶

（五）尿液脱落肿瘤细胞检查

尿沉渣中的恶性细胞可见移行细胞癌、鳞状细胞癌、腺癌等，为泌尿系统肿瘤的诊断提供重要依据。

（六）尿细菌学检查

尿细菌学检查是诊断尿路感染的关键手段，如发现真性细菌尿，虽无症状也可诊断尿路感染。但易出现假阳性、假阴性。

二、肾功能测定

（一）肾小球功能检查

1. 血尿素氮（BUN）测定

（1）参考值：成人 3.2 ～ 7.1mmol/L；儿童 1.8 ～ 6.5mmol/L。

（2）临床意义

1）增高：提示肾小球滤过功能减退。

2）减低：常见于呕吐、腹泻或蛋白质摄入不足、营养不良的患者。

2. 血清肌酐（SCr）测定

（1）参考值：成人男性 53 ～ 106μmol/L，女性 44 ～ 97μmol/L。

（2）临床意义：血肌酐增高见于各种原因引起的肾小球滤过功能减退。

3. 内生肌酐清除率（Ccr）测定

（1）参考值：成人 80 ～ 120ml/min。老年人随年龄增长，有自然下降趋势。

（2）临床意义

1）判断肾小球损害的敏感指标。

2）评估肾功能损害程度。

3）指导治疗。

4. 肾小球滤过率（GFR）测定

（1）参考值：总 GFR（100±20）ml/min。

（2）临床意义：①与年龄、性别、体重有关。② GFR 降低：常见于急性肾衰竭、慢性肾衰竭、肾小球功能不全。③ GFR 升高：见于糖尿病肾病早期。

5. 血 β_2- 微球蛋白（β_2-MG）测定

（1）参考值：正常人血中 β_2-MG 平均约 1.5 mg/L。

（2）临床意义：为肾小球滤过功能减退的一个标志。肾小球滤过功能下降、体内有炎症或肿瘤时，血 β_2-MG 水平上升。

（二）肾小管功能试验

1. 远端肾单位功能试验

（1）肾脏浓缩和稀释功能试验

1）参考值：正常人 24h 尿量为 1000 ～ 2000ml，昼尿量与夜尿量之比为（3～4）：1。

2）临床意义：少尿加高比重尿见于血容量不足引起的肾前性少尿。多尿（大于 2500ml/24h），低比重尿，夜尿增多，或比重固定在 1.010，表明肾小管浓缩功能差。

（2）尿渗量（尿渗透压）测定

1）参考值：正常人禁饮后尿渗量为 600 ～ 1000mOsm/（kg·H_2O），平均 800mOsm/（kg·H_2O）。尿 / 血浆渗量比值为（3 ～ 4.5）：1。

2）临床意义

A. 判断肾浓缩功能。禁饮尿渗量在 300mOsm/（kg·H_2O）左右时，称为等渗尿；若＜ 300mOsm/（kg·H_2O），称低渗尿。正常人饮水 8h 后尿渗量＜ 600 mOsm/（kg·H_2O），再加尿 / 血浆渗量比值≤ 1，均表明肾浓缩功能障碍。

B. 鉴别肾前性、肾性少尿。肾前性少尿时，＞ 450mOsm/（kg·H_2O）；肾小管坏死致肾性少尿时，＜ 350mOsm/（kg·H_2O）。

2. 近端小管功能试验

（1）尿 β_2- 微球蛋白测定（尿 β_2-MG）：升高提示近端肾小管受损。

（2）尿溶菌酶测定：①肾小球病变，血浆清除率增加；②肾小管损害，原尿中溶菌酶回吸收减少。

（3）尿 -N- 乙烯 -β- 氨基葡萄糖苷酶（NAG）测定：①肾小管或间质病变；②肾移植排异时预测排异反应。

三、肾脏免疫功能检查

（一）血免疫球蛋白测定

1. 免疫球蛋白 G（IgG）

（1）参考值：7.0 ～ 16.6g/L。

（2）临床意义：①增高：IgG、IgA、IgM 均增高，常见于各种慢性感染及自身免疫性疾病；仅有某一种 Ig 增高，主要见于免疫增殖性疾病。②降低：肾病常见肾病综合征和免疫抑制剂患者；儿童较成年人低，女性稍高于男性。

2. 免疫球蛋白 A

免疫球蛋白 A（IgA）：分为血清型 IgA 与分泌型 IgA（SIgA）两种。

（1）参考值：血清 IgA 为 0.7 ～ 3.5g/L。

（2）临床意义：①增高：见于 IgA 型 MM、SLE、类风湿关节炎、肝硬化、湿疹和肾脏疾病等。②降低：见于反复呼吸道感染、非 IgA 型 MM、重链病、轻链病、原发性和继发性免疫缺陷病和自身免疫性疾病等。

3. 免疫球蛋白 M

（1）参考值：0.5 ～ 2.6g/L。

（2）临床意义：①增高：见于初期病毒性肝炎、肝硬化、类风湿关节炎、SLE 等。②降低：见于 IgG 型重链病、IgA 型 MM、先天性免疫缺陷症、免疫抑制疗法后、淋巴系统肿瘤和肾病综合征等。

4. 免疫球蛋白 E

免疫球蛋白 E（IgE）：为血清中最少的一种 Ig，与变态反应、寄生虫感染及皮肤过敏等有关。

（1）参考值：0.1 ～ 0.9mg/L。

（2）临床意义：①增高：见于 IgE 型 MM、重链病、结节病、类风湿关节炎及各种过敏性疾病。②降低：见于长期用免疫抑制剂等。

（二）补体测定

血清补体测定

（1）总补体溶血活性（CH_{50}）：参考值：试管法为 50 ～ 100kU/L。

临床意义：①增高：见于急性炎症、感染、组织损伤和某些恶性肿瘤；②降低：见于各种免疫复合物性疾病，如急性肾小球肾炎、膜增生性肾小球肾炎、自身免疫性疾病（如 SLE）等。

（2）补体 C1q：参考值：0.18 ～ 0.19g/L。

临床意义：①增加：见于骨髓炎、类风湿关节炎、痛风、过敏性紫癜等；②降低：见于 SLE 和混合型结缔组织疾病、重度营养不良、肾病综合征等。

（3）补体 C3：参考值：0.8% ～ 1.5%。

临床意义：①增高：见于急性炎症、传染病早期、肿瘤、排异反应等；②降低：在肾脏疾病中最常见急性感染后肾小球肾炎、系膜毛细血管性肾炎（膜增生性肾炎）和狼疮性肾炎。

（4）补体 C4：参考值：0.20 ～ 0.60g/L。

临床意义：①升高：急性风湿热、结节性周围动脉炎等；②降低：见于自身免疫性肝炎、狼疮性肾炎、多发性硬化症、类风湿关节炎、IgA 肾病、SLE 等。

（三）血、尿纤维蛋白原或纤维蛋白降解产物

1. 血浆纤维蛋白（原）降解产物（FDP）测定

（1）参考值：＜ 5mg/L。

（2）临床意义：增高见于原发性纤溶症、DIC、恶性肿瘤、肝脏疾病、肾脏疾病、肺梗死、溶栓治疗、白血病、器官移植的排斥反应等。

2. 尿纤维蛋白降解产物（FDP）

正常时尿液中无 FDP。

临床意义：①原发性肾小球疾病进行性升高，说明肾脏病变在进行性发展。②肾肿瘤时尿液中 FDP 亦可出现阳性。

3. 血清抗肾抗体测定

（1）抗肾小球基膜抗体（Anti–GBM）。参考值：血凝滴度＜ 4。

（2）抗 Tamm–Horsfall 蛋白（T–H 蛋白）抗体：肾小管损害时，血中抗体明显增加。

4. 循环免疫复合物（CIC）测定

CIC 的存在与多种类型的肾炎的发生有关。

四、肾脏病影像诊断

（一）超声检查

1. 正常肾的超声表现

正常肾长 10 ～ 12cm，宽 5 ～ 6cm，厚 3 ～ 4cm。

2. 肾脏疾病超声

（二）X 线检查

（1）尿路平片：可以观察肾脏的位置、大小、形态，以及有无结石、钙化等。

（2）静脉肾盂造影（IVP）：是检查尿路解剖学结构的良好方法。

（3）逆行肾盂造影。

（4）导管法肾动脉造影。

（5）选择性肾动脉造影。

（6）数字减影血管造影。

（吴　净）

第七章

辨病与辨证

第一节　辨病

一、概述

辨病是中医诊疗疾病的一种基本方法，即根据不同疾病的各自特征，作出相应的疾病诊断，并针对不同疾病进行相应的或特异的治疗。

早在两千多年前《黄帝内经》中就有许多关于病的论述。东汉张仲景《伤寒杂病论》奠定了辨病论治体系下辨证论治的基础。晋唐时期辨病论治得到了进一步的继承和发展。宋金元明清时期确立了辨证论治的核心地位。目前，辨病与辨证相结合使疾病的辨治体系日趋完善。

二、肾脏病的鉴别诊断

肾脏病的鉴别诊断程序可分为以下四步。

1. 判断是否是肾脏疾病

血尿、蛋白尿、水肿、腰痛、多尿等是肾脏疾病常见的症状。但上述症状并不能说明一定是肾脏疾病。

2. 判断是否是肾小球疾病

是否是肾小球疾病主要看有无水肿、颗粒管型、大量蛋白尿、肾小球性血尿。

3. 肾功能的诊断

各种病因引起尿量突然明显减少，肾功能急剧恶化（血肌酐每天升高 44.2μmol/L 以上）时考虑急性肾衰竭。

三、肾脏病常见辨病

（一）少尿、无尿

少尿指 24h 尿量≤ 400ml，或每小时尿量≤ 17ml。若 24h 尿量≤ 100ml 或 12h 内完全无尿，则称为无尿。

1. 病因

（1）肾前性因素。

（2）肾脏因素：①各种急性肾小球疾病。②急性间质性肾炎、药物过敏性、代谢性及感染性等。③急性肾小管坏死。④血管性疾病。⑤其他。

（3）肾后性因素。

（4）肾毒物质。

2. 诊断及鉴别

（1）肾前性少尿、无尿

1）常有引起血容量或肾血流量减少的疾病，多伴血压降低，脉压小。

2）血细胞比容和血浆蛋白可升高，但失血或失血浆时可降低。

3）尿比重＞ 1.020，尿钠＜ 20mmol/L，尿渗透压＞ 500mmol/L。

4）快速补液试验提示为肾前性。

（2）肾性少尿、无尿

1）多有肾脏病史及相应临床表现。

2）血细胞比容和血浆蛋白降低。

3）急性肾小管坏死时尿比重＜ 1.015，尿钠＞ 400 ～ 500mmol/L，尿渗透压＞ 500mmol/L。

4）肾衰竭指数＜ 2，滤过钠排泄分数＜ 2。

5）快速补液试验提示为肾性。

（3）肾后性少尿、无尿

1）可有上尿路梗阻病史及临床表现。

2）常有尿闭、或少尿与多尿交替出现。

3）尿比重、尿钠、尿渗透压、肾衰竭指数、滤过钠排泄分数等多在正常范围。

（二）多尿

多尿指尿量每天≥ 3L 或每分钟≥ 2ml。

1. 病因

（1）水利尿

1）水摄入过多。

2）肾脏水排泄增加。

（2）溶质利尿：特点是等渗或高渗尿。

1）有机物质排泄过多。

2）电解质排泄过多。

3）心房肽分泌过多。

4）溶质利尿药：如应用甘露醇。

（3）水和溶质混合性利尿：特点是低渗尿，但溶质排泄量明显增加。

2. 诊断及鉴别

（1）鉴别高渗性多尿与低渗性多尿：通过尿比重、血尿渗透压测定以区分。

（2）鉴别神经性多尿、垂体性尿崩症、肾性尿崩症：若为低渗性多尿，通过限水试验、高渗盐水试验、垂体后叶素试验以鉴别。

（3）找出高渗性多尿的病因：可通过详细病史及全面体检找出病因，糖尿病患者血糖升高、尿糖试验阳性。

（三）膀胱刺激征

尿频、尿急、尿痛和排尿不尽等一组症状称为尿路刺激征或膀胱刺激征，常为膀胱颈和膀胱三角区受刺激所致。

1. 病因

（1）泌尿系统疾病

1）肾脏疾病：常见的有急性肾炎、早期肾结核、肾盂肾炎、肾积脓等。

2）膀胱、尿道、生殖系疾病。

3）其他：①感染性炎症；②结石；③异物；④其他。

（2）精神、神经性疾病：神经性膀胱功能障碍。

2. 诊断及鉴别诊断

（1）病史与体格检查。

（2）实验室检查及特殊检查

1）尿液病原学检查：包括尿常规、尿沉渣涂片染色镜下直接细菌计数、中段尿培养细菌计数、尿沉渣找抗酸杆菌及滴虫、阿米巴等寄生虫检查。

2）影像学检查：X 线腹部平片、膀胱造影、肾盂造影。

3）膀胱、尿道镜检查。

（四）蛋白尿

（1）一过性蛋白尿：指尿蛋白呈暂时性增加，是一种可恢复现象。

（2）持续性蛋白尿：都是病理性的。

（五）血尿

血尿是泌尿系疾病常见临床表现。临床上血尿可呈一过性或间断发作或持续存在。

引起血尿的疾病，内科主要为原发性或继发性肾小球肾炎、遗传性肾炎、薄基底膜肾病、泌尿系感染、结核及多囊肾等；外科主要为泌尿系结石、肿瘤及创伤。全身出血性疾病也常伴发血尿。剧烈运动也能致血尿发生。

（六）白细胞尿

（1）泌尿生殖系统疾病：①肾脏疾病。②输尿管疾病。③膀胱疾病。④尿道疾病。
（2）泌尿生殖系邻近组织和器官疾病。

（七）肾区痛与肾绞痛

肾区痛和肾绞痛是由于腰椎、腰部肌肉、韧带病变和脊神经根受刺激及腹腔、腹膜后、盆腔脏器疾病所引起的疼痛感觉。肾脏及肾周围疾病是腰痛的常见病因之一。临床上根据疼痛性质将腰痛分为肾绞痛和肾区钝痛。

（何渝煦）

第二节 辨证

一、概述

（一）辨证的概念

辨证是分析、辨识疾病的证候，即以脏腑、经络、病因、病机等中医学理论为依据，对四诊所收集的症状、体征，以及其他临床资料进行分析、综合，从而辨清疾病的原因、性质、部位及邪正之间的关系，进而概括判断为何证候，为论治提供依据。

（二）辨证的方法

1. 证与辨证体系

证是对疾病当前的病位与病性等本质所作出的判断。辨证正确与否，取决于辨证思维的合理性。

2. 辨证的要点

在分析各种证的实质时，其要点就是现阶段的病位和病性。掌握每一病位和病性要素的概念、主要表现，并了解其相互间的组合关系，便能抓住辨证的实质，就可对疾病进行辨证诊断。

3. 证的确定

证的确定应注意以下几点：

（1）辨病因。

（2）辨病位。

（3）辨病性。

（4）辨病情、病势。

（5）辨病机。

（6）定证名。

（三）辨证的内容

辨证的内容包括八纲辨证，脏腑辨证，气血津液辨证，六经辨证，卫气营血辨证和三焦辨证。

二、八纲辨证

（一）八纲辨证概述

八纲指表里、寒热、虚实、阴阳，是分析疾病共性的辨证方法，是各种辨证的总纲。

（二）八纲辨证的内容

疾病的表现尽管极其复杂，但基本上都可用八纲加以归纳。阴阳又是八纲中的总纲。

1. 表里辨证

表里是辨别疾病病位内外深浅和病势趋向的两个纲领。

表证和里证虽有病位浅深之别，但在疾病的过程中，两者常可同时发病，表现为表里同病；也可在一定条件下互相转化，表现为表里出入，表里同病。

2. 寒热辨证

寒热是辨别疾病性质的两个纲领。寒证与热证反映机体的阴阳盛衰，阴盛或阳虚的表现为寒证；阳盛或阴虚的表现为热证。

3. 虚实辨证

虚实是辨别邪正盛衰的两个纲领，也是疾病最基本的病理性质之一。虚实反映疾病发展过程中正邪斗争的两个方面。虚指正气不足，实指邪气盛实。

正气虚弱包括阴、阳、气、血、精、津、髓及脏腑虚损。主要有气虚证、血虚证、气血两虚证、津液不足证、阴虚证、阳虚证、亡阴证、亡阳证等。

（2）实证：是指邪气亢盛所表现的证候。实证虽邪气壅盛而正气未虚，以有余、亢盛、停聚为基本特征。包括风淫证、寒淫证、暑淫证、湿淫证、燥淫证、火淫证、气滞类证、气逆证、气闭证、血瘀证、血寒证、血热证、水液内停证、毒证。

（3）虚实夹杂类证

虚实夹杂：是指疾病某一时期虚证与实证并见所形成的复杂证候。主要包括虚证夹实、实证夹虚、虚实并重。

4. 阴阳辨证

阴阳是八纲辨证的总纲。在诊断上可根据临床证候所表现的病理性质，将疾病分为阴阳两个主要方面。

（1）阴证和阳证

1）阴证：凡符合阴的一般属性的证候称为阴证。里证、寒证、虚证概属阴证的范围。

2）阳证：凡符合阳的一般属性的证候称为阳证。表证、热证、实证概属阳证的范围。

（2）阴证和阳证的鉴别要点：阴阳消长是相对的，阳盛则阴衰，阴盛则阳衰。治之之法在使阴阳得其平衡。如诊得脉象洪大，舌干苔燥，兼口渴、壮热等症，便可知其阳盛阴衰，治当抑阳滋阴。如诊得脉象沉迟，舌白苔腻，兼见腹痛、下利等症，便可知其阴盛阳衰，治当温阳摄阴。

三、脏腑辨证

（一）肾与膀胱病辨证

1. 概述

肾的病变范围主要为人的生长、发育和生殖功能障碍，水液代谢失常，呼吸功能减退和脑、髓、骨、耳、发及二便的异常。肾病多虚，常见肾阳虚、肾阴虚、肾精不足、肾气不固、肾不纳气等证。膀胱病病机为贮尿排尿功能失常，多见湿热证。肾病的常见症状为腰膝酸软而痛，耳鸣耳聋，发白早脱，牙齿动摇，阳痿遗精，精少不育，女子经少经闭以及水肿，二便异常。膀胱病常表现为尿频，尿急，尿痛，尿闭以及遗尿，小便失禁等。

2. 肾与膀胱病常见证候

（1）肾阳虚证：指肾脏阳气虚衰所表现的一类证候。

[临床表现]腰膝冷痛，畏寒肢冷，尤以下肢为甚，头目眩晕，精神委靡，面色㿠白或黧黑，舌淡胖苔白，脉沉弱。或阳痿，妇女宫寒不孕；或大便久泄不止，完谷不化，五更泄泻；或浮肿，腰以下为甚，按之凹陷不起，甚则腹部胀满，全身肿胀，心悸咳喘。

（2）肾阴虚证：指肾脏阴液不足所表现的证候。

[临床表现]腰膝痠痛，眩晕耳鸣，失眠多梦，男子阳强易举，遗精，妇女经少经闭，或见崩漏，形体消瘦，潮热盗汗，五心烦热，咽干颧红，溲黄便干，舌红少津，脉细数。

（3）肾精不足证：指肾精亏损衰败的证候。

[临床表现]小儿发育迟缓，身材矮小，智力和动作迟钝，囟门迟闭，骨骼痿软。

男子精少不育，女子经闭不孕，性机能减退。成人早衰，发脱齿摇，耳鸣耳聋，健忘恍惚，动作迟缓，足痿无力，精神呆钝等。

（4）肾气不固证：指肾气亏虚，固摄无权所表现的证候。

[临床表现]面白神疲，听力减退，腰膝酸软，小便频数而清，或尿后余沥不尽，或遗尿，或小便失禁，或夜尿频多。男子滑精早泄，女子带下清稀，或胎动易滑。舌淡苔白，脉沉弱。

（5）肾不纳气证（肺肾气虚证）：指肾气虚衰，气不归元所表现的证候。

[临床表现]久病咳喘，呼多吸少，气不得续，动则喘息益甚，自汗神疲，声音低怯，腰膝酸软，舌淡苔白，脉沉弱。或喘息加剧，冷汗淋漓，肢冷面青，脉浮大无根；或气短息促，面赤心烦，咽干口燥，舌红，脉细数。

（6）膀胱湿热证：指湿热蕴结膀胱所表现的证候。、

[临床表现]尿频尿急，尿道灼痛，尿频黄赤短少，小腹胀闷，或伴有发热腰痛，或尿血，或尿有砂石，舌红苔黄腻，脉数。

（二）脏腑兼证辨证

1. 概述

脏腑兼证是指两个或两个以上脏腑证候同时并见的复杂证候，可因两个或两个以上脏腑同时或先后发病而出现辨证时应当注意辨析脏腑之间有无先后、主次、因果、生克等关系，才能明确其病理机制，做出恰当的辨证施治。

2. 脏腑兼证常见证候

（1）心肾不交证：指心肾水火既济失调所反映的心肾阴虚阳亢证候。

[临床表现]心烦少寐，惊悸多梦，头晕耳鸣，健忘，腰膝酸软，或遗精，五心烦热，或潮热盗汗，口咽干燥，舌红少苔或无苔，脉细数。

（2）心肾阳虚证：指心肾阳气虚衰，温运无力，致血行瘀滞，水湿内停所表现的虚寒证候。

[临床表现]心悸怔忡，形寒肢冷，肢体浮肿，小便不利，神疲乏力，甚则唇甲青紫，舌质淡暗青紫，苔白滑，脉沉细微。

（3）脾肾阳虚证：指脾肾阳气亏虚，温化失权，表现以泄泻或水肿为主症的虚寒证候。

[临床表现]面色㿠白，形寒肢冷，腰膝或下腹冷痛，久泄久痢不止，或五更泄泻，完谷不化，粪质清冷，或面浮身肿，小便不利，甚则腹胀如鼓，舌质淡胖，舌苔白滑，脉沉迟无力。

（4）肺肾阴虚证：指肺肾之阴液亏损，虚火内扰，肺失清肃，肾失滋养的虚热证候。

[临床表现]咳嗽痰少，或痰中带血，口燥咽干，或声音嘶哑，腰膝痠软，或骨蒸潮热，盗汗颧红，形体消瘦，男子遗精，女子月经不调，舌红少苔，脉细数。

（5）肝肾阴虚证：指肝肾阴液亏虚，阴不制阳，虚热内扰所表现的证候。在三焦辨证中属下焦病证。

[临床表现]头晕目眩，耳鸣健忘，口燥咽干，失眠多梦，胁痛，腰膝酸软，五心烦热，盗汗颧红，男子遗精，女子月经量少，舌红少苔，脉细而数。

四、津液辨证

津液是人体正常水液的总称，有滋养脏腑，润滑关节，濡养肌肤等作用。其生成与输布，主要与脾的运化，肺的通调，肾的气化功能有密切关系。津液病变，一般可概括为津液不足和水液停聚两方面。

（一）津液不足证

津液不足又称津亏、津伤，是指由于津液亏少，全身或某些脏腑组织器官失其濡润滋养而出现的证候，属内燥证。其产生原因有生成不足与丧失过多两方面。

[临床表现]口燥咽干，唇燥而裂，皮肤干枯无泽，小便短少，大便干结，舌红少津，脉细数。

（二）水液停聚

凡外感六淫，内伤七情，影响肺、脾、肾输布排泄水液功能者，皆能成为水液停聚的病证。以下着重论述水肿与痰饮。

1. 水肿

水肿指体内水液停聚，泛滥肌肤引起的面目、四肢、胸腹甚至全身浮肿。临床辨证，应首先区分阳水与阴水以明虚实。

（1）阳水：水肿性质属实者称为阳水。多为外感风邪，或水湿浸淫等引起。

[临床表现]头面浮肿，一般从眼睑开始，继而遍及全身，小便短少，来势迅速，皮肤薄而光亮。常伴见恶风、恶寒，发热，肢节困重，苔薄白，脉浮紧。或咽喉肿痛，舌红脉浮数。或全身水肿，来势较缓，按之没指，肢体沉重困倦，小便短少，脘闷纳呆，泛恶欲吐，舌苔白腻，脉沉。

（2）阴水：水肿性质属虚者称为阴水，多由病久正虚，劳倦内伤，房室不节等引起。

[临床表现]水肿，腰以下为甚，按之凹陷不起，小便短少，脘闷腹胀，纳呆便溏，面色㿠白，神倦肢困，舌淡，苔白滑，脉沉。或水肿日益加剧，小便不利，腰膝酸冷，四肢不温，畏寒神疲，面色白或灰滞，舌淡胖苔白滑，脉沉迟无力。

2. 痰饮

痰饮多由脏腑功能失调，水液代谢障碍而表现的病证。

（1）痰证：指水液凝结，质地稠厚，停聚于脏腑、经络、组织之间而引起的病证。

常由外感六淫，内伤七情导致脏腑功能失调而产生。

[临床表现]咳喘咯痰胸闷；脘痞不舒，纳呆恶心，呕吐痰涎，头晕目眩；神昏癫狂，喉中痰鸣；肢体麻木，半身不遂，瘰疬气瘿，痰核乳癖，喉中异物感。舌苔白腻或黄腻，脉滑等。

（2）饮证：指水饮质地清稀，停滞于脏腑组织之间所表现的病证。多由脏腑机能衰退或障碍等原因引起。

[临床表现]咳嗽气喘，胸闷，痰液清稀色白量多，喉中痰鸣，倚息不得平卧，甚则心悸，下肢浮肿，或脘痞腹胀，水声漉漉，泛吐清水，食欲减退。或胸胁胀闷作痛，咳喘引痛。舌苔白滑，脉弦等。

五、三焦辨证

（一）概念

三焦辨证是清代吴鞠通继叶天士之后，将外感温热病归纳为上焦证、中焦证、下焦证三大证候的一种温热病的辨证方法。

（二）内容

三焦所属脏腑的病理变化和临床表现标志着温热病发展过程中的不同病理阶段。上焦病证主要包括手太阴肺和手厥阴心包的病变，其中手太阴肺的证候多为温病的初起阶段。中焦病证主要包括手阳明大肠、足阳明胃和足太阴脾的病变。邪入阳明而从燥化，多呈现里热燥实证；邪入太阴从湿化，多为湿温病证。下焦病证主要包括足少阴肾和足厥阴肝病变，多为肝肾阴虚之候，属温病的末期阶段。

六、卫气营血辨证

（一）概念

卫气营血辨证将外感温热病发展过程中由浅到深、由轻到重所表现的不同病理阶段，分为卫分证、气分证、营分证、血分证四类。

（二）内容

卫分证阶段，邪犯肌表，肺气失宣，病情尚轻。气分证阶段，病邪侵及肺、胸膈、胃肠、胆等脏腑，病邪在里，病情较重。营分证阶段，病邪内损阴营，扰乱心神，病邪内陷，病情较为深重。血分证阶段，病邪深入阴血，累及心、肝、肾，造成热盛动血、热盛动风、热盛伤阴等病理损害，病邪深陷，病情最为深重。

七、六经辨证

（一）概念

六经辨证是将外感病发生发展过程中的不同证候，从邪正斗争关系，病变部位，病势进退缓急等方面阐述各阶段的病变特点。以阴阳为总纲，归纳为三阳病（太阳病、阳明病、少阳病）、三阴病（太阴病、少阴病、厥阴病）两大类。

（二）内容

六经病证均以经络脏腑为病理基础。一般而言，三阳病证以六腑病变为基础，此阶段抗病力强，病势亢奋，性质多实多热；三阴病证以五脏病变为基础，此阶段抗病力弱，病势衰减，性质多虚多寒。六经辨证的重点在于分析外感风寒所引起的一系列病理变化及其传变规律，但由于风寒之邪入里可以化热，寒湿郁久亦可发热，因此六经辨证中亦有热证。

（三）常见证候

1. 太阳病证

太阳病证指人体感受外邪，自表而入，正邪交争于体表而出现的病证。由于患者体质强弱不同，感受外邪有轻有重，可分为太阳中风证和太阳伤寒证。

2. 阳明病证

阳明病证指伤寒病发展过程中，阳热亢盛，胃肠燥热所表现的里实热证候。因邪热内实的机制不同可分为阳明经证和阳明腑证。

3. 少阳病证

少阳病证指邪犯少阳胆腑，枢机不运，经气不利所表现的证候。又称少阳半表半里证。

4. 太阴病证

太阴病证指脾阳虚衰，寒湿内生所表现的里虚寒证候。

5. 少阴病证

少阴病证指病位主要在心肾，全身性阴阳衰惫所表现的证候。少阴病既可从阴化寒，又可从阳化热。但就伤寒病而言，少阴病仍以从阴寒化为主。

（1）少阴寒化证：指心肾阳气虚衰，阴寒独盛，病邪入内，从阴化寒所表现的虚寒证候。

[临床表现] 无热恶寒，但欲寐，四肢厥冷，下利清谷，呕不能食，或食入即吐，或身热，反不恶寒，甚至面赤等戴阳证，脉微细或脉微欲绝。

（2）少阴热化证：指心肾阴虚阳亢，病邪入内，邪从阳化热所表现的虚热证候。

[临床表现] 心烦不得眠，口燥咽干，舌红少苔，脉细数。

6. 厥阴病证

厥阴病证指伤寒病发展传变的较后阶段，出现阴阳对峙，寒热交错，厥热胜复等为特点的证候概括。

六经病证是脏腑经络病理变化的反映，而脏腑经络之间相互联系，不可分割，因此六经病证可以相互传变。某一经的病变常会涉及另一经，从而出现传经、合病、并病等变化。六经病证的常见传变形式主要有传经、直中、合病、并病等形式。

（何渝煦）

第八章

治则与治法

第一节　中医治疗原则

治则是治疗疾病时必须遵循的基本法则，对疾病的临床治疗具有普遍的指导意义。肾病的治疗法则在古籍之中早有论述。其治疗原则主要有以下四方面。

（一）正邪兼顾

疾病的发病过程，在某种意义上是正气与邪气相争的过程。正邪斗争的消长盛衰决定着疾病的发生与传变。扶正祛邪是治疗疾病的基本原则。肾脏病大多病位较深，病程绵长，或肾阳不足，或肾阴虚亏，而肾精必已匮乏，故虚证较多。前人亦有“肾病多虚，有补无泻”之说，因此肾脏病多用补法。但肾脏病在其发展过程中由于久病居多，病机复杂，病程缠绵，肾与它脏的关系多失协调；加之患病过程中内邪瘀滞，外邪干扰，故邪实因素亦不少。此时如用纯补之法，正虚不易复，反助火滞气，使邪实更滞。故肾病之虚固当予补，而外邪亦不可不顾。故治疗上扶正与祛邪必须相辅相成，急则治标，缓则治本，据其病情轻重决定治法。

（二）协调阴阳

调整阴阳使之平衡，达到阴平阳秘，是防治疾病的基本原则，也是阴阳学说用于肾病治疗的主要内容。肾为水火之宅，一身阴阳之根。其病证不外阴虚、阳虚、阴阳两虚。阴虚者宜滋阴；阳虚者宜温阳。但肾脏病日久，阴病多损及阳，阳病多损及阴，阴阳俱有不足。此时用药，补阳常可耗阴，滋阴又可碍阳。调理之法，当循阴阳互生互济之理。总之，肾脏病多虚证，而阴阳精气治各不同，既相生互化，又互为因果。临证时当仔细辨析，协调阴阳，补其不足，损其有余，恢复人体阴阳平衡。

（三）五行生克、整体论治

脏腑之间相生相克，为一整体。肾脏之病，可累及他脏，亦有他脏病而及肾者。肾病之邪，其类有别：有一邪独居始终者，有一邪衍生他邪者，又有数邪交结同病者。肾病之外又有身兼他病者，或发于前，或发于后，或同时并病。《景岳全书》有“久病及肾”的论述。《难经·六十九难》亦有“虚则补其母，实则泻其子”之说。治疗上须结合与其他脏腑的五行生克关系，整体论治。如肾阳衰微，脾阳失其温煦；脾阳不足，水谷失运，阴寒内盛，水湿停聚，又会损伤肾阳。故临床上常脾肾同补，肝肾同治。此外，滋水涵木、培土制水、金水相生、水火既济、培土生金、扶土抑木、壮水制火等均是运用五行生克、整体论治理论指导辨证论治的法则。

（四）饮食宜忌

肾脏病多久病，治疗除药物外，尚需注意食补。正如《素问·藏气法时论》说：“五谷为养，五果为助，五畜为益，五菜为充。气味合而服之，以不依法精气。”阴津不足者，当选清淡甘润之品为食，如芹菜、菠菜、莴笋、茭白、山药、西瓜、梨汁、橙汁、香蕉、荔枝、荸荠之类。精血偏虚，则应适当选用血肉有情之品为食。如肉类、蛋类、奶类等。阳气亏损较重，则应适当增加甘温助阳食品，如羊肉、牛肉、狗肉、雀肉、枸杞、肉桂、辣椒、葱、韭、蒜等。食补与药补同理，也要注意阴阳气血之间的互生互化关系，做到阴阳相配，勿造其偏。另外，人之胃气强弱不同，调制饮食时亦应区别对待。胃气强盛者，食入易消易饥，可针对病情放胆补泻；而胃气素弱之人，食欲原本不旺，如过分忌口则更难进食，应适当放宽食谱，随其所欲，有节而进。

第二节　中医常用治法

一、滋补肾阴

滋补肾阴主要用于肾阴不足而见腰膝酸软、头晕目眩、耳鸣耳聋、遗精盗汗、手足心热、小便淋漓等症者。肾阴又称元阴、真阴、肾水、真水，与肾阳相对，为人体重要元精之一。阴精不足是肾系病证最常见的证候之一，治当滋补肾阴。常用药物有熟地、枸杞子、龟板、鳖甲、旱莲草、女贞子等。

1. 滋阴补肾法

滋阴补肾法主要用于肾阴不足而见腰膝酸软、头晕目眩、耳鸣耳聋、口咽干燥，暮夜尤甚，形瘦皮枯，腰酸神疲，舌红苔少，脉细数。常用地黄、天冬、玄参、麦冬、龟板等甘寒、咸寒之品壮水之主，以增阴液。代表方如增液汤，六味地黄汤等。

2. 滋补肾精法

滋补肾精法主要用于肾精不足，髓海空虚而见脑转耳鸣、头晕目眩、形体瘦弱、憔悴、腰膝酸软、反应迟钝、健忘、遗尿、成人早衰、小儿发育迟缓、舌质淡瘦，脉象沉细。常用厚味养阴及血肉有情之品为主组成方剂加减治疗，如左归丸等。

3. 滋阴降火法

滋阴降火法主要用于肝肾阴虚，虚火上炎而见骨蒸盗汗、咳血梦遗、烦热易饥、足膝痛热、舌红少苔等为主症者。代表方为大补阴丸、知柏地黄丸等。

4. 多脏兼补法

多脏兼补法主要用于多脏同虚或诸气（气、血、阴、阳）同虚之证。多脏同虚者，如肺肾同虚当肺肾兼补，方如月华丸、百合固金汤；心肾同虚当心肾兼补，方如柏子养心丸、天王补心丹；肝肾同虚当肝肾兼补，方如左归饮、二至丸、一贯煎；脾肾双亏又当脾肾双补，方如参芪地黄汤。诸气同虚在肾病中以气阴（精）双补和阴阳双补最为多见。阴阳双补方如金匮肾气丸；气阴双补方如大补元煎等。

二、温补肾阳

温补肾阳主要用于肾阳不足而见腰痛腿软，畏寒肢冷，少腹拘急，小便不利或小便反多，舌淡胖，脉虚弱者。肾阳为生理名称，亦称证名，亦称元阳、真阳、命门火、先天之火。与肾阴相对而言，两者相互依附为用，肾阳是生理功能之动力，亦为人体生命之源泉。肾阳虚又称命门火衰。元阴元阳互根互化，故温补肾阳每兼以补阴。常用附子、肉桂、仙茅、淫羊藿、补骨脂、肉苁蓉、鹿角片等。

1. 回阳救逆法

回阳救逆法主要用于元气大亏，阳气暴脱之危重症。症见四肢厥逆，汗出气促，恶寒喜卧，下利清谷，舌淡苔白，脉沉微。宜用附子、肉桂、干姜、人参等大剂温肾祛寒药与益气固脱药组方以回阳救逆。代表方如四逆汤、参附汤、回阳救急汤等。

2. 温补肾阳法

温补肾阳法主要用于肾阳不足而见腰痛腿软，畏寒肢冷，少腹拘急，小便不利或小便反多，舌淡胖、脉虚弱者。代表方为金匮肾气丸。

3. 温肾填精法

温肾填精法主要用于肾阳不足，命门火衰、年老久病而出现气衰神疲、畏寒肢冷、阳痿遗精、腰膝冷痛者。代表方为右归丸。

4. 温肾利水法

温肾利水法主要用于肾阳衰微不能化气行水，水湿停聚而见肢体浮肿、小便不利、四肢重痛、恶寒腹泻、苔白脉沉者。代表方为真武汤、济生肾气丸等。

5. 温阳通腑法

温阳通腑法主要用于脾肾阳虚，阳气不行，冷积阻于肠间表现为便秘腹痛、手足不温、脉沉弦者。代表方为温脾汤、大黄附子汤等。

6. 温阳止泻法

温阳止泻法主要用于脾肾虚衰，命火不温脾土，运化不利所致之五更泄泻、食不消化、腰酸肢冷、神疲乏力、舌淡脉沉迟无力之证。代表方为四神丸等。

7. 温肾纳气法

温肾纳气法主要用于肺肾气虚所致喘促短气，动则尤甚，呼多吸少、声低气怯，咳嗽遗溺、尿频、舌淡苔白、脉沉弱者。代表方为人参蛤蚧散。

三、益气扶正

气虚为肾系病证患者最常见的表现之一，且各有不同的病证特点，治法亦多种多样。气虚证宜补气。由于气的生成来源主要是先天之精气、水谷之精气和自然界中的清气，除了先天禀赋、饮食因素、环境因素外，还与肾、脾、胃、肺等的功能状态有关。因而在益气时应注意调补上述脏腑的生理功能，调补脾胃是治疗气虚证的重点。治疗时要注意顺应脏腑气机的升降规律，调理气机紊乱的病理状态。常用方法如下：

1. 补中益气法

补中益气法主要用于脾胃气虚，中气不足，运化乏力而致四肢无力，精神疲倦，动则气不接续，懒于言语，饮食无味，久泻久痢、脱肛、子宫脱垂、气虚发热，脉虚大无力等症。亦可见于中气不足者。代表方为补中益气汤等。

2. 益气利水法

益气利水法多用于微恶风、颜面浮肿、小便不利、脉浮等气虚外感之风水证。代表方如防己黄芪汤。

3. 益气渗湿法

益气渗湿法主要用于脾胃气虚，升降失调，湿浊内停而致食欲减少、四肢倦怠、精神不振、少气懒言、脘腹微胀、便溏等。代表方如参苓白术散。

4. 益气固表法

益气固表法主要用于气虚卫阳不固，营阴不守而见易感风邪、恶风自汗等。代表方如玉屏风散。

5. 益气摄血法

益气摄血法主要用于正气亏虚，统摄无权以致血液妄行，溢于脉外及贫血和其他属于脾不统血的出血症，如月经不调、崩漏、产前产后诸疾、紫癜、荨麻疹、贫血、神经衰弱等。代表方为当归补血汤、归脾汤等。

6. 益气敛阴法

益气敛阴法主要用于正气亏虚，阴津耗伤之气阴两虚而致浮肿，口干欲饮，心烦不寐，小便不利，舌红少苔，脉细者。代表方为生脉散、猪苓汤等。

四、宣气降浊

宣气降浊法是宣畅气机，疏通三焦，开郁行滞，使湿热浊邪从上中下三焦得以消除的一种治疗方法。而在脏腑的气机升降运动之中，肺脾肾最为重要，而肾尤为重要，是气机升降之本。

1. 宣肺降浊法

宣肺降浊法主要用于肺失宣降以致体内津液停聚或代谢产物瘀积体内而致颜面浮肿，小便不利，身重乏力，舌淡苔白腻，脉沉缓。代表方如三子养亲汤、越婢汤等。

2. 降气祛湿法

降气祛湿法主要用于肾病日久脾肾衰败，浊阴不能排出，滞留体内，泛滥为患；湿浊不去，上干犯胃，胃失和降而见呕恶不适，胃脘饱胀，嗳气，小便不畅，大便黏腻，舌暗苔腻，脉濡之证。代表方如温胆汤、半夏泻心汤等。

五、解表清利

解表清利法是既能解表散邪，又能清热利湿以达到邪去正安的一种表里双解的治疗大法，又称汗法，《素问·汤液醪醴论》则谓之“开鬼门、洁净府”。该法主要用于驱除表邪，解除表证。肾病缠绵，常见表邪壅闭内有湿热蕴结之证。故多采用解表清利之法，宣肺解表，利湿解毒，健脾除湿，扶正解表等方法。

1. 宣肺解表、利湿解毒法

该法治疗疾病多见眼睑浮肿，继则四肢及全身皆肿，来势迅速，多有恶寒发热，肢节酸痛，或咽喉红肿疼痛，小便不利，舌质红，脉浮滑数等症。代表方如越婢加术汤、荆防败毒散等。

2. 解表祛邪、健脾除湿法

该法治疗疾病多见眼睑浮肿，继则延及全身，来势迅速，多有恶风发热，咽喉红肿疼痛，小便不利，身发疮痍，舌质红，脉浮数或滑数等。代表方如麻黄连翘赤小豆汤、五味消毒饮等。

3. 扶正解表法

肾病过程中内伤不已，复感外邪，发生外内合邪，表里同病。此时可用发表法及时解除表邪以防内邪激化。肾病因虚证较多，应用汗法时当根据具体情况，适当配合扶正。如里虚较重，正不胜邪，此时虽有汗法的指征，亦宜审慎而行，先救其里，后解其表。常用方如人参败毒散、加味银翘汤。

六、固涩收敛

固涩收敛法是通过使用敛纳、固涩之剂，制止体内气血精津耗散滑脱的一种治疗大法，又称固涩法、固肾法。肾主封藏纳气，司二便。在肾病过程中由于脾虚肾亏，脾失约束，肾失封藏导致精微物质外漏，可出现肾不纳气、遗精滑泄、二便失禁等情况，故肾病中固涩法常用以提高人体正气，发挥其固涩、涩精、缩尿、御邪的功能，尽早控制蛋白尿，防止精微物质流失。

1. 固肾纳气法

该法主要用于肾不纳气而见呼吸浅促，或呼多吸少，语声低微，气短不续，腰膝酸楚，尿频清长，脉沉细无力等。一般不单独使用，代表方如都气丸、人参胡桃汤、黑锡丹等。

2. 固肾涩精法

该法主要用于肾虚精关不固，或肾气不摄，膀胱失约而见神疲腰酸，头晕耳鸣，遗精滑泄，或尿频遗尿、舌淡脉细数等症。代表方如金锁固精丸、水陆二仙丹等。

3. 固肾缩尿法

该法主要用于肾元亏虚，失其统摄而见小便频数，小儿遗尿，舌淡苔白，脉细弱等症。代表方如缩泉丸、桑螵蛸散等。

4. 涩肠固脱法

该法主要用于脾肾虚亏，肠道失约而见久泻久痢，滑脱不禁，甚则脱肛或五更泄泻，腰酸肢冷，倦怠乏力，腹痛喜按等。代表方如真人养脏汤、桃花汤等。

七、利水消肿

利水消肿法是用利湿、逐水之剂促使体内的水湿积液从水道排出的治疗方法。在肾脏病临床中，利水法常与其他治法同用使水邪通过水道而出，以达到消肿的目的。

1. 化浊利水法

该法主要用于湿困脾胃，气机阻滞而见脘腹胀满、不思饮食、口淡无味、呕吐恶心、倦怠嗜卧、舌苔白腻等。代表方如平胃散、藿香正气散等。

2. 清热利湿法

该法主要用于湿热内蕴而见胸脘痞闷、口渴不欲饮、小便短赤、舌红苔黄腻等。代表方如二妙散、四妙散、四妙丸、龙胆泻肝丸等。

3. 淡渗利水法

该法主要用于水气浸渍肢体而见肢体及面目微肿，身重尿少，口黏不渴或渴不多饮，脉濡细，苔白腻等。代表方如猪苓汤、五皮饮等。

4. 攻逐利水法

该法主要用于水肿较重，胸腹积水较多而见全身严重水肿，体实病急，二便不通者，是峻烈的利水方法。代表方如十枣汤、疏凿饮子等。

5. 温阳利水法

该法主要用于水湿内停，膀胱气化不利而见水肿、淋浊、癃闭等症。代表方如五苓散、胃苓汤、五皮饮等。

6. 疏风利水法

该法主要用于风邪犯肺，阻遏卫气，肺失宣降，通调失常而见水肿、小便不利等症。代表方如越婢加术汤。

八、清热泻火

清热泻火法是以具有清除火热作用的方药，解除机体内在邪热的一种治疗方法。热分虚实，实火宜清，虚火宜补，不可一见有热，便滥用泻火之法。就肾病而言，其内在邪热多表现为血热、湿热、相火等形式。故其治疗分别采用泻火坚阴、清利湿热和凉血泻热等法。

1. 清利湿热法

该法主要用于湿热互结，留阻气分，气机不畅而见小便不畅，淋漓涩痛，甚或癃闭不通，舌红苔黄腻，脉濡数或弦数。代表方如八正散、黄芩滑石汤、石韦散等。

2. 清热解毒法

该法主要用于三焦热毒炽盛而见烦热、咽干口燥、皮肤疮疡或吐衄发斑，舌红苔黄，脉数有力者。代表方为黄连解毒汤、五味消毒饮等。

3. 清心利水法

该法主要用于肾阴不能上济心火以致心火亢盛，移于小肠所致之口渴面赤、渴欲冷饮、口舌生疮或小便短赤涩痛，舌红脉数者。代表方如导赤散等。

4. 清热通淋法

该法主要用于湿热蕴结膀胱，阻滞水道而见尿频涩痛，淋沥不畅，甚或癃闭，小腹胀满，舌红苔黄者。亦可用于急慢性肾盂肾炎、膀胱炎、尿道炎等症属湿热下注者。代表方如八正散。

5. 凉血泻热法

该法主要用于热邪久羁，深入血分以致血分蕴热而见口干不欲饮，舌面生疮，烦躁不寐，溺血便血，或有皮肤游风、关节肿痛者。代表方如小蓟饮子等。

九、活血化瘀

活血化瘀是通过使用活血化瘀药物疏通脉道，畅旺血流，以消除血液瘀滞的一种治疗方法。肾脏病之初，三焦气化功能失常，肾络痹阻，瘀血内生，加之湿邪内停，阻滞气机，而使血行不畅，瘀血更甚。肾脏病迁延日久，久病入络，又必有瘀滞。故肾脏病临床中应特别注重活血化瘀法的运用。

1. 行气活血法

该法用于瘀血阻滞，经脉不通，气机失调而见腰身刺痛，痛有定处，舌有瘀斑瘀点，两目暗黑等。代表方如血府逐瘀汤、活络效灵丹、桂枝茯苓丸等。

2. 活血利水法

该法主要用于阳气不足，气化不利而见水肿、气短咳逆，胁下痞块、口唇发绀、舌暗有瘀点等症。代表方如桃红四物汤合四苓散。

3. 行瘀通闭法

该法主要用于瘀血阻滞于内或瘀结成块，阻塞膀胱、尿道以致小便不通，小腹胀痛，舌质紫暗或有瘀点等。代表方如代抵当丸。

（张坤扬）

第九章

药物与方剂

第一节　常用方剂

1. 麻黄连翘赤小豆汤

麻黄连翘赤小豆汤出自《伤寒论》，方由麻黄、连翘、杏仁、炙甘草、赤小豆、大枣、生姜、生炙白梓皮组成。功能解表清热利湿。原方主治伤寒瘀热在里，小便不利，身热发黄以及疮毒内攻，浮肿喘满诸证。

应用范围：在肾病主要用于治疗泌尿系感染、膀胱炎、肾盂肾炎、肾小球肾炎及急性尿潴留等证属肺气不宣，水道不利或湿热蕴结，膀胱气化障碍而兼见表邪者。

2. 桑菊饮

桑菊饮出自《温病条辨》，方由桑叶、菊花、杏仁、连翘、薄荷、桔梗、甘草、芦根组成。功能疏风清热，宣肺止咳。原方主治风温初期。但咳，身热不甚，口微渴，脉浮数。

应用范围：主要有抗炎、解热、增强免疫等作用，用于上呼吸道感染、大叶性肺炎等。在肾病领域，主要用于急性肾炎、泌尿系感染、水肿及水饮内停属风热之邪所致者。

3. 银翘散

银翘散出自《温病条辨》，方由连翘、金银花、苦桔梗、薄荷、竹叶、生甘草荆芥穗、淡豆豉五钱、牛蒡子组成。功能辛凉透表，清热解毒。原方主治温病初期。发热无汗，或有汗不畅，微恶风寒，头痛口渴，咳嗽咽痛，舌尖红，苔薄白或微黄，脉浮数。

应用范围：主要有发汗、解热、抗炎、镇痛、抗菌、抗病毒、抗过敏、增强免疫功能等作用。在肾病领域，主要用于急性肾炎因感受风热所致者和各种肾病兼夹风热外感症状者。

4. 小青龙汤

小青龙汤出自《伤寒论》，方由麻黄、芍药、细辛、干姜、甘草炙、桂枝、半夏、五味子组成。功能解表散寒，温肺化饮。原方主治外寒内饮证。恶寒发热，无汗，胸痞喘咳，痰多而稀，或痰饮喘咳，不得平卧，或身体疼痛，头面四肢浮肿，舌苔白滑，脉浮。

应用范围：主要有平喘、抗过敏、解热、止咳和抗癌等作用。在肾病领域，主要用于急性肾炎，泌尿系感染，水肿水饮内停属外感风寒所致者。

5. 麻黄杏仁甘草石膏汤

麻黄杏仁甘草石膏汤出自《伤寒论》，方由麻黄、杏仁、甘草、石膏组成。功能辛凉宣肺，清热平喘。原方主治表邪未解，肺热咳喘证。身热不解，咳逆气急鼻煽，口渴，有汗或无汗，舌苔薄白或黄，脉浮而数。

应用范围：主要有增强免疫、解热、平喘、镇咳等作用，用于肺炎、肺源性心脏病、感冒、气管炎等。在肾病领域，主要用于治疗泌尿系感染及肾病感受风邪者。

6. 大承气汤

大承气汤出自《伤寒论》，方由大黄、厚朴、枳壳、芒硝组成。功能峻下热结。原方主治：①阳明腑实证。大便不通，频转矢气，脘腹痞满，腹痛拒按，按之则硬，日晡潮热，神昏谵语，手足濈然汗出，舌苔黄燥起刺或焦黑燥裂，脉沉实。②热结旁流。下利清水，色纯黑，其气臭秽，脐腹疼痛，按之坚硬有块，口舌干燥，脉滑数。③里热实证之热厥、痉病或发狂。

应用范围：主要有兴奋血管、增加胃肠道推进功能、增加肠容积和肠血流量以及抗感染、抗炎等作用。在肾病领域，主要用于治疗泌尿系结石和肾病患者兼有腑实热证者。

7. 小承气汤

小承气汤出自《伤寒论》，方由大黄、厚朴、枳实组成。功能轻下热结。原方主治阳明腑实证。大便不通，谵语潮热，脘腹痞满，舌苔老黄，脉滑而疾。痢疾初起，腹胀痛，里急后重者，亦可用之。

应用范围：主要有抗菌、保肝、泻下、降低血管通透性等作用。在肾病领域，主要用于治疗泌尿系结石和肾病患者兼有腑实热证者。

8. 麻子仁丸

麻子仁丸出自《伤寒论》，方由麻子仁、芍药、枳实、大黄、厚朴、杏仁组成。功能润肠泻热，行气通便。原方主治脾约证。肠胃燥热，脾津不足，大便秘结，小便频数。

应用范围：主要有通便、缓解平滑肌痉挛、增加肠管容积等作用。在肾病领域，主要用于治疗肾病患者兼有脾约证者。

9. 温脾汤

温脾汤出自《备急千金药方》，方由大黄、当归、干姜、附子、人参、芒硝、甘草组成。功能攻下寒积，温补脾阳。原方主治寒积腹痛。便秘腹痛，脐下绞结，绕脐不止，手足欠温，苔白不渴，脉沉弦而迟。

应用范围：主要有保肾、泻下、抗菌等作用。用于肾功能不全、尿毒症、口腔溃疡、幽门梗阻、脾胃虚寒便秘等。

10. 小柴胡汤

小柴胡汤出自《伤寒论》，方由柴胡、黄芩、人参、甘草、半夏、生姜、大枣组成。功能和解少阳。原方主治：①伤寒少阳证。往来寒热，胸胁苦满，默默不欲饮食，心烦喜呕，口苦，咽干，目眩，舌苔薄白，脉弦。②妇人热入血室。经水适断，寒热发作有时；疟疾、黄疸等病见少阳证者。

应用范围：主要有保肝、利胆、调节免疫、抗菌抗病毒、抗炎、调节中枢神经系统等作用，用于肾病兼有少阳发热、支气管炎、支气管哮喘、心脏病、妇科疾病，特别是紫癜性肾炎。

11. 四逆散

四逆散出自《伤寒论》，方由甘草、枳实、柴胡、甘草组成。功能透邪解郁，疏肝理气。原方主治：①阳郁厥逆证。手足不温，或身微热，或咳，或悸，或小便不利，或腹痛，或泄利，脉弦。②肝脾不和证。胁肋胀闷，脘腹疼痛，脉弦。

应用范围：主要有抗休克、升高血压、抗溃疡等作用。在肾病领域，用于治疗肾病患者兼夹肝气不舒或肝脾不和证者。

12. 柴胡疏肝散

柴胡疏肝散出自《景岳全书》，方由陈皮、柴胡、川芎、香附、枳壳、芍药、甘草组成。功能疏肝解郁，行气止痛。原方主治肝郁气滞证。胁肋疼痛，或寒热往来，嗳气太息，脘腹胀满，脉弦。

应用范围：主要有增加肝、脑血流量，增加心搏出量，保肝利胆等作用，用于治疗肾病兼有肝郁证、更年期综合征、顽固性失眠等。

13. 逍遥散

逍遥散出自《太平惠民和剂局方》，方由甘草、当归、茯苓、芍药、白术、柴胡、组成。功能疏肝解郁，养血健脾。原方主治肝郁血虚脾弱证。两胁作痛，头痛目眩，口燥咽干，神疲食少，或往来寒热，或月经不调，乳房胀痛，脉弦而虚。

应用范围：主要有保肝、增加胃肠蠕动、调节中枢神经系统及内分泌功能、抗应激等作用，用于治疗肝病、胆绞痛、胆囊炎、胃病、妇科病等。在肾病领域，用于治疗慢性肾炎、慢性肾功能不全等见有肝气郁滞、阴血亏虚证者。

14. 半夏泻心汤

半夏泻心汤出自《伤寒论》，方由半夏、黄芩、干姜、人参、黄连、大枣、甘草组成。功能寒热平调，散结除痞。原方主治寒热互结之痞证。心下痞，但热而不满，或呕吐，肠鸣下利，舌苔腻而微黄。

应用范围：主要有调节胃肠功能、抗溃疡和调节免疫功能等作用，用于治疗肾病兼有寒热互结之恶心、呕吐等。

15. 清营汤

清营汤出自《温病条辨》，方由水牛角、生地黄、元参、竹叶心、麦冬、丹参、黄连、银花、连翘组成。功能清营解毒，透热养阴。原方主治热入营分证。身热夜甚，神烦少寐，时有谵语，目常喜开或喜闭，口渴或不渴，斑疹隐隐，脉数，舌绛而干。

应用范围：主要有抗炎、抗内毒素血症、解热、降低血黏稠度等作用，用于治疗各种肾脏疾病见有营热证候者，紫癜性肾炎、狼疮性肾炎常用。

16. 犀角地黄汤

犀角地黄汤出自《备急千金药方》，方由水牛角、生地黄、芍药、牡丹皮组成。功能清热解毒，凉血散瘀。原方主治：①热入血分证。身热谵语，斑色紫黑，舌绛起刺，脉细数，或喜妄如狂，漱水不欲咽，大便色黑易解等。②热伤血络证。吐血，衄血，便血，尿血，舌红绛，脉数。

应用范围：在肾病领域，用于治疗过敏性紫癜及肾病患者热毒入血，伤及血络导致的出血。

17. 导赤散

导赤散出自《小儿药证直诀》，方由生地黄、木通、生甘草组成。功能清心利水养阴。原方主治心经火热证。心胸烦热，口渴面赤，意欲冷饮以及口舌生疮，或心热移于小肠，症见小便赤涩刺痛，舌红，脉数。

应用范围：在肾病领域，用于治疗泌尿道感染、尿路结石及尿潴留。

18. 龙胆泻肝汤

龙胆泻肝汤出自《医方集解》，组方由龙胆草、黄芩、栀子、泽泻、木通、当归、生地黄、柴胡、生甘草、车前子组成。功能清肝胆实火，泻下焦湿热。原方主治：①肝胆实火上炎证。症见头痛目赤，胁痛，口苦，耳聋，耳肿等，舌红苔黄，脉弦数有力。②肝胆湿热下注证。症见阴肿，阴痒，阴汗，小便淋浊，或妇女带下黄臭等，舌红苔黄，脉弦数有力。

应用范围：主要有抗炎、抗菌抗感染、抗过敏、保肝利胆以及增强机体免疫功能等作用。在肾病领域，用于治疗泌尿系统感染肝胆湿热证。

19. 左金丸

左金丸出自《丹溪心法》，组方由黄连、吴茱萸组成。功能清泻肝火，降逆止呕。原方主治肝火犯胃证。症见胁肋疼痛，嘈杂吞酸，呕吐口苦，舌红苔黄，脉弦数。

应用范围：主要有抗胃溃疡、抑制胃液、减少胃酸反流量、抗胃黏膜急性损伤、抑制胃排空、镇痛、抗炎和抑菌等作用，用于治疗肾病兼脾胃功能失调，如胃脘痛、腹痛、呕吐、呃逆、泄泻、便秘、痢疾、反酸嗳气、痞满等。

20. 泻白散

泻白散出自《小儿药证直诀》，方由地骨皮、桑白皮、甘草组成。功能清泻肺热，平喘止咳。原方主治肺热喘咳证。气喘咳嗽，皮肤蒸热，日晡尤甚，舌红苔黄，脉细数。

应用范围：主要有抗菌、解热等作用，肾病用于兼见肺炎、支气管炎、衄血、小儿多汗症、寻常性痤疮等。

21. 玉女煎

玉女煎出自《景岳全书》，方由石膏、熟地、麦冬、知母、牛膝组成。功能清胃热，滋肾阴。原方主治胃热阴虚证。头痛，牙痛，齿松牙衄，烦热干渴，舌红苔黄而干。亦治消渴之消谷善饥。

应用范围：肾病领域主要用于兼有牙龈炎、急性口腔炎、舌炎及糖尿病肾病等阴亏而胃火盛者。

22. 芍药汤

芍药汤出自《素问病机气宜保命集》，方由芍药、当归、黄连、槟榔、木香、甘草、大黄、黄芩、官桂组成。功能清热燥湿，调和气血。原方主治湿热痢疾。腹痛，便脓血，赤白相兼，里急后重，肛门灼热，小便短赤，舌苔黄腻，脉弦数。

应用范围：主要用于肾病兼见细菌性痢疾、过敏性痢疾、急性肠炎见有泻下不畅、腹痛里急等属肠道湿热的患者。

23. 青蒿鳖甲汤

青蒿鳖甲汤出自《温病条辨》，方由青蒿、鳖甲、细生地、知母、丹皮组成。功能养阴透热。原方主治温病后期，邪伏阴分证。夜热早凉，热退无汗，舌红苔少，脉细数。

应用范围：主要用于肾病原因不明的发热、慢性肾盂肾炎等属阴虚内热，低热不退者。

24. 新加香薷饮

新加香薷饮出自《温病条辨》，方由香薷、金银花、鲜扁豆花、厚朴、连翘组成。功能祛暑解表，清热化湿。原方主治暑温。发热头痛，恶寒无汗，口渴面赤，胸闷不舒，舌苔白腻，脉浮而数。

应用范围：主要有解热、镇痛、增加毛细血管通透性等作用，用于肾病兼暑湿感冒，特别是病毒性感冒等。

25. 理中丸

理中丸出自《伤寒论》，方由人参、干姜、甘草、白术组成。功能温中散寒，补气健脾。原方主治脾胃虚寒证。脘腹疼痛，喜温欲按，自利不渴，畏寒肢冷，呕吐，不欲饮食，舌淡苔白，脉沉细；或阳虚失血；或小儿慢惊；或病后喜唾涎沫，或霍乱吐泻以及胸痹等中焦虚寒所致者。

应用范围：主要有调节胃肠运动、抗感染、兴奋中枢、提高免疫功能等作用，肾病领域用于兼见虚寒性胃脘痛、泄泻、各种出血病。

26. 吴茱萸汤

吴茱萸汤出自《伤寒论》，方由吴茱萸、人参、大枣、生姜组成。功能温中补虚，降逆止呕。原方主治虚寒呕吐。食谷欲呕，畏寒喜热，或胃脘痛，吞酸嘈杂；或厥阴头痛，干呕吐涎沫；或少阴吐利，手足逆冷，烦躁欲死。

应用范围：主要有镇吐、止泻、抗溃疡、抑制胃运动、强心升压、抗休克、改善微循环、提高免疫功能等作用，用于治疗肾病虚寒呃逆、呕吐、下利、胃痛、泛酸等。

27. 小建中汤

小建中汤出自《伤寒论》，方由芍药、桂枝、甘草、生姜、大枣、饴糖组成。功能温中补虚，和里缓急。原方主治虚劳里急证。腹中时痛，喜温欲按，舌淡苔白，脉细弦；或虚劳而心中悸动，虚烦不宁，面色无华，或手足烦热，咽干口燥。

应用范围：主要有镇痛、抗炎、抗实验性胃溃疡等作用。肾病领域用于兼见胃、十二指肠溃疡，各种疼痛，体质虚低热等。

28. 黄芪建中汤

黄芪建中汤出自《金匮要略》，方由黄芪、芍药、桂枝、炙甘草、生姜、大枣、饴糖组成。功能温中补虚，和里缓急。原方主治虚劳里急证。诸不足。

应用范围：主要有镇痛、抗炎、镇静、提高免疫力等作用，肾病领域用于兼见胃、十二指肠溃疡，各种疼痛，贫血，心律失常等。

29. 四逆汤

四逆汤出自《伤寒论》，方由附子、干姜、甘草组成。功能回阳救逆。原方主治少阴病。四肢厥冷，恶寒蜷卧，呕吐不渴，腹痛下利，神衰欲寐，舌苔白滑，脉微；或太阳病误汗亡阳。

应用范围：主要有强心、升压、抗休克、抗心肌缺血和脂质过氧化、增强免疫力、耐缺氧、镇痛、抗炎等作用。肾病领域用于兼见腹泻、休克、胃下垂、肝病、咳嗽等。

30. 当归四逆汤

当归四逆汤出自《伤寒论》，方由当归桂枝、芍药、细辛、甘草、通草、大枣组成。功能温经散寒，养血通脉。原方主治血虚寒厥证。手足厥寒，口不渴，或腰、股、腿、足疼痛，舌淡苔白，脉沉细或细而欲绝。

应用范围：主要有抗凝血、降低血小板凝聚性以及镇痛抗炎等作用，肾病领域用于兼见各种寒凝经络痛证、高凝状态等。

31. 大柴胡汤

大柴胡汤出自《伤寒论》，方由柴胡、黄芩、芍药、半夏、生姜、枳实、大枣、大黄组成。功能和解少阳，内泻热结。原方主治少阳阳明合病。往来寒热，胸胁苦满，呕不止，郁郁微烦，心下痞硬，或心下满痛，大便不解或下利，舌苔黄，脉弦数有力。

应用范围：主要有抗溃疡、抗炎、解热、保肝利胆、防止动脉粥样硬化等作用。肾病领域用于兼见肝胆系统疾病、急性扁桃体炎、胃炎、胃溃疡等。

32. 葛根芩连汤

葛根芩连汤出自《伤寒论》，方由葛根、甘草、黄芩、黄连组成。功能解表清里。原方主治协热下利。身热下利，胸脘烦热，口中作渴，喘而汗出，舌红苔黄，脉数或促。

应用范围：主要有解热、抑菌、抗缺氧、抑制心律失常等作用。肾病领域用于兼见肠炎、腹泻等。

33. 补中益气汤

补中益气汤出自《脾胃论》，方由黄芪、甘草、人参、当归、橘皮、升麻、柴胡、白术组成。功能补中益气，升阳举陷。原方主治：①脾胃气虚证。饮食减少，体倦肢软，少气懒言，面色㿠白，大便稀溏，脉大而虚软。②气虚下陷证。脱肛，子宫下垂，久泻，久痢，崩漏，气短乏力，舌淡，脉虚。③气虚发热证。身热，自汗，渴喜热饮，气短乏力，舌淡，脉虚大无力。

应用范围：主要有调节胃肠运动及消化液分泌、抗胃溃疡、兴奋子宫、增强心肌收缩力、调节免疫功能等作用。在肾病领域，用于治疗小便失禁、乳糜尿、血尿、泌尿系结石、慢性肾盂肾炎及尿道综合征等。

34. 四君子汤

四君子汤出自《太平惠民和剂局方》，方由人参、白术、茯苓、甘草组成。功能益气健脾。原方主治脾胃气虚证。面色㿠白，语音低微，气短乏力，食少便溏，舌淡苔白，脉虚弱。

应用范围：主要有补脾、调节胃肠运动、提高免疫功能、抗肿瘤、抗突变、抗溃疡、增强垂体－肾上腺皮质系统功能、促进组织代谢、升高血压、抗血小板聚集等作用。在肾病领域，用于治疗单纯性蛋白尿及各种肾病见脾胃虚弱证者。

35. 六君子汤

六君子汤出自《医学正传》，方由陈皮、半夏、人参、白术、茯苓、甘草组成。功能益气健脾，燥湿化痰。原方主治脾胃气虚兼痰湿证。不思饮食，胸脘满闷，呕逆。

应用范围：主要有调节胃肠运动、抗溃疡、抗炎、抗肿瘤等作用。肾病领域用于兼见腹胀、胃痛、恶心呕吐等。

36. 香砂六君子汤

香砂六君子汤出自《古今名医方论》，方由人参、白术、茯苓、甘草、陈皮、半夏、砂仁、木香、生姜组成。功能益气化痰，行气温中。原方主治脾胃气虚，痰阻气滞证。呕吐痞闷，不思饮食，脘腹胀痛，消瘦倦怠，或气虚肿满。

应用范围：主要有调节胃肠运动、抗胃溃疡、抗胃黏膜损伤、提高免疫力等作用，用于治疗慢性胃溃疡、慢性胃炎等。在肾病领域，用于治疗慢性肾炎、乳糜尿等见脾虚湿滞证者。

37. 参苓白术散

参苓白术散出自《太平惠民和剂局方》，方由莲子肉、薏苡仁、缩砂仁、桔梗、山药、白扁豆、白茯苓、人参、甘草、白术组成。功能益气健脾，渗湿止泻。原方主治脾虚夹湿证。饮食不化，胸脘痞闷，肠鸣泄泻，四肢乏力，形体消瘦，面色萎黄，舌淡苔白腻，脉虚弱。

应用范围：主要有调节胃肠运动、改善代谢、提高免疫力等作用，用于治疗慢性结肠炎、慢性腹泻、慢性肝炎、慢性鼻窦炎等。在肾病领域，用于治疗慢性肾炎、隐匿性肾炎、泌尿系结石、乳糜尿等见脾虚湿滞证者。

38. 生脉饮

生脉饮出自《医学启源》，方由人参、麦冬、五味子组成。功能益气生津，敛阴止汗。原方主治：①温热、暑热耗气伤阴证。汗多神疲，体倦乏力，气短懒言，咽干口渴，舌干红少苔，脉虚数。②久咳肺虚，气阴两虚证。干咳少痰，短气自汗，口干咽燥，脉虚细。

应用范围：主要有改善心功能、增加冠脉流量、抗心肌缺血、调整心肌代谢、降低氧耗量、保护心肌细胞、改善微循环、抗休克、调节血压、抗心律失常、提高免疫力、抗癌等作用等。在肾病领域，用于治疗各种肾病有元气亏虚，阴津不足及易于外感者或肾病兼有心力衰竭、低血压病属气阴两虚者。

39. 四物汤

四物汤出自《仙授理伤续断秘方》，方由熟地黄、当归、白芍药、川芎组成。功能补血和血。原方主治营血虚滞证。心悸失眠，头晕目眩，面色无华，妇人月经不调，量少或经闭不行，脐腹作痛，舌淡，脉弦细或细涩。

应用范围：主要有抗血小板、补血、降血脂、抗血栓、抗缺氧、抗自由基损伤以及免疫调节等作用，用于治疗痛经、流产、胎位不正等。在肾病领域，用于治疗过敏性紫癜肾炎、慢性肾炎、慢性肾衰竭等表现为血虚及气血不调者。

40. 归脾汤

归脾汤出自《济生方》，方由白术、茯神、黄芪、龙眼肉、酸枣仁、人参、木香、甘草、当归、远志、生姜、大枣组成。功能益气补血，健脾养心。原方主治：①心脾气血两虚证。心悸怔忡，健忘失眠，盗汗虚热，体倦食少，面色萎黄，舌淡，苔薄白，脉细弱。②脾不统血证。便血，皮下紫癜，妇女崩漏，月经超前，量多色淡，或淋漓不止，舌淡，脉细者。

应用范围：主要有补血、抗应激、抗氧化等作用，用于治疗闭经、十二指肠溃疡、缺铁性贫血等。在肾病领域，用于治疗慢性肾衰竭肾性贫血及过敏性紫癜肾炎等出血属脾失统摄证者。

41. 炙甘草汤

炙甘草汤出自《伤寒论》，方由甘草、生姜、桂枝、人参、生地黄、阿胶、麦冬、麻仁、大枣组成。功能益阴养血，益气温阳，复脉止悸。原方主治：①阴血不足，阳气虚弱证。脉结代，心动悸，虚羸少气，舌光少苔，或舌质干而瘦小者。②虚劳肺痿。咳嗽，涎唾多，形瘦短气，虚烦不眠，自汗盗汗，咽干口燥，大便干结，脉虚数。

应用范围：主要有抗心律失常、抗心肌缺血等作用。肾病领域用于兼见心律失常、心肌炎、病态窦房结综合征等。

42. 八珍汤

八珍汤出自《正体类要》，方由人参、白术、白茯苓、当归、川芎、白芍药、熟地黄、甘草组成。功能益气补血。原方主治气血两虚证。面色苍白或萎黄，头晕目眩，四肢倦怠，气短懒言，心悸怔忡，饮食减少，舌淡苔薄白，脉细弱或虚大无力。

应用范围：在肾病领域，用于治疗各种肾病以气血亏虚为主证者。

43. 当归补血汤

当归补血汤出自《内外伤辨惑论》，方由黄芪、当归组成。功能补气生血。原方主治血虚发热证。发热面红，烦渴欲饮，脉洪大而虚，重按无力。亦治妇人经期、产后血虚发热头痛，或疮疡溃后久不愈合者。

应用范围：主要有抑制血小板聚集、促解聚、抗应激、抗自由基、提高免疫力等作用等。在肾病领域，主要用于治疗慢性肾功能不全、肾性贫血、肾病综合征低蛋白血症等各种肾病见气血亏虚及血虚发热证者。

44. 六味地黄丸

六味地黄丸出自《小儿药证直诀》，方由熟地黄、山萸肉、山药、泽泻、牡丹皮、茯苓组成。功能滋阴补肾。原方主治肾阴虚证。腰膝痠软，头晕目眩，耳鸣耳聋，盗汗，遗精，消渴，骨蒸潮热，手足心热，舌燥咽干，牙齿动摇，足跟作痛，小便淋沥以及小儿囟门不合，舌红少苔，脉沉细数。

应用范围：主要有提高免疫力、抗衰老、抗肿瘤、调节内分泌等作用。在肾病领域，主要用于治疗急性肾炎恢复期、慢性肾炎、肾病综合征、慢性肾衰竭等见阴虚火旺证者。

45. 知柏地黄丸

知柏地黄丸出自《医宗金鉴》，方由知母、黄柏、熟地黄、山萸肉、干山药、泽泻、牡丹皮、茯苓组成。功能滋阴降火。原方主治阴虚火旺证。骨蒸潮热，虚烦盗汗，腰脊痠痛，手足心热，遗精等症。

应用范围：主要有抑制甲亢、提高免疫力、降低血糖等作用。在肾病领域，主要用于治疗慢性肾炎、肾病综合征等表现为阴虚火旺证者。

46. 麦味地黄丸

麦味地黄丸出自《寿世保元》，方由麦冬、熟地黄、山萸肉、干山药、泽泻、牡丹皮、茯苓组成。功能滋补肺肾。原方主治肺肾阴虚，或喘或咳者。

应用范围：主要有影响环核苷酸水平、降糖等作用。肾病领域用于兼见哮喘、糖尿病等。

47. 左归丸

左归丸出自《景岳全书》，方由大熟地、山药、枸杞子、山茱萸肉、川牛膝、菟丝子、鹿角胶、龟板胶组成。功能滋阴补肾，填精益髓。原方主治真阴不足证。头晕目眩，腰痠腿软，遗精滑泄，自汗盗汗，口燥舌干，舌红少苔，脉细。

应用范围：主要有抗衰老、抑制骨质疏松、改善下丘脑－垂体－肾上腺轴功能等作用。肾病领域用于兼见贫血、白细胞减少、腰椎间盘突出、骨质疏松等。

48. 一贯煎

一贯煎出自《续名医类案》，方由北沙参、麦冬、当归身、生地黄、枸杞子、川楝子组成。功能滋阴疏肝。原方主治肝肾阴虚证，肝气不足证。胁痛，吞酸吐苦，咽干口燥，舌红少津，脉细弱或虚弦。亦治疝气瘕聚。

应用范围：主要有保肝、抗衰老、抗胃溃疡、减轻肾炎、抑制肠蠕动等作用。肾病领域用于兼见肝胆、胃病等治疗。

49. 肾气丸

肾气丸出自《金匮要略》，方由干地黄、山药、山萸肉、泽泻、牡丹皮、茯苓、桂枝、附子组成。功能补肾助阳。原方主治肾阳不足证。腰痛脚软，身半以下常有冷感，少腹拘急，小便不利，或小便反多，入夜尤甚，阳痿早泄，舌淡而胖，脉虚弱，尺部沉细以及痰饮，水肿，消渴，脚气，转胞等。

应用范围：主要有延缓衰老、增强免疫力、保护心肌、调节脂代谢、降血糖等作用等。在肾病领域，主要用于治疗隐匿性肾炎、慢性肾炎等表现肾阳不足者。

50. 二至丸

二至丸出自《医方集解》，方由女贞子、旱莲草组成。功能补肾养肝。原方主治肝肾阴虚。口苦咽干，头昏眼花，失眠多梦，腰膝酸软，下肢痿软，遗精，早年发白等。

应用范围：主要有增强免疫作用，用于治疗更年期综合征、老年流泪等。在肾病领域，主要用于治疗各种肾病表现为肝肾阴虚证者。

51. 酸枣仁汤

酸枣仁汤出自《金匮要略》，方由酸枣仁、茯苓、知母、川芎、甘草组成。功能养血安神，清热除烦。原方主治虚烦不眠证。失眠心悸，虚烦不安，头晕目眩，咽干口燥，舌红，脉细数。

应用范围：肾病领域用于兼见神经衰弱、心脏神经官能症、更年期综合征属肝血不足，虚热内扰，心神不安者。

52. 玉屏风散

玉屏风散出自《究原方》录自《医方类聚》，方由防风、黄芪、白术组成。功能益气固表止汗。原方主治表虚自汗。汗出恶风，面色㿠白，舌淡苔薄白。亦治虚人腠理不固，易于感冒。

应用范围：主要有增强机体免疫功能、抑菌、抗病毒、抗变态反应、抗应激等作用等。在肾病领域，主要用于治疗慢性肾炎、肾病综合征等见感冒反复发作者。

53. 四神丸

四神丸出自《内科摘要》，方由肉豆蔻、补骨脂、五味子、吴茱萸组成。功能温肾暖脾，固肠止泻。原方主治肾泄。五更泄泻，不思饮食，食不消化，或腹痛肢冷，神疲乏力，舌淡，苔薄白，脉沉迟无力。

应用范围：主要有调节肠道平滑肌活动、增加消化系统功能等作用。用肾病领域用于兼见慢性腹泻、非特异性溃疡性结肠炎、虚寒便秘、遗尿、滑精等。

54. 半夏厚朴汤

半夏厚朴汤出自《金匮要略》，方由半夏、厚朴、茯苓、生姜、苏叶组成。功能行气散结，降逆化痰。原方主治梅核气。咽中如有物阻，咯吐不出，吞咽不下，胸膈满闷，或咳或呕，舌苔白润或白腻，脉弦缓或弦滑。

应用范围：主要有止呕、镇静、抗过敏、增强胃肠功能等作用。肾病领域用于兼见急性胃炎、胃肠神经官能症等。

55. 桃红四物汤

桃红四物汤出自《医宗金鉴》，方由熟地黄、当归、白芍、川芎、桃仁、红花组成。功能养血活血。原方主治妇女经期超前，血多有块，色紫稠黏，腹痛等。

应用范围：主要有扩张血管、改善血液流变学、抗动脉粥样硬化、抗纤维化、提高机体免疫力等作用。在肾病领域，主要用于治疗慢性肾炎表现为血虚夹瘀者。

56. 桃核承气汤

桃核承气汤出自《伤寒论》，方由桃仁、大黄、桂枝、甘草、芒硝组成。功能破血下瘀。原方主治下焦蓄血证。少腹急结，小便自利，甚则谵语烦躁，其人若狂，至夜发热以及血瘀经闭，痛经，脉沉实而涩等。

应用范围：主要有改善血液流变学、抑制血小板凝聚、抗血栓形成、改善微循环、降血糖、降血脂等作用。用于治疗乳糜尿、血尿、肾盂肾炎、肾衰竭、泌尿系结石、糖尿病等。

57. 血府逐瘀汤

血府逐瘀汤出自《医林改错》，方由桃仁、红花、当归、地黄、川芎、赤芍、牛膝、桔梗、柴胡、枳壳、甘草组成。功能活血祛瘀，行气止痛。原方主治胸中血瘀证。胸痛，头痛，痛如针刺而有定处，或呃逆日久不止，或内热烦闷，或心悸失眠，急躁易怒，入暮潮热，唇暗或两目暗黑，舌暗红或有瘀斑，脉涩或弦紧。

应用范围：主要有改善心功能、改善脑缺血、抗心律失常、抑制血小板凝聚、扩张血管、改善血液流变学及微循环、抗缺氧、镇痛、抗炎、抗动脉粥样硬化、抗纤维化、提高机体免疫力等作用。在肾病领域，主要用于治疗各种肾病，尤其肾病综合征兼血瘀或血液高凝状态者。

58. 补阳还五汤

补阳还五汤出自《医林改错》，方由生黄芪、当归尾、赤芍、地龙、川芎、红花、桃仁组成。功能补气活血通络。原方主治中风。半身不遂，口眼㖞斜，语言謇涩，口角流涎，小便频数或遗尿不禁，舌黯淡，苔白，脉缓。

应用范围：主要有改善心脑血管功能、抗血栓、抗炎、降血脂、提高机体免疫力等作用。在肾病领域，主要用于治疗急慢性肾炎、肾病综合征、血尿、肾结石等气虚血瘀证者。

59. 当归芍药散

当归芍药散出自《金匮要略》，方由当归、芍药、茯苓、白术、泽泻、川芎组成。功能养血调肝，健脾利湿，缓急止痛。原方主治肝血不足，脾虚湿停证。腹中急痛，头晕心悸，或下肢浮肿，小便不利，舌质淡，苔白腻，脉缓细涩，或弦细。

应用范围：主要有调节内分泌及中枢神经系统、抗衰老、改善血液黏度、提高机体免疫力等作用。肾病领域广泛各种肾脏疾病瘀血、水湿病证。

60. 小蓟饮子

小蓟饮子出自《济生方》，方由生地黄、小蓟、滑石、木通、蒲黄、藕节、淡竹叶、当归、山栀子、炙甘草组成。功能凉血止血，利水通淋。原方主治血淋，尿血。尿中带血，小便频数，赤涩热痛，舌红，脉数等。

应用范围：在肾病领域，主要用于治疗急性泌尿系统感染、急性肾小球肾炎等以血尿为主要表现者。

61. 川芎茶调散

川芎茶调散出自《太平惠民和剂局方》，方由川芎、荆芥、白芷、羌活、甘草、细辛、防风、薄荷组成。功能疏风止痛。原方主治风邪头痛。偏正头痛或巅顶作痛，恶寒发热，目眩鼻塞，舌苔薄白，脉浮。

应用范围：肾病领域用于兼见偏头痛、血管神经性头痛、慢性鼻炎引起的头痛属风邪外袭者。

62. 天麻钩藤饮

天麻钩藤饮出自《杂病证治新义》，方由天麻、钩藤、石决明、栀子、黄芩、川牛膝、杜仲、益母草、桑寄生、夜交藤、朱茯神、组成。功能平肝熄风，清热活血，补益肝肾。原方主治肝阳偏亢，肝风上扰证。头痛，眩晕，失眠，舌红苔黄，脉弦。

应用范围：主要有降压、镇静、抗惊厥、抑制组织脂质氧化及调整内皮素、降钙素基因的作用。肾病领域用于兼见肝阳上亢型高血压。

63. 桑杏汤

桑杏汤出自《温病条辨》，方由桑叶、杏仁、沙参、象贝、香豉、栀皮、梨皮组成。功能轻宣温燥。原方主治外感温燥证。头痛，身热不甚，口渴咽干鼻燥，干咳无痰，或痰少而黏，舌红，苔薄白而干，脉浮数而右脉大者。

应用范围：主要有抗病原微生物、抗炎、提高机体免疫力、镇咳、止喘、抗凝、降血脂、保肝、抗溃疡等作用。肾病领域用于兼见上呼吸道感染、急性支气管炎、支气管扩张之咳血等症属外感温燥灼伤津液者。

64. 百合固金汤

百合固金汤出自《慎斋遗书》，方由百合、熟地、生地、当归身、白芍、甘草、桔梗、玄参、贝母、麦冬组成。功能滋肾保肺，止咳化痰。原方主治肺肾阴亏，虚火上炎证。咳嗽气喘，痰中带血，咽喉燥痛，头晕目眩，午后潮热，舌红少苔，脉细数。

应用范围：主要有祛痰、镇咳、抗炎、免疫调节等作用。肾病领域用于兼见咳嗽、支气管扩张咳血、肺结核、慢性咽炎、糖尿病、遗精等。

65. 平胃散

平胃散出自《太平惠民和剂局方》，方由苍术、厚朴、姜汁、陈皮、甘草组成。功能燥湿运脾，行气和胃。原方主治湿滞脾胃证。脘腹胀满，不思饮食，呕吐恶心，嗳气吞酸，肢体沉重，怠惰嗜卧，常多自利，舌苔白腻而厚，脉缓。

应用范围：主要有抑制胃酸分泌、促进胃肠运动、保肝、抗溃疡、抗炎、抗氧化、提高机体内分泌调节功能、降血脂、提高机体免疫力等作用等。在肾病领域，主要用于各种肾病见痰湿中阻，胃脘痞胀、食少、舌苔白腻者。

66. 藿香正气散

藿香正气散出自《太平惠民和剂局方》，方由大腹皮、白芷、紫苏、茯苓、半夏曲、白术、陈皮、厚朴、姜汁炙、苦桔梗、藿香、炙甘草组成。功能解表化湿，理气和中。原方主治外感风寒，内伤湿滞。霍乱吐泻，恶寒发热，头痛，脘腹疼痛，舌苔白腻，以及山岚瘴疟等。

应用范围：主要有解痉、促进胃肠蠕动、镇吐、镇痛、抗菌等作用。肾病领域用于兼见胃肠道疾患、感冒、流感等疾病。

67. 三仁汤

三仁汤出自《温病条辨》，方由杏仁、飞滑石、白通草、白蔻仁、竹叶、厚朴、生薏苡仁、半夏组成。功能宣畅气机，清热利湿。原方主治湿温初起及暑温夹湿。头痛恶寒，身重头痛，面色淡黄，胸闷不饥，午后身热，苔白不渴，脉弦细而濡。

应用范围：主要有抑菌、抗炎、抗氧化损伤、镇痛、提高机体免疫力等作用。在肾病领域，主要用于肾炎、肾盂肾炎表现为湿热内蕴者。

68. 八正散

八正散出自《太平惠民和剂局方》，方由车前子、瞿麦、萹蓄、滑石、山栀子仁、炙甘草、木通、大黄组成。功能清热泻火，利水通淋。原方主治湿热淋证。尿频尿急，溺时涩痛，淋漓不畅，尿色浑赤，甚者癃闭不通，小腹急满，口燥咽干，舌苔黄腻，脉滑数。

应用范围：主要有利尿、抗菌等作用。主要用于治疗泌尿系感染、泌尿系结石、痛风、淋病、精子活力低下等。

69. 五苓散

五苓散出自《伤寒论》，方由猪苓、泽泻、白术、茯苓、桂枝组成。功能利水渗湿，温阳化气。原方主治：①蓄水证。小便不利，头痛微热，烦渴欲饮，甚至水入即吐，舌苔白，脉缓。②水湿内停。水肿，泄泻，小便不利及霍乱等。③痰饮。脐下动悸，吐涎沫而头眩，或短气而咳者。

应用范围：主要有利尿、促进乙醇代谢作用，广泛用于临床各科。在肾病领域，主要用于治疗急慢性肾炎浮肿以及肾盂积水、尿潴留、尿路结石等。

70. 五皮饮

五皮饮出自《华氏中藏经》，方由生姜皮、桑白皮、陈橘皮、大腹皮、茯苓皮组成。功能利水消肿，理气健脾。原方主治皮水。一身悉肿，肢体沉重，心腹胀满，上气喘疾，小便不利，以及妊娠水肿等，苔白腻，脉缓。

应用范围：主要有利尿、促进血液循环、轻度降血压作用。用于治疗急慢性肾炎、肾病综合征等肾系疾病出现浮肿的病证。

71. 真武汤

真武汤出自《伤寒论》，方由茯苓、芍药、白术、生姜、附子组成。功能温阳利水。原方主治：①脾肾阳虚，水气内停。小便不利，四肢沉重疼痛，腹痛下利，或肢体浮肿，苔白不渴，脉沉。②太阳病发汗太过，阳虚水泛。汗出不解，其人仍发热，心下悸，头眩，身瞤动，振振欲擗地。

应用范围：主要有强心、促进肾上腺皮质醇分泌、壮阳、改善肾功能、调节下丘脑垂体功能状态等作用等。在肾病领域，主要用于治疗慢性肾炎、慢性肾衰竭、肾结石、肾盂肾炎等表现为脾肾阳虚、水气内停者。

72. 实脾散

实脾散出自《重订严氏济生方》，方由厚朴、白术、木瓜、木香、草果仁、大腹子、附子、白茯苓、干姜、甘草组成。功能温阳健脾，行气利水。原方主治阳虚水肿。身半以下肿胀，手足不温，口中不渴，胸腹胀满，大便溏薄，舌苔白腻，脉沉弦而迟者。

应用范围：主要有增强心肌收缩力、抗胃溃疡、抗肝硬化、镇静、镇痛、利尿等作用。用于治疗慢性肾小球肾炎、心源性水肿、肝硬化腹水等属阳虚者。

73. 二妙散

二妙散出自《丹溪心法》，方由黄柏、苍术组成。功能清热燥湿。原方主治湿热下注证。筋骨疼痛，或两足痿软，或足膝红肿疼痛，或湿热带下，下部湿疮等，小便短赤，舌苔黄腻。

应用范围：主要有解痉、抑制胃肠蠕动、抗溃疡、解热、抑菌等作用。用于各种肾病兼见消化系统疾病、坐骨神经痛、热痹及泌尿系感染（肾盂肾炎）等。

74. 二陈汤

二陈汤出自《太平惠民和剂局方》，方由半夏、橘红、白茯苓、甘草炙、生姜、乌梅组成。功能燥湿化痰，理气和中。原方主治湿痰咳嗽。痰多色白易咯，胸膈痞闷，恶心呕吐，肢体倦怠，或头眩心悸，舌苔白润，脉滑。

应用范围：主要有祛痰、镇咳、降血脂、抗衰老等作用。肾病领域用于兼见咳嗽、支气管炎、哮喘、慢性咽炎、胃炎、头痛、心脏病、眩晕症属痰湿者等。

75. 温胆汤

温胆汤出自《三因极一病证方论》，方由半夏、竹茹、枳实、橘皮、甘草、白茯苓组成。功能理气化痰，清胆和胃。原方主治胆胃不和，痰热内扰证。胆怯易惊，虚烦不宁，失眠多梦，呕吐呃逆，癫痫等症。

应用范围：主要有镇静、镇痛、抗惊厥、抗精神病、抗溃疡、抗衰老、对化疗药物降毒增效、降血脂、抗心肌缺血等作用。肾病领域用于兼见失眠、眩晕、中风、慢性胃炎、胃溃疡、冠心病、心律失常、支气管哮喘属痰热内扰者。

76. 保和丸

保和丸出自《丹溪心法》，方由山楂、神曲、半夏、茯苓、陈皮、连翘、萝卜组成。

功能消食和胃。原方主治食积。脘腹痞满胀痛，嗳腐吞酸，恶食呕吐，或大便泄泻，舌苔厚腻，脉滑等。

应用范围：主要有抗溃疡、提高消化酶活性及调节胃肠功能等作用。肾病领域用于兼见消化不良、胆道系统感染、慢性萎缩性胃炎等。

77. 枳实导滞丸

枳实导滞丸出自《内外伤辨惑论》，方由大黄枳实、神曲、茯苓、黄芩、黄连、白术、泽泻组成。功能消食导滞，清热祛湿。原方主治湿热食积。脘腹胀痛，下痢泄泻，或大便秘结，小便短赤，舌苔黄腻，脉沉有力。

应用范围：主要有抗病原微生物、保肝利胆、抗胃溃疡、抗肝硬化、提高机体免疫力、抗炎、抗氧化、镇静镇痛、增强心肌收缩力、利尿保肾等作用。肾病领域用于兼见胃肠功能紊乱、慢性痢疾等属湿热积滞者及泌尿系结石。

（王东红）

第二节 常用药物

中医药治疗肾病有着悠久的历史，其优秀的临床效验是中华民族历经千百年流传至今的瑰宝。近代医家依据临床经验总结出中药治疗肾病有利尿、免疫调节、促进排泄代谢废物、改善肾功能等方面的作用。

关于肾病的中医药治疗，祖国医学有着悠久的历史和宝贵的临床效验，是中华民族历经千百年来流传至今的瑰宝。近代临床经验总结出中药治了肾病具有的四大作用。

1. 利尿作用

中药的利尿作用，如猪苓、茯苓、泽泻、车前草、金钱草、半边莲等，中药利尿药配合温肾药可提高利尿效果，有报导经研究，温肾药可改善肾的血流量，提高肾的滤过率，而利水药可减少肾小管的重吸收，故两者合用可提高利尿作用。

2. 免疫调节作用

据报道，补益药、活血药及清热解毒药均能增加网状内皮细胞的吞噬功能，有些中药对免疫功能有双向调节作用；中药祛风胜湿药有抗变态反应作用，尤其是雷公藤对肾小球肾炎有明显治疗作用，据研究证实此药能抑制免疫复合物形成，减轻肾小球炎症改变。

3. 排泄代谢废物作用

如大黄能促进尿素氮和肌酐的排泄，从而起到减轻氮质血症的作用。

4. 改善肾功能的作用

有报道活血化瘀药可改善肾脏的血液循环，减轻高凝状态，促进纤维组织的吸收，有可能使部分废用肾单位得到不同程度的修复，又有报道中药冬虫夏草确有改善肾功能的作用。

一、解表药

肾病患者机体免疫功能低下，常易患呼吸道感染等疾病，从而加重病情。解表药在肾病治疗中主要是通过疏解表邪达到汗解邪除的目的。常用解表药有：

（一）发散风寒药

1. 麻黄

本品为麻黄科植物草麻黄、中麻黄或木贼麻黄的干燥草质茎。秋季采割绿色的草质茎，晒干，除去木质茎、残根及杂质，切段入药。

本品辛、微苦、温。入肺、膀胱经。功能发汗解表，宣肺平喘，利水消肿。临床用于风水表实证，症见眼睑或肢体水肿，尿少，恶寒，咳嗽等。常与白术、生石膏、生姜、大枣、甘草等同用，药后不仅汗出表解，且尿量增多，水肿随之消退。

用量：3 ～ 10g/d。蜜麻黄润肺止咳，多用于表证已解、气喘咳嗽者。本品发汗力强，凡表虚自汗、阴虚盗汗及肺肾虚喘者均当慎用。

现代药理研究实验证明：本品干浸膏可明显改善大鼠的实验性蛋白尿，显著抑制血尿素氮、肌酐等，并能明显改善高磷低钙的尿毒症状态。

2. 桂枝

本品为樟科植物肉桂的干燥嫩枝。春、夏二季采收，除去叶，晒干或切片晒干。生用。

本品辛、甘、温。入心、肺、膀胱经。功能解肌发汗，温经通脉，通阳化气。《本经逢原》言“桂枝上行而散表，透达营卫，故能解肌”。主治风寒感冒，脘腹冷痛，血寒经闭，关节痹痛，痰饮，水肿，心悸，奔豚等证。临床应用于：①肾病患者复感风寒，表现为伤寒表虚证者可配白芍，如桂枝汤；一般风寒表证可配紫苏叶、防风、杏仁、生姜等。②水肿、尿少因膀胱气化不利者，可配白术、茯苓、猪苓、泽泻，即五苓散，或加用党参，即春泽汤。肾病患者水肿重症可出现水凌心肺证，此时可配茯苓、白术、甘草，即苓桂术甘汤，有一定效果。③脾阳不运，水湿内停所致的痰饮眩晕、心悸，可与茯苓、白术配伍。

用量：6 ～ 12g/d。本品辛温助热，易伤阴动血，凡外感热病、阴虚火旺、血热妄行等证，均当忌用。孕妇及月经过多者慎用。

现代药理研究实验证明：本品是五苓散的主要利尿成分之一，同时有强心作用。

3. 防风

本品为伞形科植物防风的干燥根。春、秋二季采挖未抽花茎植株的根，除去须根及泥沙，晒干。要厚片，生用。

本品辛、甘、温。入膀胱、肝、脾经。功能祛风解表，胜湿止痛。《日华子本草》

言“治三十六般风，男子一切劳劣，补中益神，风赤眼，止泪及瘫缓，通利五脏关脉，五劳七伤，羸损盗汗，心烦体重，能安神定志，匀气脉”。《药类法象》言“治风通用”。临床用于肾病外感风寒所致的风寒、头痛、身痛等症。表虚自汗或体虚易于感冒者，常配伍黄芪、白术。

用量：3 ～ 10g/d。本品药性偏温，阴血亏虚、热病动风者不宜使用。

现代药理研究实验证明：本品有解热、镇静、镇痛、抗惊厥、抗过敏作用。

4. 羌活

本品为伞形科植物羌活或宽叶羌活的干燥根茎及根。春、秋二季采挖，除去须根及泥沙，晒干。切片，生用。

本品辛、苦、温。归肾、脾经。功能温肾助阳，纳气，止泻。《日华子本草》言本品：“治一切风并气，筋骨拳挛，四肢羸劣，头旋眼目赤疼及伏梁水气，五劳七伤，虚损冷气，骨节酸疼，通利五脏。”主治尿频，遗尿，腰膝冷痛，肾虚作喘，五更泄泻。临床用于：①肾病风寒感冒兼有头痛、身痛为主。羌活祛风湿的作用也甚为显著。对于头痛病症，多配合川芎、细辛等应用。②肾病兼风湿痹痛。

用量：3 ～ 10g/d。本品辛香温燥之性较烈，故阴血亏虚者慎用。用量过多，易致呕吐，脾胃虚弱者不宜服。

现代药理研究实验证明：本品挥发油有抗炎和抗过敏作用。其抗炎作用可能与垂体 - 肾上腺皮质系统有关。

5. 细辛

本品为马兜铃科植物北细辛、汉城细辛或华细辛的干燥根和根茎。夏季果熟期或初秋采挖，除净地上部分和泥沙，阴干。切段，生用。

本品辛、温。归心、肺、肾经。功能祛风散寒，通窍止痛，温肺化饮。《别录》：“温中下气，破痰，利水道…安五脏，益肝胆，通精气。”临床用于：①肾病风寒感冒。②肾病肺寒咳喘或寒饮咳喘证。

用量：煎服 1 ～ 3g/d；散剂每次服 0.5 ～ 1g/d。外用适量。本品辛香温散，故气虚多汗、阴虚阳亢头痛、阴虚燥咳或肺热咳嗽者忌用。不宜与藜芦同用。

现代药理研究实验证明：本品对革兰阳性菌、枯草杆菌、结核杆菌及伤寒杆菌有抑制作用。

6. 生姜

本品为姜科植物姜的新鲜根茎。秋冬二季采挖，除去须根和泥沙。切片，生用。

本品辛，微温。归肺、脾、胃经。功效解表散寒，温中止呕，化痰止咳。《药性赋》言本品：“其用有四：制半夏有解毒之功，佐大枣有厚肠之说。温经散表邪之风，益气止胃翻之哕。”临床用于肾病脾胃虚寒，胃失和降引起的恶心呕吐。某些止呕药宜与姜汁制，以助止呕之力，如姜汁竹茹、姜汁半夏等。

用量：3～10g/d。本品助火伤阴，故热盛及阴虚内热者忌服。

现代药理研究实验证明：口服本品煎液可促进胃酸、胃液分泌，增强脂肪酶的作用；浸膏及姜辣素有镇吐作用；生姜亦可驱风，促进胃肠蠕动。

（二）发散风热药

1. 薄荷

本品为唇形科植物薄荷的干燥地上部分。夏、秋二季茎叶茂盛或花开至三轮时，选晴天，分次采割，晒干或阴干。切段，生用。

本品辛、凉。入肝、肺经。功效疏散风热，清利头目。《本草纲目》言本品："辛能发散，凉能清利，专于消风散热。故头痛，头风，眼目、咽喉、口齿诸病，小儿惊热，及瘰疬、疮疥为要药。"临床用于肾病见风热感冒，见发热、头痛、咽喉肿痛等症，可配伍金银花、连翘、荆芥、牛蒡子等。

用量：3～10g/d，宜后下。薄荷叶长于发汗解表，薄荷梗偏于行气和中。本品芳香辛散，发汗耗气，故体虚多汗者不宜使用。

现代药理研究实验证明：本品有抗病原微生物的作用，其煎剂体外实验对各种球菌均有抑制作用，另有很强的杀菌作用。

2. 桑叶

本品为桑科植物桑的干燥叶。初霜后采收，除去杂质，晒干。生用或蜜炙用。

本品苦、甘、寒。入肺、肝经。功效泻肺平喘，利水消肿。桑叶出自《神农本草经》。《本草图经》言本品："捣末，丸散任服，或煎以代茶饮，令人聪明。"临床应用于：①肾病患者外感风热，见发热、头痛、咳嗽及咽喉肿痛者，可配黄菊花、连翘、薄荷等。②肾性高血压肝阳上亢，头痛眩晕。

用量：6～12g/d。桑叶蜜炙能增强润肺止咳的作用，故肺燥咳嗽宜蜜制用。

现代药理研究实验证明：鲜桑叶对多种致病菌有抑制作用，对人体能促进蛋白质合成，排除体内胆固醇，降低血脂。

3. 菊花

本品为菊科植物菊的干燥头状花序。9～11月花盛开时分批采收，阴干或焙干，或熏、蒸后晒干。生用。

本品辛、甘、苦、微寒。入肺、肝经。功效疏散风热，平肝明目，清热解毒。汉朝《神农本草经》记载："菊花久服能轻身延年。"《本草便读》言本品："补肝肾药中可相需而用也。"临床应用：①肾病患者外感风热。②肾病患者肝肾阴虚，水不涵木，肝阳上亢而致眩晕、头痛等证。③肝经风热或肝火上攻致目赤肿痛，常与蝉蜕、木贼等配伍；肝肾精血不足致视物昏花，又常配伍枸杞子、熟地黄、山茱萸等。

用量：8～15g/d。黄菊花偏于疏散风热，白菊花偏于平肝、清肝明目。

现代药理研究实验证明：本品具有抗病原微生物作用、解热作用、降压作用。

4. 牛蒡子

本品为菊科植物牛蒡的干燥果实，秋季果实成熟时采收果序，晒干，打下果实，除去杂质，再晒干。生用或炒用，用时捣碎。

本品辛、苦、寒。入肺、胃经。功效疏散风热，宣肺透疹，解毒利咽。《别录》言本品："明目补中，除风伤。"《食疗本草》言："明耳目，利腰膝，通利小便。"《药品化义》言本品："主治上部风痰，面目浮肿，咽喉不利。"临床应用于：①肾病外感风热证。②肾病尤其 IgA 肾病热毒壅盛，见咽喉肿痛者。

用量：6 ～ 15g/d。炒用可使其苦寒及滑肠之性略减。本品性寒，滑肠通便，气虚便溏者慎用。

现代药理研究实验证明：本品对金黄色葡萄球菌、皮肤真菌有抑制作用，亦有利尿、解毒作用，所含牛蒡苷有通便之效。

5. 葛根

本品为豆科植物野葛或甘葛藤的干燥根。前者称为"野葛"，后者习称"粉葛"。野葛在秋、冬二季采挖，多趁鲜切成厚片或小块，干燥；甘葛藤在秋、冬二季采挖，多除去外皮、稍干，截段或再纵切两半或斜切成厚片，干燥。生用或煨用。

本品甘、辛、凉。归脾、胃经。功效解肌退热，生津，透疹，升阳止泻。《本草汇言》言本品："葛根，清风寒，净表邪，解肌热，止烦渴。泻胃火之药也。"临床应用于①表证发热，项背强痛。本品善治颈项强痛。②热病口渴，阴虚消渴。本品能生津止渴，可单用或入复方。

用量：10 ～ 15g/d。解肌退热、生肌止渴、透疹、通经活络、解酒毒宜生用，升阳止泻宜煨用。

现代药理研究实验证明：本品中提取出的黄酮能增加脑及冠状血管血流量。

6. 柴胡

本品为伞形科植物柴胡或狭叶柴胡的干燥根。春、秋二季采挖，除去茎叶及泥沙，干燥。切段，生用或醋炙用。

本品苦、微寒。归肝、胆经。功效疏散退热，舒肝，升阳。《滇南本草》言本品："伤寒发汗用柴胡，至四日后方可用：若用在先，阳症引入阴经，当忌用。"临床应用于：①表证发热，少阳证。本品善于疏解半表半里之邪，为治少阳证要药。用于外感发热证，无论风寒、风热表证，皆可使用。②肝郁气滞证。本品为疏肝解郁的要药。③气虚下陷，脏器脱垂，崩漏下血。

用量：3 ～ 9g/d。疏散退热宜生用；疏肝解郁宜醋炙，升举阳气可生用或酒炙。柴胡其性升散，古人有"柴胡劫肝阴"之说，阴虚阳亢，肝风内动，阴虚火旺及气机上逆者忌用或慎用。大叶柴胡的干燥根茎，表面密生环节，有毒，不可当柴胡用。

现代药理研究实验证明：本品可促进免疫功能。其有效成分柴胡多糖可使吞噬细胞、自然杀伤细胞功能增强，提高病毒特异性抗体滴度，提高淋巴细胞转核率。

7. 升麻

本品为毛茛科植物大三叶升麻、兴安升麻或升麻的干燥根茎。秋季采挖，除去泥沙，晒至须根干时，燎去或除去须根，晒干。切片，生用或蜜炙用。

本品辛、微甘、微寒。归肺、脾、胃、大肠经。功效发表透疹，清热解毒，升举阳气。《别录》言本品："主中恶腹痛，时气毒疠，头痛寒热，风肿诸毒，喉痛，口疮。"临床应用：①表证发热，项背强痛。本品善治颈项强痛。②热病口渴，阴虚消渴。

用量：3～9g/d。发表透疹，清热解毒宜生用，升阳举陷宜炙用。麻疹已透、阴虚火旺，以及阴虚阳亢者均当忌用。

现代药理研究实验证明：野升麻有性激素样作用。

8. 浮萍

本品为浮萍科植物紫萍的干燥全草。6～9月采收，洗净，除去杂质，晒干。生用。

本品辛、寒。归肺经。功效宣散风热，透疹，利尿。《本草拾遗》言本品："末敷面皯；捣汁服之，主水肿，利小便；又人中毒，取萍子暴干末，酒服方寸匕；又为膏长发。"《滇南本草》言本品："发汗，解毒。治疥癞，疥癣，祛皮肤瘙痒之风。"临床应用于肾病属风水水肿，小便不利等证。

用量：3～9g/d。外用适量，煎汤浸洗。

现代药理研究实验证明：本品利尿的有效成分主要为醋酸钾及氯化钾。浮萍水浸膏有强心作用，并能收缩血管使血压上升。此外，尚有解热及抑菌作用。

二、清热药

清热药在肾病中的运用主要是通过清除体内邪热来达到泻火、解毒、通淋和凉血的目的。以发热或小便热痛、咽炎、扁桃体炎等热象突出者为证候特点。常用清热药有：

（一）清热泻火药

1. 石膏

本品为硫酸盐类矿物硬石族石膏，主含含水硫酸钙。全年可采，采挖后，除去泥沙及杂石。打碎生用或煅用。

本品辛、甘、大寒。入肺、胃经。功效清热泻火，除烦止渴。《本草纲目》言本品："除胃热肺热，散阴邪，缓脾益气。止阳明经头疼，发热恶寒，日晡潮热，大渴引饮，中暑潮热，牙疼。"临床应用于①肾病患者感染发热辨证为气分热盛者，见高热、大汗、烦渴、脉洪大。②肾病患者伴口干渴。

用量：15～60g/d。生石膏煎服，打碎先煎。煅石膏外用适量，研末外撒患处。脾胃虚寒及阴虚内热者忌用。

现代药理研究实验证明：本品有退热作用，以及一定的镇静、镇痛、消炎作用。

2. 知母

本品为百合科植物知母的干燥根茎。春、秋二季采挖，除去须根及泥沙，晒干，习称“毛知母”；或除去外皮，晒干。切片入药，生用，或盐水炙用。

本品苦、甘、寒。入肺、胃、肾经。功效清热泻火，滋阴润燥。《神农本草经》言本品：“主消渴热中，除邪气肢体浮肿，下水，补不足，益气。”《本草求原》言本品：“治嗽血，喘，淋，口病，尿血，呃逆，盗汗，遗精，痹痿，瘈疭。”临床应用于：①肾病肺肾阴虚所致的骨蒸潮热、盗汗、心烦等。②肾病肠燥便秘，常配伍生地、玄参。

用量：6 ～ 10g/d。本品清热泻火宜生用，滋阴降火宜水炙用。本品性寒质润，有滑肠作用，故脾虚便溏者慎用。

现代药理研究实验证明：本品煎剂有解热、祛痰及利尿作用。

3. 栀子

本品为茜科植物栀子的干燥果实。9 ～ 11 月果实成熟呈红色时采收，除去果梗及杂质，蒸至上气或置水中略烫，取出，干燥。生用或炒焦用。

本品苦、寒。入心、肝、肺、胃经。功效泻火除烦，清热利湿，凉血止血。《本草纲目》言：“吐血、衄血、血痢、下血、血淋，损伤瘀血，及伤寒劳复，热厥头痛，疝气，汤火伤。”临床应用：①肾病因火热所致的头痛、目赤、咽喉痛、口舌生疮、火毒疔疮、大便干结、小便黄赤。②肾病患者湿热阻滞三焦之小便不利。③肾病见血尿的患者。

用量：5 ～ 12g/d。外用生品适量，研末调敷。生栀子走气分而清热泻火，焦栀子入血分而凉血止血。本品苦寒伤胃，脾虚便溏者慎用。

现代药理研究实验证明：本品对多种细菌及真菌有抑制或杀灭作用，能抑制体温中枢而有退热作用，其煎剂及醇提取物有降血压作用。

4. 淡竹叶

本品为禾科植物淡竹叶的干燥茎叶。夏季末抽花穗前采割，晒干。除去杂质，切段，生用。

本品甘、淡、寒。入心、胃、肺经。功效清热除烦，利湿。《本草纲目》言本品：“去烦热，利小便，除烦止渴。”临床应用于外感风热、邪在肺卫者。亦可用于心火上炎所致的烦躁口渴，口舌生疮、小便淋涩疼痛等。

用量：6 ～ 12g/d。

现代药理研究实验证明：本品有利尿作用，并能增加尿中氯化物的排除。对实验性发热有解热作用。

（二）清热燥湿药

1. 黄芩

本品为唇形科植物黄芩的干燥根。春、秋二季采挖，除去根须和泥沙，晒后撞去粗皮，晒干。生用或酒炒用。

本品苦、寒。入肺、胆、胃、大肠经。功效消热燥湿，泻火解毒，止血安胎。炒炭兼能止血。《本草汇言》言本品："清肌退热，柴胡最佳，然无黄芩不能凉肌达表。上焦之火，山栀可降，然舍黄芩不能上清头目。"临床应用于：①肾病患者伴有血尿。②肾病胸闷呕恶，湿热痞满。

用量：10～15g/d。清热泻炎、解毒宜生用，安胎多炒用，清上焦热酒炙用，止血宜炒用。本品苦寒伤胃，脾胃虚寒者不宜使用。

现代药理研究实验证明：本品有解热、镇静、降压、利尿、利胆、解痉等作用。

2. 黄柏

本品为芸香科植物黄皮树或黄檗的干燥树皮。剥取树皮，除去粗皮，晒干；润透，切片或切丝。生用或盐水炙，炒炭用。

本品苦、寒。入肾、膀胱、大肠经。功效清热燥湿、泻火解毒。盐黄柏滋阴降火。《本草衍义补遗》言本品："檗皮，走手厥阴，而有泻火补阴之功。"临床应用于：①本品为治下焦湿热之要药，治疗肾病患者伴湿热蕴结下焦。如湿热下注出现足膝肿痛，常配苍术、牛膝。②肾病患者见阴虚火旺者。

用量：10～15g/d。外用适量。清热燥湿、泻火解毒宜生用，滋阴降火宜盐炙用。本品苦寒伤胃，脾胃虚寒者慎用。

现代药理研究实验证明：本品有利胆、利尿、扩张血管、降低血压及退热作用，其抗菌效力与黄连类似，对某些皮肤真菌也有抑制作用。

3. 黄连

本品为毛茛科黄连、三角叶黄连或云连的干燥根茎。秋季采挖，除去根须及泥沙，干燥，撞去残留须根。生用或清炒、姜汁炙、酒炙、吴茱萸水炙用。

本品苦、寒。入心、肝、胆、胃、大肠经。功效清胃止呕，清心除烦。《名医别录》言本品："主治五藏冷热，久下泄澼、脓血，止消渴、大惊，除水，利骨，调胃，厚肠，益胆，治口疮。"临床应用于：①肾病湿热阻于中焦出现脘痞纳呆，呕恶频繁，舌苔黄腻等症。②肾病患者心肾不交，水火失济而见心烦不寐。

用量：3～10g/d。外用适量。黄连生用功能清热燥湿，泻火解毒；酒黄连善清上焦火热；姜黄连善清胃和胃止呕；萸黄连功善舒肝和胃止呕。

现代药理研究实验证明：本品具有很广的抗菌范围，其有效成分小檗碱可加强白细胞吞噬能力，有解痉、扩张末梢血管、降压及和缓的解热作用。

（三）清热解毒药

1. 金银花

本品为忍冬科植物忍冬的干燥花蕾或带初开的花。夏季花开放前采收，干燥。生用，炒用或制成露剂使用。

本品甘、寒。入肺、胃、大肠经。功效清热解毒，凉散风热。《神农本草经》言本品：

“金银花性寒味甘，具有清热解毒、凉血化淤之功效。”临床应用于：①肾病屡发咽喉红肿疼痛、口舌生疮或皮肤疮肿等症。②肾病外感风热。

用量：10～30g/d。疏散风热、清泄里热以生品为佳；炒炭宜用于热毒血痢；露剂多用于暑热烦渴。脾胃虚寒及气虚疮疡清者忌用。

现代药理研究实验证明：本品有抗病原微生物、抗炎及解热作用。金银花含有多种人体必需的微量元素和化学成分，同时含有多种对人体有利的活性酶物质，具有抗衰老，防癌变，轻身健体的良好功效。

2. 连翘

本品为木犀科植物连翘的干燥果实。秋季果实初熟尚带绿色时采收，习称“青翘”；果实熟透时采收，习称“老翘”或“黄翘”。青翘采得后即蒸熟晒干，筛取籽实作“连翘心”用。生用。

本品苦，微寒。入肺、心、胆经。功效清热解毒，消痈散结。《药性论》言本品：“主通利五淋，小便不通，除心家客热。”临床应用于：①肾病患者伴发疮毒或咽喉肿痛之症。②肾病患者在病程中急性发作的水肿。③治疗热淋涩痛，兼有清心利尿之功。

用量：10～20g/d。青翘清热解毒力强；老翘长于透热达表，疏散风热；连翘心长于清心泻火。脾胃虚寒及气虚疮疡清者忌用。

现代药理研究实验证明：本品有广谱抗菌及抗病毒作用。有明显的抗炎及解热作用。

3. 板蓝根

本品为十字花科植物菘蓝的干燥根。秋季采挖，除去泥沙，晒干。切片，生用。

本品苦、寒。归心、胃经。功效清热解毒，凉血利咽。《中药志》言本品：“清火解毒，凉血止血。治热病发斑，丹毒，咽喉肿痛，大头瘟，及吐血、衄血等症。”临床应用于肾病咽喉肿痛。

用量：9～15g/d。体虚而无实火热毒者忌服，脾胃虚寒者慎用。

现代药理研究实验证明：本品有抗病原微生物作用、解毒作用。

4. 蒲公英

本品为菊科植物蒲公英、碱地蒲公英或同属数种植物的干燥全草。春至秋季花初开时采挖，除去杂质，洗净，晒干。生用。

本品苦、甘、寒。入肝、胃经。功效清热解毒，利尿通淋，消痈散结。《本草正义》言本品：“蒲公英，其性清凉，治一切疔疮、痈疡、红肿热毒诸证，可服可敷。”《本草图经》言本品：“敷疮，又治恶刺及狐尿刺。”《滇南本草》言本品：“止小便血，治五淋癃闭，利膀胱。”临床应用于肾病患者伴发的疮毒、咽喉肿痛等。

用量：煎服15～30g/d。外用鲜品适量，捣敷；或煎汤熏洗患处。用量过大或致缓泻。

现代药理研究实验证明：本品可激发机体免疫功能，有利尿、利胆、保肝、健胃和轻泻作用，对多种细菌及皮肤真菌有抑制作用。

5. 土茯苓

本品为百合科植物光叶菝葜的干燥根茎。夏、秋二季采挖，除去须根，洗净，干燥；或趁鲜切成薄片，干燥。生用。

本品甘、淡，平。归肝、胃经。功效除湿，解毒，通利关节。《本草经疏》言本品："病人肾虚，小水自利或不禁或虚寒精清滑，皆不得服。"

临床应用于：①肾病见火热毒邪所致之阳性疮疡及小便混浊不利等症。②治疗急慢性肾炎退肿作用较好，亦用于治疗肾盂肾炎、肾结核。

用量：煎剂，15～60g/d。外用适量。肝肾阴虚者慎服。服药时忌茶。

现代药理研究实验证明：本品有抗肿瘤、利尿、镇痛等作用。

6. 鱼腥草

本品为三白草科植物蕺菜的新鲜全草或干燥地上部分。鲜品全年均可采割；干品夏季茎叶茂盛花穗多时采割，除去杂质，晒干。生用。

本品辛，微寒。归肺经。功效清热解毒，消痈排脓，利尿通淋。《医林纂要》言本品："行水，攻坚，去瘴，解暑。疗蛇虫毒，治脚气，溃痈疽，去瘀血。"临床应用于：①热毒疮痈。常与蒲公英、金银花同用。②湿热淋证。

用量：煎剂，15～25g/d，不宜久煎；鲜品用量加倍，水煎或捣汁服。外用适量，捣敷或煎汤熏洗患处。

现代药理研究实验证明：本品有利尿作用，可增强白细胞吞噬能力，对感染性疾病的治疗有着重要意义。

7. 白花蛇舌草

本品为茜草科植物白花蛇舌草的干燥全草。夏、秋二季采收，洗净。或晒干，切段，生用。

本品甘、淡。归心、肝、脾、大肠经。功效清热解毒，活血利尿。《广西中草药》言："清热解毒，活血利尿。治扁桃体炎，咽喉炎，尿路感染，小儿疳积。"临床应用于：①尿路感染湿热征象明显者尤为适用。②肾积水证属湿热下注，蕴积于肾，水湿不利。

用量：煎剂，15～30g/d，大剂量可用至60g/d；外用适量。

现代药理研究实验证明：本品可增加吞噬细胞吞噬能力，增强机体防御能力而达到抗炎的作用。

（四）清热凉血药

1. 生地黄

本品为玄参科植物地黄的干燥块根。秋季采挖，去除芦头、须根及泥沙，缓缓烘焙至约八成干。生用。

本品甘、微苦，寒。入心、肝、肾经。功效滋阴补肾，凉血止血。《神农本草经》言本品："久服，轻身、不老。"《饮膳正要》言本品："补精髓，壮筋骨，和血气，延年益寿。"临床应用于：①肝肾阴虚。②湿热蕴于下焦，热伤血络之尿血。

用量：煎剂，10 ～ 15g/d。脾虚湿滞，腹满便溏者不宜使用。

现代药理研究实验证明：本品有强心利尿及降血压作用，其乙醇提取物能缩短兔凝血时间而有止血作用。

2. 玄参

本品为玄参科植物玄参的干燥根。冬季茎叶枯萎时采挖，除去根茎、幼芽、须根及泥沙，晒或烘至半干，堆入 3 ～ 6 天，反复数次至干燥。生用。

本品甘、苦、寒。入肺、胃、肾经。功效滋阴降火，兼能解毒。《珍珠囊》言本品："凉血，生血，补肾水真阴。"临床应用于肾病患者伴咽干喉痛之证。本品为清补肾经之要药。

用量：煎剂，10 ～ 20g/d。脾胃虚寒，食少便溏者不宜服用。不宜与藜芦同用。

现代药理研究实验证明：本品有解毒、降压及抗病原微生物作用。

3. 牡丹皮

本品为毛茛科植物牡丹的干燥根皮。秋季采挖根部，除去细根，剥取根皮，晒干或刮去粗皮，除去木心，晒干。生用或酒炙用。

本品苦、辛，微寒。归心、肝、肾经。功效清热凉血，活血化瘀。《本草纲目》言本品："治手足少阴、厥阴四经血分伏火。盖伏火即阴火也，阴火即相火也，古方惟以此治相火，故仲景肾气丸用之。"临床应用于肾病阴虚发热，夜热早凉，无汗骨蒸。肾病疮毒。

用量：煎剂，6 ～ 12g/d。清热凉血宜生用，活血化瘀宜酒炙用。血虚有寒、月经过多者不宜使用。孕妇慎用。

现代药理研究实验证明：本品有抗病原微生物作用。

4. 赤芍

本品为毛茛科植物芍药或川赤芍的干燥根。春、秋二季采挖，除去根茎、须根及泥沙、晒干。要厚片，生用。

本品酸、苦，微寒。入肝经。功效清热凉血，散瘀止痛。《神农本草经》言本品："芍药，味苦平。主邪气腹痛，除血痹、破坚积寒热疝瘕、止痛……生川谷。"临床应用于：①肾病综合征高凝血症患者。②蛋白尿、水肿的女性患者。水肿轻重常与月经密切相关。

用量：煎剂，10 ～ 15g/d。血寒经闭不宜用。不宜与藜芦同用。

现代药理研究实验证明：本品有解热、镇痛、镇静、解痉、抗惊厥、抗病原微生物作用。

（五）清虚热药

1. 地骨皮

本品为茄科植物枸杞或宁夏枸杞的干燥根皮。春初或秋后采挖，洗净，剥取根皮，晒干。切段，生用。

本品甘、寒。归肺、肝、肾经。功效凉血除蒸，清肺降火。《本草纲目》言本品："去下焦肝肾虚热。"《本草述》言本品："主治虚劳发热，往来寒热，诸见血证……腰痛，行痹，脚气，水肿，虚烦，悸，健忘，小便不通，赤白浊。"临床应用于：①肾病见吐血、衄血。②肾病阴虚发热、低热不退。

用量：煎服 9 ～ 15g/d。本品性寒，外感风寒发热或脾虚便溏者不宜用。

现代药理研究实验证明：本品有抗病原微生物作用，对结核杆菌为低效抑菌药物。

三、利水渗湿药

利水药在肾病中的运用主要是通过通利水道，渗出湿浊来达到小便通畅、尿量增多的目的。此即古代医著中提出的"洁净腑"，大多用于肾病出现水肿、小便少或者小便不利等病证。中医治疗肾性水肿的长处在于调整脏腑功能，协调水、气、血三者关系，重视机体对水液代谢的自调能力，所以肿退不易反复，且无不良反应，同时患者体力恢复亦较好。

（一）利水消肿药

1. 茯苓

本品为多孔菌科真菌茯苓的干燥菌核。多于 7 ～ 9 月采挖。挖出后除去泥沙，堆置"发汗"后，摊开晾至表面干燥，再"发汗"，反复数次至现皱纹，内部水分大部散后，阴干，称为"茯苓个"或将鲜茯苓按不同部位切制，阴干，分别称为"茯苓块"和"茯苓片"。生用。

本品甘、淡、平。入心、脾、膀胱经。功效利水渗湿，健脾补中、宁心。《滇南本草》言本品："治五淋白浊，兼治杨梅疮毒、丹毒。"《本草纲目》："健脾胃，强筋骨，去风湿，利关节，止泄泻。"临床应用于：①肾病患者表现不同程度水肿，如晨起眼睑水肿，四肢轻、中、高度水肿，甚或现胸腔积液、腹水。②肾病患者脾胃虚弱，水湿困脾。

用量：煎剂，12 ～ 30g/d。

现代药理研究实验证明：本品有缓慢而持久的利尿作用，能促进钠、氯、钾等电解质排出。含茯苓的复方（党参、白术、茯苓、甘草）煎剂有促进细胞免疫与体液免疫的作用。

2. 猪苓

本品为多孔菌真猪苓的干燥菌核。春、秋二季采挖，除去泥沙，干燥。切厚片，生用。

本品甘、淡、平。入肾、膀胱经。功效利水渗湿。《神农本草经》言本品："主痎疟、解毒……利水道。"《本草纲目》言本品："开腠理，治淋肿脚气，白浊，带下，妊娠子淋，胎肿，小便不利"。临床应用于本品利水渗湿之力大于茯苓，凡水肿、尿少诸证常配伍本品。

用量：煎剂，9 ～ 15g/d。

现代药理研究实验证明：本品有较强的利尿作用，能促进钠、氯、钾等电解质的排出。

3. 泽泻

本品为泽泻科植物的干燥块茎。冬季茎叶开始枯萎时采挖，洗净，干燥，除去须根和粗皮，切厚片，晒干。生用或盐水炙用。

本品甘、淡、寒。入肾、膀胱经。功效利水渗湿。《别录》言本品："补虚损五劳，除五脏痞满，起阴气，止泄精、消渴、淋沥，逐膀胱、三焦停水。"《药性论》言本品："主肾虚精自出，治五淋，利膀胱热，宣通水道。"临床应用于：①水肿，小便不利，泄泻。②淋证，遗精。本品性寒能泄肾与膀胱之热，对下焦湿热者尤为适宜。

用量：煎剂，10 ～ 15g/d。

现代药理研究实验证明：本品有利尿、降低血清胆固醇、抗动脉粥样硬化及轻度降血糖作用。

4. 冬瓜皮

本品为葫芦科植物冬瓜的干燥外层果皮。食用冬瓜时，洗净，削取外层果皮，晒干。生用。

本品甘、微寒。入脾、肺经。功效利水消肿。《本草纲目》言本品："冬瓜皮（折伤，烧研、酒服）治血滞腰酸痛。"《本草再新》言本品："走皮肤，去湿追风，补脾泻火。"临床应用于肾病患者全身浮肿，尿少或合并胸腔积液、腹水。

用量：煎剂，15 ～ 30g/d。

现代药理研究实验证明：本品对非肾性水肿恢复期患者有显著利尿作用。

5. 薏苡仁

本品为禾本科植物薏苡的干燥成熟种仁。秋季果实成熟时采割植株，晒干，打下果实，再晒干，除去外壳，黄褐色种皮和杂质，收集种仁。生用或炒用。

本品甘、淡、微寒。入脾、胃、肺、肾、肝经。功效健脾渗湿，除痹止泻，清热排脓。《本草正》言本品："治痿弱拘挛湿痹，消水肿疼痛，利小便热淋。"《药品化义》言本品："主治脾虚泻，致成水肿，风湿盘缓，致成手足无力，不能屈伸"。临床应用于：①脾虚湿困，症见下肢水肿、小便不利、食少便溏等。②肾病患者长期脾虚湿困生热，湿热胶着难解。

用量：煎剂，15 ～ 45g/d。本品性质滑利，孕妇慎用。

现代药理研究实验证明：本品有增强免疫力、抗炎、降血糖作用。

（二）利水通淋药

1. 车前子

本品为车前科植物车前或平车前的干燥成熟种子。夏、秋二季种子成熟进采收果穗，晒干，搓出种子，除去杂质。生用或盐水炙用。

本品甘、寒。入肾、小肠、肺、肝经。功效利水消肿，清热通淋，明目，祛痰。《神农本草经》言本品：“主气癃、止痛，利水道小便，除湿痹。”《日华子本草》言本品：“通小便淋涩，壮阳。治脱精，心烦。下气。”临床应用于：①肾病水肿。②肾病下焦湿热，小便淋涩疼痛者。

用量：煎剂，宜布包，15～30g/d。肾虚精滑者及孕妇慎用。

现代药理研究实验证明：车前子及全草均有显著的利尿作用，同时能增加尿素、氯化物、尿酸等的排泄。

附：车前草：功同车前子，而更长于清热，故治疗湿热淋证，车前草较车前子更为常用。入煎剂，用量为10～20g。

2. 滑石

本品为硅酸盐类矿物滑石族滑石，主含含水硅酸镁。采挖后，除去泥沙及杂石。洗净，砸成碎块，粉碎成细粉用，或水飞晾干用。

本品甘、寒。入胃、膀胱经。功效利水通淋，清热解暑，祛湿敛疮。《药性论》言本品：“能疗五淋，主难产，除烦热心躁，偏主石淋。”《本草纲目》言本品：“疗黄疸，水肿脚气，吐血衄血，金疮出血，诸疮肿毒。”临床应用于肾病湿热蕴结膀胱、下窍不利所致水肿，或尿路感染、尿急、尿频、尿痛。

用量：煎剂，10～15g/d。滑石块先煎，滑石粉包煎。外用适量。脾虚、热病伤津及孕妇慎用。

现代药理研究实验证明：体外实验表明滑石对多种致病杆菌、球菌均有抑制作用。

3. 萹蓄

本品为蓼科植物萹蓄的干燥地上部分。夏季叶茂盛时采收，除去根和杂质，晒干。切段，生用。

本品苦、微寒。入膀胱、大肠经。功效利水通淋，杀虫止痒。《本草纲目》言本品：“治霍乱，黄疸，利小便。”临床应用于肾病水肿、肾结石、热淋。

用量：煎剂，10～15g/d。外用适量，煎洗患者处。

现代药理研究实验证明：本品有利尿、抗菌、降压作用。

4. 瞿麦

本品为竹科植物瞿麦或石竹的干燥地上部分。夏、秋二季花果期采割，除去杂质，干燥。切段，生用。

本品苦、寒。入心、小肠经。功效利尿通淋，破血通经。《神农本草经》言本品：“主关格诸癃结，小便不通”。《药性论》言本品：“主五淋。”临床应用于本品为治淋证常用药。

用量：煎剂，9～15g/d。孕妇慎用。

现代药理研究实验证明：本品煎剂有比较明显的利尿作用，对钾排泄的影响大于钠。

5. 大腹皮

本品为棕榈科植物槟榔的干燥果皮。冬季至次春采收未成熟的果实，煮后干燥，纵剖两瓣，剥取果皮，习称“大腹皮”；春末至秋初采收成熟果实，煮后干燥，剥取果皮，打松，晒干，习称“大腹毛”。生用。

本品辛、微温。入脾、胃、大肠、小肠经。功效下气宽中，行水消肿。《日华子本草》言本品：“下一切气，止霍乱，通大小肠，健脾开胃，调中。”《本草纲目》言本品：“降逆气，消肌肤中水气浮肿”。临床应用于肾病患者水肿日久之气滞，症见水肿伴有脘腹胀满。

用量：煎剂，5 ～ 10g/d。

现代药理研究实验证明：大腹皮水提液有促进纤维蛋白溶解、抗凝、兴奋胃肠道作用。除去鞣酸的水提液有较强的抗补体活性作用。

6. 赤小豆

本品为豆科植物赤小豆或赤豆的干燥成熟种子。秋季果实成熟而未开裂时拔全株，晒干，打下种子，除去杂质，再晒干，生用。

本品甘、酸、平。入心、小肠经。功效清热利水，散血消肿。《神农本草经》言本品：“主下水，排痈肿脓血。”《别录》言本品：“主寒热，热中，消渴，止泄，利小便，吐逆，卒澼，下胀满。”临床应用于肾病水肿以下肢为著者。肾病水湿与血瘀互阻者。

用量：煎剂或单煮服，20 ～ 45g/d。外用适量，研末调敷。

现代药理研究实验证明：赤小豆中含有多量治疗便秘的纤维和促进利尿的钾，可用于治疗心脏性和肾脏性水肿。

7. 冬葵子

本品为锦葵科植物冬葵的干燥成熟种子。夏、秋二季种子成熟时采收。除去杂质，阴干。生用。

本品甘、寒。入大肠、小肠经。功效利水通淋，兼以润肠。《神农本草经》言本品：“主五脏六府寒热羸瘦，五癃，利小便。”《药性论》言本品：“治五淋，主奶肿，下乳汁。”临床应用于水肿兼大便干结者用之尤宜。肾功能不全若出现小便癃闭，大便秘结，可配伍本品，取其通利二便之功。

用量：煎剂，10 ～ 30g/d。本品寒润滑利，脾虚便溏及孕妇慎用。

现代药理研究实验证明：本品中分离得到的黏多糖 MVS-I 有免疫抗补体作用，其他几种多糖对单核吞噬细胞系统有激活和抗补体作用。

8. 石韦

本品为水龙骨科植物庐山石韦、石韦或有柄石韦的干燥叶。全年均可采收，除去根茎及根、晒干或阴干。切段，生用。

本品苦、甘、凉。入肺、膀胱经。功效清热利水通淋，止血。《神农本草经》言本品：“主劳热邪气，五癃闭不通，利小便水道。”《别录》言本品：“止烦下气，通膀胱满，补五劳，安五藏，去恶风，益精气。”临床应用于血尿、石淋、热淋。

用量：煎剂，10 ～ 30g/d。

现代药理研究实验证明：石韦煎剂在体外对金黄色葡萄球菌及变形杆菌有抑制作用。

9. 灯心草

本品为灯心草植物灯心草的干燥茎髓。夏末至秋季割取茎，晒干，取出茎髓，理直，扎成小把。剪段，生用或制炭用。

本品甘、淡、微寒。入心、肺、小肠经。功效清心火，利小便。《本草纲目》言本品："降心火，止血通气，散肿止渴。"临床应用于五淋、癃闭、水肿。

用量：煎剂，1 ～ 3g/d。

现代药理研究实验证明：本品有利尿、止血作用。

10. 积雪草

本品别名：地钱草，伞形科植物积雪草的干燥全草。夏、秋二季采收，除去泥沙，晒干。

本品苦、辛、寒。入肝、脾、肾经。功效清热利湿，解毒消肿。《泉州本草》言本品："入肝、脾、肾三经。"临床应用于煎剂灌胃有显著利尿作用，另可溶解结石。

用量：煎剂，15 ～ 30g/d，鲜品加倍。

现代药理研究实验证明：本品有滋补、消炎、愈合伤口、利尿通便、降血压和镇定作用。

（三）利湿退黄药

1. 虎杖

本品为蓼科植物虎杖的干燥根茎和根。春、秋二季采挖，除去须根，洗净，趁鲜切短或厚片，晒干。生用。

本品微苦，微寒。入肝、胆、肺经。功效祛风利湿，散瘀定痛，止咳化痰。《本草纲目》言本品："治产后瘀血血痛，及坠扑昏闷：虎杖根，研末，酒服。"临床应用于淋证。

用量：煎剂，9 ～ 15g/d。外用适量，制成煎液或油膏涂敷。

现代药理研究实验证明：本品对金黄色葡萄球菌、白色葡萄球菌、变形杆菌有抑制作用。

2. 金钱草

本品为报春花科植物过路黄的干燥全草。夏、秋二季采收，除去杂质，晒干。切段，生用。

本品甘、咸、微寒。入肝、胆、肾、膀胱经。功效清利湿热，通淋，消肿。《本草求原》言本品："祛风湿，止骨痛。浸酒舒筋活络，止跌打闪伤。"临床应用于：①用于尿路结石、热淋。②水肿、臌胀。内服、外敷均有利尿消肿功。

用量：煎剂，15 ～ 60g/d；鲜品加倍。

现代药理研究实验证明：本品有抗炎作用。

四、补虚药

补虚药是针对虚证而言的。正虚有气、血、阴、阳虚损之异，故当辨清病性而选用相应的补气、补血、补阴、补阳的药物。补益时应从整体考虑。常见的补虚药有：

（一）补气药

1. 人参

本品为五加科植物人参的干燥根和根茎。多于秋季采挖，洗净经晒干或烘干。润透，切薄片，干燥，或用时粉碎、捣碎。

本品甘、微苦，微温。入脾、肺、心经。功效大补元气，益气生血，复脉固脱，补脾益肺，生津，安神。《神农本草经》言本品："主补五脏，安精神，止惊悸，除邪气，明目，开心益智。"《日华子本草》言本品："调中治气，消食开胃。"临床应用于肾病病程缠绵，表现为神疲乏力，少气懒言，舌淡胖，边有齿痕。

用量：煎服，3～9g/d；挽救虚脱可用 15～30g/d，文火另煎兑服。也可研粉吞服，1 次 2g，1 日 2 次。不宜与藜芦、五灵脂同用。

现代药理研究实验证明：本品可刺激造血器官，改善贫血；促使血清抗体产生，提高免疫功能，从而阻断肾脏病变的继续恶化，有利于组织修复；提高尿中肌酐的排泄量；抗休克，对血压有双向调节作用。

2. 太子参（孩儿参）

本品为石竹科植物孩儿参的干燥块根。夏季茎叶大部分枯萎时采挖，洗净，除去须根，置沸水中略烫后晒干或直接晒干。生用。

本品甘、平。入心、脾、肺经。功效补气生津，补益脾肺。《本草从新》言本品："大补元气。"《本草再新》言本品："治气虚肺燥，补脾土，消水肿，化痰止渴。"临床应用于肾病患者证属气阴两虚，而以阴虚为主者。

用量：煎剂，10～30g/d。

现代药理研究实验证明：本品有强壮作用，能提高小鼠耐疲劳、耐缺氧、耐饥渴能力，延长存活时间，对淋巴细胞增殖有明显的刺激作用。

3. 党参

本品为桔梗科植物党参、素花党参或川党参的干燥根。秋季采挖，洗净，晒干。切厚片，生用或米炒用。

本品甘、平。入脾、肺经。功效益气健脾，补中益气。《本草从新》言本品："补中益气，和脾胃，除烦渴。中气微虚，用以调补，甚为平安。"临床应用常为人参的代用品，用于治疗蛋白尿患者伴脾虚。

用量：煎剂，10～30g/d。不宜与藜芦同用。

现代药理研究实验证明：本品能增强机体抵抗力，扩张周围血管及抑制肾上腺素而呈降压作用，又能升高红细胞及血红蛋白，可用于缺铁性、营养不良性贫血。

4. 西洋参

本品为五加科植物西洋参的干燥根。秋季采挖，洗净，晒干或低温干燥。切薄片，或用时打碎。

本品甘、微苦，凉。入心、肺、胃经。功效益气养阴，生津。《神农本草经》言本品："人参主补五脏，安精神，定魂魄，止惊悸，除邪气，明目，开心，益智，久服轻身延年。"临床应用于肾病患者气阴两虚证，偏于阴虚者。

用量：煎剂，3～10g/d，另煎兑服；入丸散剂，每次0.5～1g。不宜与藜芦同用。

现代药理研究实验证明：可抗应激、促进蛋白质合成，作用与人参相似而略有不同。

5. 黄芪

本品为豆科植物蒙古黄芪或膜荚黄芪的干燥根。春、秋二季采挖，除去须根和根头，晒干。切片，生用或蜜炙用。

本品甘、微温。入脾、肺经。功效补气升阳，固表止汗，利水消肿，托毒排脓，敛疮生肌。《本草逢原》言本品："黄芪能补五脏诸虚，治脉弦自汗，泻阴火，去肺热，无汗则发，有汗则止。"临床应用于：①肾病水肿患者同时伴有气虚之象。②表虚，胃阳不振，易感冒者。③慢性肾炎蛋白尿。

用量：煎剂，10～30g/d。炙黄芪功能益气补中，用于气虚乏力，食少便溏等症。

现代药理研究实验证明：本品可促进体液免疫，其利尿作用与剂量有关，对实验性肾炎能显著减轻尿蛋白，减轻肾组织病变。

6. 白术

本品为菊科植物白术的干燥根茎。冬季下部叶枯黄、上部叶变脆时采挖，除去泥沙，烘干或晒干，再除去须根。切厚片，生用或麸炒用。

本品苦、甘、温。入脾、胃经。功效补脾益气，健脾运湿，止汗，安胎。《神农本草经》言本品："主风寒湿痹死肌，痉疸，止汗，除热，消食，作煎饵。久服轻身延年，不饥。"临床应用于肾病脾胃虚弱所致的少食腹满，泄泻，水肿等证。

用量：煎剂，10～15g/d。炒用可增强补气健脾止泻作用。

现代药理研究实验证明：本品可促进胃肠液分泌，有明显而持久的利尿作用，且能促进电解质特别是钠的排出。

7. 山药

本品为薯蓣科植物薯蓣的干燥根茎。冬季茎叶枯萎后采挖，切去根头，洗净，除去外皮和须根，干燥，或趁鲜切厚片，干燥；也有选择肥大顺直的干燥山药，置清水中，浸至无干心，闷透，切齐两端，用木板搓成圆柱状，晒干，打光，习称"光山药"。生用或麸炒用。

本品甘、平。入脾、肺、肾经。功效补脾胃，益肺肾。《本草纲目》言本品："益肾气，健脾胃，止泄痢，化痰涎，润皮。”临床应用于肾病患者见脾气虚证、肺肾或脾肾气阴两虚证者。

用量：煎剂，15～30g/d。麸炒山药补脾健胃，用于脾虚食少，泄泻便溏，白带过多。

现代药理研究实验证明：本品可增强小肠吸收功能和机体免疫功能，延缓衰老。

8. 甘草

本品为豆科植物甘草、胀果甘草或光果甘草的干燥根和根茎。春、秋二季采挖，除去须根，晒干。切厚片，生用或蜜炙用。

本品甘、平。入心、肺、脾、胃、十二经。功效补脾益气，清热解毒，祛痰止咳，缓急止痛，调和诸药。《别录》言本品：“温中下气，烦满短气，伤脏咳嗽，止渴，通经脉，利血气，解百药毒。”《药性论》言本品：“补益五脏；制诸药毒；养肾气内伤，令人阴（不）痿。”临床应用于：①肾病兼心气虚，心悸怔忡，脉结代以及脾胃气虚，倦怠乏力等。②肾病胃痛、腹痛及腓肠肌挛急疼痛等。③本品尚有利尿作用，故常以甘草梢作治疗热淋尿痛的的辅助药。

用量：煎剂，1.5～9g/d。蜜炙甘草功能补脾和胃，益气复脉，用于脾胃虚弱，倦怠乏力，心动悸，脉结代。

现代药理研究实验证明：本品有肾上腺皮质激素样作用和解毒作用。

（二）补血药

1. 当归

本品为伞形科植物当归的干燥根。秋末采挖，除去须根及泥沙，待水分稍蒸发后，捆成小把，上棚，用烟火缓缓熏干。切薄片，生用或酒炙用。

本品甘、辛、温。入肝、脾、心经。功效补血活血，润肠通便，调经止痛。《本草新编》言本品：“虽有上下之分，而补血则一。入心、脾、肝三脏。但其性甚动，入之补气药中则补气，入之补血药中则补血，无定功也。”临床应用于肾病气血两虚者、血虚便秘者；肾病贫血。

用量：煎剂，10～15g/d。酒当归活血通经，用于经闭痛经，风湿痹痛，跌扑损伤。湿盛中满、大便泄泻者忌服。

现代药理研究实验证明：本品有镇痛、镇静、抗炎、降血压、抑制血栓形成、促进非特异性免疫功能、降低血管渗透性的作用。

2. 白芍

本品为毛茛科植物芍药的干燥根。夏、秋二季采挖，洗净，除去头尾和细根，置沸水中煮后除去外皮或去皮后再煮，晒干。切薄片，生用、清炒用或酒炙用。

本品酸、苦、微寒。入肝、脾经。功效养血敛阴，柔肝平肝。《神农本草经》言本品：“利小便，益气。”《别录》言本品：“通顺血脉，缓中，散恶血，逐贼血，去水气，利膀胱、大小肠，消痈肿，（治）时行寒热，中恶腹痛，腰痛。”临床应用于：①肾病患者肝肾阴血亏虚。②肾病患者持续性高血压，为肝肾阴亏，肝阳上亢，虚风内动者。

用量：煎剂，6 ～ 15g/d。不宜与藜芦同用。阳衰虚寒之证不宜用。

现代药理研究实验证明：本品有镇静、镇痛、解热、解痉、抗炎、抗惊厥、抑制胃液分泌、抑制血小板聚集和血栓形成的作用，可调节机体免疫系统。

3. 熟地黄

本品为生地黄的炮制加工品。取生地黄，照酒炖法炖至酒吸尽，取出，晾晒至外皮黏液稍干时，切厚片或块，干燥，即得；或照酒蒸法蒸至黑润，取出，晒至约八成干，切厚片或块，干燥，即得。

本品甘、微温。入肝、肾经。功效滋阴补血，益精填髓。《圣惠方》言本品：“治小便数而多。”《柳州医话》言本品：“治肝木乘胃，胃脘当心而痛，及胁痛吞酸，吐酸，疝瘕，一切肝病。北沙参、麦冬、地黄、当归、枸杞、川楝。”临床应用于凡阴血亏虚之证皆可配伍本品。

用量：煎剂，15 ～ 30g/d。

现代药理研究实验证明：以熟地为主药的六味地黄汤作用于正常小鼠可增加体重、延长游泳时间、增强体力。

4. 阿胶

本品为马科动物驴的干燥皮或鲜皮经煎煮、浓缩制成的固体胶。捣成碎块用，或照烫法用蛤粉或蒲黄烫至成阿胶珠用。

本品甘、平。入肺、肝、肾经。功效补血止血，滋阴润燥。《本草备要》言本品：“蛤粉炒去痰，蒲黄炒止血。”临床应用于：①肾性贫血；肾病患者伴有虚烦不眠，属心肾不交者。②肾病吐血、衄血、便血、崩漏。

用量：煎服，10 ～ 15g/d，烊化兑服。润肺宜蛤粉炒，止血宜蒲黄炒。本品黏腻，有碍消化，故脾胃虚弱者慎用。

现代药理研究实验证明：本品可加速血液中红细胞和血红蛋白生成，促进钙吸收。

5. 何首乌

本品为蓼科植物何首乌的干燥块根。秋、冬二季叶枯萎时采挖，削去两端，洗净，个大的切成块，干燥，切厚片或块，称生何首乌；取生何首乌片或块，照炖或蒸法，用黑豆汁拌匀，炖或蒸至内外均呈褐色，晒至半干，切片，干燥，称制何首乌。

本品苦、甘、涩、微温。入肝、心、肾经。功效制首乌补肝肾，益精血；生首乌通便，解毒。《本草纲目》言本品：“此物气温味苦涩，苦补肾，温补肝，能收敛精气，所以能养血益肝，固精益肾，健筋骨，乌发，为滋补良药。”临床应用于制首乌主要用于肾病阴血不足，肝肾亏损诸证和肾性高血压属水不涵木，肝阳上亢者。便秘者可选用生首乌。

用量：煎剂，制何首乌 6 ～ 12g/d，生何首乌 3 ～ 6g/d。湿痰较重、大便溏泻者不宜用。

现代药理研究实验证明：本品能使动物血糖先升高后降低，降低胆固醇，阻止胆固醇在肝内沉积，缓解动脉粥样硬化形成。生首乌能促进肠管蠕动而有缓泻作用。

（三）补阴药

1. 北沙参

本品为伞形科植物珊瑚菜的干燥根。春、秋二季采挖，除去须根，洗净，稍晾，置沸水中烫后，除去外皮，干燥。或洗净直接干燥。切段，生用。

本品甘、微苦、微寒。入肺、胃经。功效养阴清肺，益胃生津。《中药志》言本品：“养肺阴，清肺热，祛痰止咳。治虚劳发热，阴伤燥咳，口渴咽干。”临床应用于肾病见肺燥阴虚，干咳痰少，咽干鼻燥；或见胃阴不足，脘部灼痛，嘈杂似饥者；或见胃阴虚兼肝肾阴虚，肝气不舒，症见胁痛脘胀，吞酸吐苦。

用量：煎剂，4.5 ～ 9g/d。不宜与藜芦同用。

现代药理研究实验证明：本品可提高 T 细胞比值、B 细胞和淋巴细胞转化率，升高白细胞，增强巨噬细胞功能，延长抗体存在时间，促进免疫功能。

2. 麦冬

本品为百合科植物麦冬的干燥块根。夏季采挖，洗净，反复暴晒、堆置，至七八成干，除去须根，干燥。生用。

本品甘、微苦、微寒。入心、肺、胃经。功效养阴润肺，清心除烦，益胃生津。《药性论》言本品：“治热毒，止烦渴，主大水面目肢节浮肿，下水。治肺痿吐脓，主泄精。”临床应用于：①水肿患者，水气凌心。②咽喉疼痛甚或红肿。③阴虚有热，虚烦失眠。

用量：煎剂，10 ～ 15g/d。

现代药理研究实验证明：本品可提高耐缺氧能力；保护心肌缺血、缺氧性损害，改善心脏血流动力学效应。

3. 天冬

本品为百合科植物天冬的干燥块根。秋、冬二季采挖，洗净，除去茎基和须根，置沸水中煮或蒸至透心，趁热除去外皮，洗净，干燥。切薄片，生用。

本品甘、苦、大寒。入肺、肾经。功效养阴清热，润燥生津。《别录》言本品：“保定肺气，去寒热，养肌肤，益气力，利小便，冷而能补。”《药性论》言本品：“主肺气咳逆，喘息促急，除热，通肾气”。临床应用于肾病患者肺肾阴虚，虚火上扰；糖尿病合并肾病肺肾阴虚者。

用量：煎剂，6 ～ 12g/d。脾胃虚寒，食少便溏及外感风寒咳嗽者忌服。

现代药理研究实验证明：本品可降低胆固醇和血糖。

4. 石斛

本品为兰科植物金钗石斛、鼓槌石斛或流苏石斛的木栽培品及其同属植物近似种的新鲜或干燥茎。全年均可采收，鲜用者除去根和泥沙；干用者采收者，除去杂质，用开水略烫或烘软，再边搓边烘晒，至叶鞘搓净，干燥。切段，生用或鲜用。

本品甘、微寒。入胃、肾经。功效益胃生津，滋阴清热。《神农本草经》言本品："下气，补五脏虚劳羸瘦，强阴。久服厚肠胃。"《药性论》言本品："益气，除热，主治男子腰脚软弱，健阳，逐皮肌风痹，骨中久冷虚损，补肾，积精，腰痛，养肾气，益力。"临床应用于：①肾病兼胃有虚热，津液不足，口中干渴。②肾病兼阴虚目暗，视物昏花。

用量：煎剂，6～12g/d；鲜品15～30g/d。本品能敛邪，故温热病不宜早用；又能助湿，若湿温热尚未化燥伤津者忌服。

现代药理研究实验证明：大剂量石斛碱可降低兔、豚鼠的心肌收缩力，降低血压并抑制呼吸。金钗石斛流浸膏对离体蟾蜍心脏有抑制作用。

5. 女贞子

本品为木犀科植物女贞的干燥成熟果实。冬季果实成熟时采收，除去枝叶，稍蒸或置沸水中略烫后，干燥；或直接干燥。生用，或照酒炖法、酒蒸法制用。

本品甘、苦、平。入肝、肾经。功效滋阴补肾，明目乌发。《本草经疏》言本品："女贞子，气味俱阴，正入肾除热补粗之要品，肾得补，则五脏自安，精神自足，百病去而身肥健矣。"临床应用于阴虚兼有脾胃虚弱的肾病患者。

用量：煎剂，10～20g/d。酒制后增强补肝肾作用。

现代药理研究实验证明：本品可强心利尿，促进白细胞的吞噬功能。

6. 龟甲

本品为龟科动物乌龟的背甲及腹甲。全年均可捕捉，以秋、冬二季为多，捕捉后杀死，或用党沸水烫死，剥取背甲和腹甲，除去残肉，晒干。生用，或以砂烫后醋淬用，用时捣碎。

本品咸、甘、平。入肾、心、肝经。功效滋阴潜阳，益肾健骨，养血补心。《神农本草经》言本品："龟甲，味咸平。主漏下赤白、破症瘕核疟、五痔、阴蚀、湿痹、四肢重弱。"临床应用于：①肾病患者病程中见肝肾阴亏，肝阳上亢证。②阴虚血亏、惊悸、失眠、健忘。

用量：煎剂，宜先煎，10～30g/d。本品经砂烫醋淬后，更容易煎出有效成分，并除去腥气，便于服用。脾胃虚寒者忌服，孕妇慎用。

现代药理研究实验证明：本品可防止环磷酰胺所致的巨细胞减少，对环磷酰胺所致毒副作用有一定的保护或减轻作用。

7. 鳖甲

本品为鳖科动物鳖的背甲。全年均可捕捉，以秋、冬二季为多，捕捉后杀死，置沸水烫至背甲上的硬皮能剥落时，取出，剥取背甲，除去残肉，晒干。生用，或以砂烫后醋淬，用时捣碎。

本品咸、平。入肝、脾、肾经。功效滋阴潜阳，兼能散结，退热除蒸。《本草经疏》言本品："鳖甲主消散者以其味兼乎平，平亦辛也，咸能软坚，辛能走散，故《本经》

主症瘕、坚积、寒热，去痞疾、息肉、阴蚀、痔核、恶肉。”临床应用于肾病患者素有阴虚，又反复感染外邪，表现低热缠绵，夜热早凉，脉细数。

用量：煎服，先煎，10 ～ 30g/d。本品经砂烫醋淬后，更容易煎出有效成分，并除去腥气，便于服用。脾胃虚寒者忌服，孕妇慎用。

现代药理研究实验证明：本品可抑制结缔组织增生、提高血浆蛋白、散结消肿。

8. 枸杞子

本品为茄科植物宁夏枸杞的干燥成熟果实。夏、秋二季果实呈红色时采收，热风烘干，除去果梗，或晾至皮皱后，晒干，除去果梗。生用。

本品甘、平。入肝、肾经。功效滋补肝肾，益精明目。《本草纲目》言本品：“久服坚筋骨，轻身不老，耐寒暑。”临床应用于肾病患者因肝肾亏损，精血不充，目失所养，视物昏花、目涩羞明。

用量：煎剂，10 ～ 15g/d。

现代药理研究实验证明：本品可降血压、血糖，发挥免疫调节作用，促进造血功能。

9. 墨旱莲

本品为菊科植物鳢肠的干燥地上部分。花开时采割，晒干。切段，生用。

本品甘、酸、寒。入肝、肾经。功效养阴益肾，凉血止血。《日华子本草》言本品：“排脓，止血，通小肠，敷一切疮并蚕瘑。”《滇南本草》言本品：“固齿，乌发，洗九种痔疮。”临床应用于：①肾病患者见肾阴虚。②肾病患者尿血证属阴虚内热，迫血妄行。

用量：煎剂，10 ～ 20g/d。

现代药理研究实验证明：本品对免疫系统有双向调节作用。

10. 黄精

本品为百合科植物滇黄精、黄精或多花黄精的干燥根茎。春、秋二季采挖，除去根须，洗净，置沸水中略烫或蒸至透心，干燥。切厚片，生用，或照酒炖法、酒蒸法制用。

本品甘、平。入脾、肺、肾经。功效补气养阴，健脾，润肺，益肾。《本草纲目》言本品：“黄精壮筋骨，益精髓，变白发。”临床应用于：①脾胃虚弱。②肾虚精亏之头晕，腰膝酸软。

用量：煎剂，9 ～ 15g/d。本品性质黏腻，易助湿壅气，故脾虚湿阻、痰湿壅滞，气滞腹满者不宜使用。

现代药理研究实验证明：本品可降血压、降血糖、降血脂。

（四）补阳药

1. 鹿角胶

本品为鹿角经水煎煮、浓缩制成的固体胶。

本品甘、咸、温。入肝、肾经。功效补肾脉，生精髓，强筋骨。《本草经疏》言本品：“凡作劳之人，中气伤绝，四肢作痛，多汗或吐血下血，皆肝、心受病。白胶味甘气温，入二经而能补益中气，则绝伤和、四肢利、血自止、汗自敛也。”临床应用：本品为血肉有情之品，以温润补肾见长，为强壮筋骨之良药。肾病患者见腰膝酸软冷痛时，用鹿角胶则效如桴鼓。

用量：不入煎剂，宜烊化入药，10～20g。阴虚火旺者忌用。

现代药理研究实验证明：本品可消炎、消肿、抗过敏，促进人体淋巴母细胞转化，促进钙吸收升高血钙，增加周围血液中红细胞、白细胞、血小板数量，降低毛细血管通透性减少渗出。

2. 仙茅

本品为石蒜科植物仙茅的干燥根茎。秋、冬二季采挖，除去根头和须根，洗净，干燥。切段，生用，或经米泔水浸泡切片。

本品辛、温。入肾经。功效温肾阳，强筋骨，祛寒湿。《海药本草》言本品：“主风，补暖腰脚，清安五脏，强筋骨，消食。宣而复补，主丈夫七伤，明耳目，益筋力。”《生草药性备要》言本品：“补肾，止痛，治白浊，理痰火，煲肉食。”临床应用于肾病患者见肾阳虚者。

用量：煎剂，3～10g/d。本品燥烈有毒，不宜久服；阴虚火旺者忌服。

现代药理研究实验证明：本品可振奋精神，促进消化，增进食欲，对性腺功能有强壮作用。

3. 巴戟天

本品为茜草科植物巴戟天的干燥根。全年均可采挖，洗净，除去须根，晒至六七成干，轻轻捶扁，晒干。生用，或除去木心，分别加工炮制成巴戟肉、盐巴戟天、制巴戟天用。

本品辛、甘、微温。入肾经。功效补肾壮阳，强筋骨。《神农本草经》言本品：“主大风邪气，阴痿不起，强筋骨，安五脏，补中增志益气。”《日华子本草》言本品：“安五脏，定心气，除一切风。疗水肿。”临床应用于肾阳虚肾病患者。

用量：煎剂，12～20g/d。

现代药理研究实验证明：本品可抗疲劳、抗炎、降压，促进皮质酮分泌。

4. 淫羊藿

本品为小檗科植物淫羊藿、箭叶淫羊藿、柔毛淫羊藿或朝鲜淫羊藿的干燥叶。夏、秋季茎叶茂盛时采收，晒干或阴干。生用或以羊脂油炙用。

本品辛、温。入肝、肾经。功效补肾壮阳，强筋健骨，祛风除湿。《神农本草经》言本品：“主阴痿绝伤，茎中痛。利小便，益气力，强志。”《日华子本草》言本品：“治一切冷风劳气，补腰膝，强心力，丈夫绝阳不起，女子绝阴无子，筋骨挛急，四肢不任，老人昏耄，中年健忘。”临床应用于肾病并发阳痿、肾性高血压证属阴阳失调者。

用量：煎剂，10～15g/d。阴虚火旺者不宜服。

现代药理研究实验证明：本品对动物有降低血压作用，可增加冠状动脉血流量。

5. 续断

本品为川续断科植物川续断的干燥根。秋季采挖，除去根和须根，用微火烘至半干，堆置“发汗”至内部变绿色时，再烘干。切厚片，生用或酒炙、盐炙用。

本品苦、微温。入肝、肾经。功效补肝肾，强腰膝，利血脉。《神农本草经》言本品：“主伤寒，补不足，金疮，痈疡，折跌，续筋骨，妇人乳难，久服益气力。”《药性论》言本品：“主绝伤，去诸温毒，能宣通经脉。”临床应用于肾病患者腰膝酸痛。

用量：煎剂，6～15g/d；或入丸、散；或鲜品适量捣敷。

现代药理研究实验证明：本品可抑制肺炎双球菌，改善维生素 E 缺乏。

6. 杜仲

本品为杜仲科植物杜仲的干燥树皮。4～6 月剥取，刮去粗皮，堆置“发汗”至内皮呈紫褐色，晒干。生用或盐水炙用。

本品甘、微辛、温。入肝、肾经。功效补肝肾，强腰膝。《神农本草经》言本品：“主腰脊痛，补中益精气，坚筋骨，强志，除阴下痒湿，小便余沥。”《药性论》言本品：“治肾冷臀腰痛，腰病人虚而身强直，风也。腰不利加而用之。”临床应用于蛋白尿患者日久肝肾俱虚见腰膝酸痛。

用量：煎剂，10～12g/d。炒用破坏其胶质有利于有效成分煎出，故比生用效果好。本品为温补之品，阴虚火旺者慎用。

现代药理研究实验证明：本品可降血压、利尿。

7. 菟丝子

本品为旋花科植物南方菟丝子或菟丝子的干燥成熟种子。秋季果实成熟时采收植株，晒干，打下种子，除去杂质，洗净，干燥。生用或盐水炙用。

本品辛、甘、平。入肝、肾经。功效滋补肝肾，固精缩尿，安胎，明目，止泻。《神农本草经》言本品：“主续绝伤，补不足，益气力，肥健人，久服明目。”临床应用于：①蛋白尿属肾气不固，精微下泄者。②肾病腰痛，阳痿遗精遗尿，宫冷不孕。③肾病肝肾不足，目暗不明。④肾病脾肾阳虚，便溏泄泻。

用量：煎剂 10～15g/d。外用适量。本品为平补之品，但偏于补阳，阴虚火旺、大便燥结、小便短赤者不宜用。

现代药理研究实验证明：本品可增强体液免疫、细胞免疫及网状内皮系统吞噬能力。

8. 肉苁蓉

本品为列当科植物肉苁蓉或管花肉苁蓉的干燥带鳞叶的肉质茎。春季苗则出土时或秋季冻土之前采挖，除去茎尖。切段，晒干。切厚片，生用或酒炖用。

本品甘、咸、温。入肾、大肠经。功效补肾益精，润肠通便。《神农本草经》言本品：“主五劳七伤，补中，除茎中寒热痛，养五脏，强阴，益精气，妇人症瘕。”《别录》言：“除膀胱邪气、腰痛，止痢。”临床应用于肾病属阴阳两虚证者及阳虚便秘者。

用量：煎剂，10～15g/d。本品能助阳、滑肠，故阴虚火旺及大便泄泻者不宜服。

肠胃实热、大便秘结亦不宜服。

现代药理研究实验证明：本品可降血压，促进生长发育，促进排便，提高免疫功能，对肝肾功能有一定的保护作用。

9. 冬虫夏草

本品为麦角科菌科真菌冬虫夏草寄生在蝙蝠蛾科昆虫幼虫上的子座和幼虫尸体的干燥复合体。夏初子座出土、孢子未发散时挖取，晒至六本成干，除去似纤维状的附着物及杂质，晒干或低温干燥。生用。

本品甘、温。入肺、肾经。功效甘温平补，滋肺补肾，止血化痰。《药性考》言本品："秘精益气，专补命门。"《柑园小识》言本品："以酒浸数枚啖之，治腰膝间痛楚，有益肾之功。"临床应用于肾功能不全。

用量：单煎服，或压成粉剂冲服，0.5 ～ 2g/d。有表邪者不宜用。

现代药理研究实验证明：本品有多方面的免疫调节作用和显著的促生血、抑制血小板作用，对肾毒性损伤有保护作用，可明显减轻肾脏病理改变。

10. 紫河车

本品为健康人的干燥胎盘。将新鲜胎盘除去羊膜及脐带，反复冲洗至去净血液，蒸或置沸水中略煮后，干燥。砸成小块或研成细粉用。

本品甘、咸、温。入心、肺、肾经。功效益气，养血，补精。《本草经疏》言本品："人胞乃补阴阳两虚之药，有反本还元之功。临床应用于肾病患者见腰膝酸痛、神疲乏力、遗精阳痿等肾虚证。

用量：入散剂，5 ～ 12g/d。阴虚火量不宜单独应用。

现代药理研究实验证明：本品具有免疫调节和一定的抗病毒作用。

11. 沙苑子

本品为豆科植物扁茎黄芪的干燥成熟种子。秋末冬初果实成熟尚未开裂时采割植株，晒干，打下种子，除去杂质，晒干。生用或盐水炙用。

本品甘、温。入肾、肝经。功效补益肝肾，固精明目。临床应用于蛋白尿长期不愈者。

用量：煎剂，10 ～ 15g/d。本品为温补固涩之品，阴虚火旺及小便不利者忌服。

现代药理研究实验证明：本品可降血压，减慢心率，降低血清胆固醇、三酰甘油、谷丙转氨酶，提高机体的细胞特异和非特异性免疫力。

12. 益智仁

本品为姜科植物益智的干燥成熟果实。夏、秋间果实由绿变红时采收，晒干或低温干燥。除去外壳，生用或盐水炙用，用时捣碎。

本品辛、温。入脾、肾经。功效温脾肾，摄涎唾，固精缩尿。《世医得效方》言本品："治腹胀忽泻，日夜不止，诸药不效，此气脱也：益智子仁二两。浓煎饮之。"临床应用于肾病伴夜尿频多者。

用量：煎剂，3 ～ 10g/d。

现代药理研究实验证明：本品有利尿作用，可保纳排钾。

五、祛瘀药

肾病中因瘀血阻滞而致的水肿、小便不利以及慢性肾炎、肾衰竭都可用此类药物进行治疗。本类药物行散力强，易耗血动血，故月经过多及其他出血无瘀者忌用，孕妇慎用或忌用。

1. 川芎

本品为伞形科植物川芎的干燥根茎。夏季当茎上的节盘显著突出，并略带紫色时采挖，除去泥沙，晒后烘干，再去须根。切片，生用。

本品辛、温。入肝、心包经。功效活血行气，祛风止痛。《神农本草经》言本品："主中风入脑头痛，寒痹，筋挛缓急，金创，妇人血闭无子。"《别录》言本品："除脑中冷动，面上游风去来，目泪出，多涕唾，忽忽如醉，诸寒冷气，心腹坚痛，中恶，卒急肿痛，胁风痛，温中内寒。"临床应用肾病气滞血瘀。

用量：煎剂，3～10g/d。本品辛温升散，凡阴虚火旺、舌红口干，多汗，月经过多及出血性疾病，不宜应用。

现代药理研究实验证明：本品可抑制大脑活动和麻痹神经中枢，直接扩张周围血管使冠状动脉血流量和下肢血流量增加，降低血压。

2. 丹参

本品为唇形科植物丹参的干燥根及根茎。春、秋二季采挖，除去泥沙，干燥。切厚片，生用或酒炙用。

本品苦、微寒。入心、心包、肝经。功效活血化瘀，通经止痛，清心除烦。

《本草纲目》言本品："活血，通心包络，治疝痛。"《神农本草经》言："心腹邪气，肠鸣幽幽如走水，寒热积聚，破症除瘕，止烦满，益气。"临床应用于肾病兼月经不调，闭经痛经，血瘀心痛，脘腹疼痛。

用量：煎剂，10～30g/d。活血化瘀宜酒炙用。不宜与藜芦同用。

现代药理研究实验证明：本品可扩张冠状动脉，提高免疫功能，镇静降压，改善血液循环，降低血中的胆固醇，对肾衰竭有显著的保护作用。

3. 泽兰

本品为唇形科植物毛叶地瓜儿苗的干燥地上部分。夏、秋二季茎叶茂盛时采割，晒干。切段，生用。

本品辛、苦、微温。入肝、脾经。功效活血化瘀，利水消肿。《本草经疏》言本品："泽兰，苦能泄热，甘能和血，酸能入肝，温通营血。佐以益脾土之药，而用防己为之使，则主大腹水肿，身面四肢浮肿，骨节中水气。《日华子》《药性论》总其泄热和血，行而带补之能也。"临床应用于肾病水肿兼有瘀血者。女性肾病患者兼有月经不调。

用量：煎剂，10～15g/d。无瘀滞者慎用。

现代药理研究实验证明：本品可改善血液流变学及微循环障碍。

4. 益母草

本品为唇形科植物益母草的新鲜或干燥地上部分。鲜品春季幼苗期至初夏花前期采割；干品在夏季茎叶茂盛、花未开或初开时采割，晒干，或切段晒干。鲜用，或生用。

本品辛、微苦、微寒。入肝、心、膀胱经。功效活血化瘀，利水。《本草拾遗》言本品："捣苗，敷乳痈恶肿痛者；又捣苗绞汁服，主浮肿下水，兼恶毒肿。"《本草衍义》言："治产前产后诸疾，行血养血；难产作膏服。"临床应用于肾病有瘀血征象及肾病水肿。

用量：煎剂，10～30g/d。孕妇慎用。

现代药理研究实验证明：本品可改善和增加肾血流量，使肾小球和肾小管得到修复和再生，逆转纤维化。

5. 牛膝

本品为苋科植物牛膝的干燥根。冬季茎叶枯萎时采挖，除去须根和泥沙，捆成小把，晒至干皱后，将顶端切齐，晒干。

本品苦、酸、平。入肝、肾经。功效活血化瘀，引血下行，补益肝肾，强健腰膝。川牛膝长于活血化瘀，怀牛膝长于补肝肾，强腰膝。川、怀牛膝同用有补通兼顾之功。《中药形性经验鉴别法》言本品："有利尿、强精、通经之效。能舒筋活血，专治腰膝疼痛。"临床应用于：①肾病患者水肿伴血瘀证。②肾病患者伴肾性高血压证属肝肾阴虚，肝阳上亢；肾病患者肾阴亏虚、虚火上炎伴发口舌生疮。③肾病患者肾虚腰失充养而致的腰膝酸痛。④淋证、水肿、小便不利。

用量：煎剂，10～20g/d。孕妇慎用。

现代药理研究实验证明：本品有利尿和短暂降压作用。对心脏抑制、外周血管扩张有一定作用。

6. 红花

本品为菊科植物红花的干燥花。夏季花由黄变红时采摘，阴干或晒干。生用。

本品辛、温。入肝、心经。功效活血化瘀，通经止痛。《新修本草》言本品："治口噤不语，血结，产后诸疾。"《开宝本草》言本品："主产后血运口噤，腹内恶血不尽、绞痛，胎死腹中，并酒煮服。亦主蛊毒下血。"临床应用于肾病夹瘀血。

用量：煎剂，3～10g/d。孕妇慎用；有出血倾向者不宜多用。

现代药理研究实验证明：本品可抗凝血和降低血压。

7. 桃仁

本品为蔷薇科植物桃或山桃的干燥成熟种子。果实成熟后采收，除去果肉和核壳，取出种子，晒干。生用，或照焯法去皮用、炒黄用，用时捣碎。

本品甘、苦、平。入肝、心、大肠经。功效破血祛瘀，润肠通便。《本草经疏》言本品："夫血者阴也，有形者也，周流夫一身者也，一有凝滞则为症瘕，瘀血血闭，或妇人月水不通，或击扑损伤积血，及心下宿血坚痛，皆从足厥阴受病，以其为藏血之脏也。桃核仁苦能泄滞，辛能散结，甘温通行而缓肝，故主如上等证也。”临床应用于肾病患者兼瘀血者及血滞便秘。

用量：煎剂，10 ～ 15g/d。孕妇及便溏者慎用。

现代药理研究实验证明：本品可显著抑制凝血。

8. 鸡血藤

本品为豆科植物密花豆的干燥藤茎。秋、冬二季采收，除去枝叶，切片，晒干。生用。

本品苦、甘、温。入肝、肾经。功效补血，活血，通络。《本草纲目拾遗》言本品：“活血，暖腰膝，已风瘫。”临床应用于：①血瘀及血虚之月经不调、痛经、闭经。②肾病见风湿痹痛，手足麻木，肢体瘫痪及血虚萎黄。

用量：煎剂，9 ～ 15g/d。

现代药理研究实验证明：本品可扩张血管、抗血小板聚集。

六、收涩固精药

本类药物大多性味酸涩收敛，分别具有固表止汗、敛肺止咳、涩肠止泻、固精缩尿、收敛止血、止带等作用。凡表邪未解，湿热内蕴所致的泻痢、带下、血热出血以及郁热未清者，均不宜用，以防闭门留寇。但某些药物除收涩作用外，兼有清湿热、解毒等功效，则又当分别对待。

1. 芡实

本品为睡莲科植物芡的干燥成熟种仁。秋末冬初采收成熟果实，除去果皮，取出种子，洗净，再除去硬壳，晒干。生用或麸炒用。

本品甘、涩、平。入脾、肾经。功效益肾固精，补脾止泻，祛湿止带。《神农本草经》言本品：“主湿痹腰脊膝痛，补中除暴疾，益精气，强志，令耳目聪明。”《本草纲目》言本品：“止渴益肾。”

临床应用于脾肾虚衰，固摄无权，精微物质下陷而出现的蛋白尿长期不愈。

用量：煎剂，10 ～ 30g/d。

现代药理研究实验证明：本品可明显消除慢性肾炎所致的蛋白尿。

2. 莲子

本品为睡莲科植物莲的干燥成熟种子。秋季果实成熟时采割莲房，取出果实，干燥。去心，生用。

本品甘、涩、平。入脾、肾、心经。功效补脾止泻，益肾涩精，养心安神。《本草纲目》言本品：“莲之味甘，气温而性涩，禀清芳之气，得稼穑之味，乃脾之果也。土为元气之母，母气既和，津液相成，神乃自生，久视耐老，以其权舆也。昔人治心肾不交，劳伤白浊，有清心莲子饮；补心肾，益精血，有瑞莲丸，皆得此理。”

临床应用于①肾病患者脾虚食少，久泻。②肾病患者伴口干、烦热、虚烦、心悸、失眠、溲热。

用量：煎剂，10 ～ 15g/d。

现代药理研究实验证明：本品可降低血压，抗心率失常、自由基，改善心肌缺血、抗衰老，对血流动力学有抑制作用。

3. 山茱萸

本品为山茱萸科植物山茱萸的干燥成熟果肉。秋末冬初果皮变红时采收果实，用文火烘或置沸水中略烫，及时挤出果核，干燥。除去杂质及残留果核。山萸肉生用，或取净山萸肉照酒炖法、酒蒸法制用。

本品酸、苦、涩、微温。入肝、肾经。功效补益肝肾，兼以涩精。《圣惠方》言："山茱萸治治五种腰痛，下焦风冷，腰脚无力：牛膝一两（去苗），山茱萸一两，桂心三分，上药捣细罗为散，每于食前，以温酒调下二钱。"临床应用于①肾病腰膝酸软，头晕耳鸣，阳痿。②肾虚致封藏失司，摄纳无权。③肾病遗精滑精，遗尿尿频。④肾病患者大汗不止，体虚欲脱。

用量：煎剂，6 ～ 12g/d，急救固脱可用至 20 ～ 30g/d。素有湿热而致小便淋涩者不宜服用。

现代药理研究实验证明：本品可利尿、降压、改善糖尿病、兴奋交感神经。

4. 金樱子

本品为蔷薇科植物金樱子的干燥成熟果实。10 ～ 11 月果实成熟变红时采收，干燥，除去毛、刺、核用。

本品酸、平。入肾、膀胱、大肠经。功效收涩固精，涩肠止泻。《本草经疏》言本品："泄泻由于火热暴注者不宜用；小便不禁及精气滑脱因于阴虚火炽而得者，不宜用。"临床应用于脾肾亏虚而致的肾病长期不愈及夜尿频数。

用量：煎剂，10 ～ 30g/d。

现代药理研究实验证明：本品可改善实验性动脉粥样硬化，收敛止汗。

5. 桑螵蛸

本品为螳螂科昆虫大刀螂、小刀螂或巨斧螳螂的干燥卵鞘。深秋至次春采集，除去杂质，蒸至虫卵死后，干燥。用时剪碎。

本品甘、咸、平。入肝、肾经。功效补肾壮阳，固精缩尿。《神农本草经》又言通五淋，利小便水道，盖取以泄下焦虚滞也。"《神农本草经》言本品："主伤中，疝瘕，阴痿，益精生子。女子血闭腰痛，通五琳，利小便水道。"临床应用于肾病患者见阳痿，遗精滑精，遗尿尿频，白浊等肾阳虚证。

用量：煎剂，3 ～ 10g/d。本品助阳固涩，故阴虚火旺，膀胱蕴热而小便频数者忌用。

现代药理研究实验证明：本品可改善贫血，抗缺氧，利尿，减轻动脉粥样硬化。

6. 五味子

本品为木兰科植物五味子或华中五味子的干燥成熟果实。秋季果实成熟时采摘，晒干或蒸后晒干，除去果梗和杂质。生用，或照醋蒸法蒸至黑色、干燥后用，用时捣碎。

本品酸、甘、温。入肺、心、肾经。功效收敛固涩，益气生精，补肾宁心。《神农本草经》言本品："主益气，咳逆上气，劳伤羸度，补不足，强阴，益男子精。"《别录》言本品："养五脏，除热，生阴中肌。"

临床应用于肾病见自汗盗汗、遗精滑精、久泻不止，脾肾虚寒五更泄泻、心悸、失眠、多梦。

用量：煎剂，1.5 ～ 6g/d。凡表邪未解，内有实热，咳嗽初起，麻疹初期，均不宜用。

现代药理研究实验证明：本品可抗菌，调节中枢神经系统兴奋和抑制过程，促进机体代谢，调节胃液和胆液分泌，降低肝炎恢复期转氨酶。

七、止血药

本类药物适用于各种原因引起的内外出血证。使用时应注意"止血不留瘀"，这是运用止血药必须始终注意的问题。

（一）凉血止血药

1. 大蓟

本品为菊科植物蓟的干燥地上部分。夏、秋二季花开时采割地上部分，除去杂质，晒干。生用或炒炭用。

本品甘、苦、凉。入肝、心经。功效凉血止血，祛瘀消肿。《新修本草》言本品："根，疗痈肿。大、小蓟皆能破血，但大蓟兼疗痈肿，而小蓟专主血，不能消痈肿也。"临床应用于：①胸腔积液、腹水、水肿喘满。②肾病伴血尿。

用量：煎剂，10 ～ 30g/d。外用适量，捣敷患处。大蓟炭性味苦、涩、凉，作用偏于凉血止血。

现代药理研究实验证明：本品有止血作用。

2. 小蓟

本品为菊科植物刺儿菜的干燥地上部分。夏、秋二季花开时采割。除去杂质，晒干。生用或炒炭用。

本品甘、苦、凉。入心、肝经。功效清热解毒，凉血止血。《新修本草》言："大、小蓟皆能破血，但大蓟兼疗痈肿，而小蓟专主血，不能消肿也。"《日华子本草》言："小蓟力微，只可退热，不似大蓟能补养下气。"临床应用于肾病伴血尿。

用量：煎剂，10 ～ 30g。外用适量，捣敷患处。

现代药理研究实验证明：本品可加速止血、促凝、降脂、利胆、利尿、强心、升压、收缩血管、升高血小板数目，有一定的抑菌作用。

3. 侧柏叶

本品为柏科植物侧柏的干燥枝梢及叶。多在夏、秋二季采收，阴干。生用或炒炭用。

本品苦、涩、微寒。入肺、肝、大肠经。功效凉血止血，生发乌发。《本草经疏》言本品："侧柏叶，味苦而微温，义应并于微寒，故得主诸血崩中赤白。若夫轻身益气，令人耐寒暑，则略同于柏实之性矣。"临床应用于肾病有血尿或出血倾向。

用量：煎剂，10～15g/d。外用适量。止血多炒炭用，化痰止咳宜生用。

现代药理研究实验证明：本品可明显缩短动物出血及凝血时间。

4. 地榆

本品为蔷薇科植物地榆或长叶地榆的干燥根。春季将发芽时或秋季植株枯萎后采挖，除去须根，洗净，切片，干燥。生用或炒炭用。

本品苦、酸、微寒。入胃、肝、大肠经。功效凉血止血。《本草纲目》言本品："月经不止，血崩，漏下赤白，煎醋服。"《神农本草经》言："妇人乳产，痛七伤，带下五漏，止痛止汗，除恶肉，疗金疮。"临床应用于肾病伴便血。

用量：煎剂，10～20g/d。外用适量，研末涂敷患处。止血多炒炭用，解毒敛疮多生用。

现代药理研究实验证明：本品可抗菌、止血。

5. 白茅根

本品为禾木科植物白茅的干燥根茎。春、秋二季采挖，洗净，晒干，除去须根及膜质叶鞘，捆成小把。切段，生用或炒炭用。

本品甘、寒。入肺、胃、膀胱经。功效凉血止血，清热利尿。《神农本草经》言本品："劳伤虚羸，补中益气，除瘀血、血闭寒热，利小便。"《别录》言本品："下五淋，除客热在肠胃，止渴坚筋，妇人崩中。久服利人。"临床应用于：①急性肾炎水肿、热淋。②血热妄行、吐衄尿血。

用量：煎剂，9～30g/d；鲜品30～60g/d。止血多炒炭用，清热利尿宜生用。

现代药理研究实验证明：本品可显著缩短出血和凝血时间，抑制肺炎球菌、卡他球菌、流感杆菌、金黄色葡萄球菌及福氏、宋氏痢疾杆菌等。

（二）化瘀止血药

1. 三七

本品为五加科植物三七的干燥根和根茎。秋季花开前采挖，洗 净，分开主根、支根及根茎，干燥。支根习称"筋条"，根茎习称"剪口"。切片，或捣碎，或碾细粉用。

本品甘、微苦、温。入肝、胃经。功效散瘀止血，消肿定痛。《本草纲目》言本品："三七，近时始出，南人军中用为金疮要药，云有奇功……亦主吐血、衄血、下血、血痢、崩中、经水不止、产后恶血不下、血运、血痛、赤目、痈肿、虎咬、蛇伤诸病。"

临床应用于：①出血证。②跌打损伤，瘀滞肿痛。此外，本品有补虚强壮的作用，民间用治虚损劳伤。

用量：研粉吞服，3～9g；外用适量。孕妇慎用。

现代药理研究实验证明：本品可扩张血管，降低血压，改善微循环，止血，活血化瘀，保肝，抗炎，延缓衰老，双向调节血糖，抑制动脉硬化，降低血脂、胆固醇。

2. 茜草

本品为茜草科植物的干燥根及根茎。春、秋二季采挖，除去泥沙，干燥。切厚片或段，生用或炒炭用。

本品苦、寒。入肝经。功效凉血，止血，祛瘀，通经。《本草经疏》言本品："茜根，行血凉血之要药。主痹，痹者血病，行血软坚，则痹自愈。"临床应用于出血证。

用量：煎剂，6～9g/d。止血炒炭用，活血通经生用或酒炒用。孕妇慎用。

现代药理研究实验证明：本品炒炭后止血作用更为显著。大剂量茜草素能降低动物血压，有抗炎、利尿及兴奋离体肠管的作用。

八、消导理气药

肾病患者水肿严重可致胃肠道水肿，引起胃肠功能紊乱。消导理气药适用于肾病水肿脾胃症状突出的患者，如呕吐、恶心、腹胀、纳差、腹泻等。

1. 鸡内金

本品为雉科动物家鸡的干燥沙囊内壁。杀鸡后，取出鸡肫，立即剥下内壁，洗净，干燥。生用、炒用或醋炙用。

本品甘、平。入脾、胃、小肠、膀胱经。功效健胃消食，涩精止遗。《别录》言本品："主小便利，遗溺，除热止烦。"《日华子本草》言："止泄精，并尿血、崩中、带下、肠风、泻痢。"《滇南本草》言："宽中健脾，消食磨胃。治小儿乳食结滞，肚大筋青，痞积疳积。"临床应用于蛋白尿伴见纳差、食欲减退；泌尿系结石。

用量：煎剂，3～9g/d；研末服，每次1.5～3g/d。研末服效果优于煎剂。脾虚无积滞者慎用。

现代药理研究实验证明：本品其粉末可增加胃液分泌量，增强胃运动。

2. 紫苏

本品为唇形科植物紫苏的干燥叶。夏季枝叶茂盛时采收。除去杂质，晒干，生用。

本品辛、温。入肺、脾经。功效和胃止呕，表散风寒，润肠。《圣济总录》中记载："治疗咳逆短气：紫苏茎叶（锉）一两 人参半两上二味 粗捣筛 每服三钱匕 水一盏 煎至七分 去滓 温服 日再。"临床应用于：①肾病水肿患者出现的呕吐。②肾病患者体虚气弱感风寒夹痰浊，临床表现为恶寒发热，头痛鼻塞，咳嗽痰多，胸膈满闷。

用量：煎剂，6～12g/d，不宜久煎。

现代药理研究实验证明：本品可解热镇痛，对金黄色葡萄球菌、真菌剂病毒ECHO11株有抑制作用。

3. 白豆蔻

本品为姜科草本植物白豆蔻或爪哇白豆蔻的干燥成熟果实。秋季果实出绿色转成黄绿色时采收，晒干。生用，用时捣碎。

本品辛、温。入脾、胃经。功效理气化湿，止呕。《开宝本草》言本品："主积冷气，止吐逆，反胃，消谷下气。"《珍珠囊》言："散肺中滞气，消谷进食。"

临床应用于肾病患者脾胃虚寒，湿浊中阻。

用量：煎剂，3～10g/d，宜后下。阴虚血燥者慎用。

现代药理研究实验证明：本品可促进胃液分泌，增强肠管蠕动。

4. 砂仁

本品为姜科植物阳春砂、绿壳砂或海南砂的干燥成熟果实。夏、秋二季果实成熟时采收，晒干或低温干燥。生用，用时打碎。

本品辛、温。入脾、胃、肾经。功效芳香行气，醒脾和胃止呕，理气安胎。《药品化义》言本品："若呕吐恶心，寒湿冷泻，腹中虚痛，以此温中调气；若脾虚饱闷，宿食不消，酒毒伤胃，以此散滞化气。"临床应用于脾胃虚弱，湿浊上犯而现的纳呆、呕恶。

用量：煎剂，3～10g/d，宜后下。阴虚血燥者慎用。

现代药理研究实验证明：本品可拮抗乙酰胆碱的收缩效应。

5. 陈皮

本品为芸香科植物橘及栽培变种茶枝柑、大红袍、温州蜜柑、福橘的干燥成熟果实。采摘成熟果实，剥去果皮，果晒干或低温干燥。切丝，生用。

本品辛、苦、温。入肺、脾经。功效理气和胃止呕，燥湿化痰。临床应用于肾病患者中焦气滞而见恶心呕吐，腹胀食少。

用量：煎剂，6～12g/d。

现代药理研究实验证明：本品可促进胃肠排除积气。

6. 半夏

本品为天南星科植物半夏的干燥块茎。夏、秋二季采挖，除去外皮和须根，晒干。捣碎生用，或用生石灰、甘草制成法半夏，用生姜、白矾制成姜半夏，用白矾制成清半夏。

本品辛、温。入脾、胃、肺经。功效降逆止呕，燥湿化痰。《南京民间药草》言本品："治肿毒"。临床应用于：①肾病呕吐反胃、胸脘痞闷。②肾病寒热中阻，升降失常，上下不能交泰而致心下痞者。

用量：宜炮制后入煎剂，6～9g/d。降逆止呕用姜半夏，燥湿化痰用法半夏。

现代药理研究实验证明：本品有镇咳及中枢性镇吐作用。

7. 竹茹

本品为禾本科植物青秆竹、大头典竹或淡竹的茎秆的干燥中间层。全年均可采制，取新鲜茎，除去外皮，将略带绿色的中间层刮成丝条，或削成薄片，捆扎成束，阴干。生用或姜汁炙用。

本品甘、微寒。入肺、胃经。功效清热化痰止呕。《名医别录》言本品："治呕啘，温气寒热，吐血，崩中，溢筋。"《医学入门》言："治虚烦不眠，伤寒劳复，阴筋肿缩腹痛，妊娠因惊心痛，小儿痫口噤，体热。"临床应用于肾病呕恶属胃虚有热者。

用量：煎剂，6～12g/d。生用偏于清化热痰，姜汁炙用偏于和胃止呕。

现代药理研究实验证明：本品对白色葡萄球菌、枯草杆菌、大肠埃希菌及伤寒杆菌等有较强的抗菌作用。

8. 麦芽

本品为禾本科植物大麦的成熟果实经发芽干燥的炮制加工品。将麦粒用水浸泡后，保持适宜温、湿度，待幼芽长至约5mm时，晒干或低温干燥。生用、炒黄或炒焦用。

本品甘、平。入脾、胃经。功效行气消食，健脾开胃，退乳消胀。《药性论》言本品："消化宿食，破冷气，去心腹胀满。"《日华子本草》言："温中，下气，开胃，止霍乱，除烦，消痰，破症结，能催生落胎。"临床应用于肾病患者脾虚食少，食欲减退，脘腹胀满。

用量：煎剂，9～15g/d；回乳炒用60g/d。授乳期妇女不宜使用。

现代药理研究实验证明：本品可助消化。

9. 厚朴

本品为木兰科植物厚朴或凹叶厚朴的干燥干皮、根皮及枝皮。4～6月剥取，根皮及枝皮直接阴干，干皮置沸水中微煮后，堆置阴湿处，"发汗"至内表面变紫褐色时，蒸软，取出，卷成筒状，干燥。切丝，生用或姜汁炙用。

本品苦、辛、温。入脾、胃、肺、大肠经。功效燥湿消痰，下气除满。《神农本草经》言本品："主中风伤寒，头痛，寒热惊悸，气血痹，死肌，去三虫。"《别录》言本品："温中益气，消痰下气。疗霍乱及腹痛胀满，胃中冷逆及胸中呕不止，泄痢淋露，除惊，去留热心烦满，厚肠胃。"临床应用于：①湿阻中焦，脘腹胀满。②食积气滞，腹胀便秘。

用量：煎剂，3～9g/d。本品辛苦温燥湿，易耗气伤津，故气虚津亏者及孕妇当慎用。

现代药理研究实验证明：本品健胃助消化，其煎剂有广谱抗菌作用。

九、其他类药

1. 天麻

本品为兰科植物天麻的干燥块茎。立冬后至次年清明前采挖，冬季茎枯时采挖者名“冬麻”，质量优良；春季发芽时采挖者名“春麻”，质量较差。采挖后，立即洗净，蒸透，敞开低温干燥。洗净，润透或蒸软，切薄片。生用。

本品甘、微温。入肝经。功效平肝熄风，祛风止痛。临床应用于肾性高血压患者出现的头晕、头胀痛等证。

用量：煎剂，6 ～ 15g/d。

现代药理研究实验证明：本品对神经细胞损伤有保护作用，并有抗惊厥、镇静催眠、镇痛和一定的降压作用，能增加外周及冠状动脉血流量，对心脏有保护作用。

2. 大黄

本品为蓼科植物掌叶大黄、唐古特大黄或药用大黄的干燥根和根茎。秋末茎叶枯萎或次春发芽前采挖，除去细根，刮去外皮，切瓣或段，绳穿成串，干燥，或直接干燥。生用，或酒炙，酒炖或蒸，炒炭用。

本品苦、寒。入脾、胃、大肠、肝、心包经。功效泻热通肠，凉血解毒，逐瘀通经。《神农本草经》言本品：“下瘀血，血闭寒热，破癥瘕积聚，留饮宿食，荡涤肠胃，推陈致新，通利水谷，调中化食，安和五脏。”临床应用于慢性肾衰竭，肾病目赤暴痛，热毒疮疖等。

用量：煎剂，3 ～ 30g/d。用于泻下不宜久煎。孕妇及月经期、哺乳期慎用。又本品苦寒，易伤胃气，脾胃虚弱者亦应慎用。

现代药理研究实验证明：本品可促进含氮代谢产物从肠道排泄，减轻氮质血症，缓解慢性肾衰竭的临床症状。

3. 地龙

本品为钜蚓科动物参环毛蚓、通俗环毛蚓、威廉环毛蚓或栉盲环毛蚓的干燥体。广地龙春季至秋季捕捉，沪地龙夏季捕捉，及时剖开腹部，除去内脏及泥沙，洗净，切段，晒干或低温干燥。生有。

本品咸、寒。入肝、脾、膀胱经。功效清热定惊，通络，平喘，利尿。《本草衍义》言本品：“若治肾脏风下病不可阙也，仍须盐汤送。”临床应用于湿热下注，热淋涩痛。

用量：煎剂，4.5 ～ 9g/d。

现代药理研究实验证明：本品可溶栓、抗凝、平喘、抗癌、抗心律失常。

4. 附子

本品为毛茛科植物乌头的子根的加工品。6 月下旬至 8 月上旬采挖，除去母根，须根及泥沙，习称“泥附子”，加工制成盐附子、黑附片、白附片。饮片炮制品有黑附片、白附片、淡附片、炮附片。

本品辛、甘、大热。有毒。入心、肾、脾经。功效回阳救逆，补火助阳，散寒止痛。《本草衍义》言本品：“后世补虚寒，则须用附子，仍取其端平而圆大及半两以上者，其力全，不僭。风家即多用天雄，亦取其大者，以其尖角多热性，不肯就下，故取敷散也。”临床应用于肾阳不足、命门火衰证，脾肾阳虚、寒湿内盛，脾肾阳虚，心阳衰弱。

用量 煎剂，3～15g/d。本品有毒，宜先煎0.5～1h，至口尝无麻辣感为度。本品辛热燥烈，孕妇慎用，阴虚阳亢者忌用。生品外用，内服须经炮制。若内服过量，或炮制、煎煮方法不当，可引起中毒。

现代药理研究实验证明：本品可镇痛，抗炎，抗休克，扩张血管，增加血流量，改善血液循环。

5. 肉桂

本品为樟科植物肉桂的干燥树皮。多于秋季剥取，阴干。因剥取部位及品质的不同而加工成多种规格，常见的有企边桂、板桂、油板桂等。生用。

本品辛、甘、大热。入肾、脾、心、肝经。功效补火助阳，引火归源，散寒止痛，活血通经。《别录》言本品：“主温中，利肝肺气，心腹寒热、冷疾，霍乱转筋，头痛，腰痛，止唾，咳嗽，鼻齆；能堕胎，坚骨节，通血脉，理疏不足；宣导百药，无所畏。”临床应用肾病寒邪内侵或脾胃虚寒所致的脘腹冷痛；肾病日久体虚气血不足；肾病肾阳不足腰痛，小便不利或频数，短气喘促，浮肿尿少诸证。

用量：煎剂，1～4.5g/d，宜后下或焗服；研末冲服，每次1～2g/d。阴虚火旺，里有实热，有出血倾向者及孕妇慎用。不宜与赤石脂同用。

现代药理研究实验证明：本品中含有的桂皮醛对小鼠有镇静、降温、降压、调节胃肠道功能的作用。

（代鹏飞　郭双奋　张春艳　吉　勤）

第十章

保健与护理

肾脏与人体先天禀赋强弱、生长发育迟速、脏腑功能盛衰有着密切的联系。肾好则人体健康、延年益寿；肾坏则百病丛生、身体早衰。保护肾脏对于预防疾病的发生有着重要意义。对于肾脏疾病，我们要坚持中西合璧、辨证辨病、未病先防、既病防变、预防为主的原则，做到早期发现、早期诊断、早期治疗，同时制订科学合理有效的预防、保健、护理方案，使患者恢复健康。

第一节　预防保健

一、中医对肾脏病的预防

中医学历来十分重视预防，注重治未病，强调防患于未然。治未病主要包括未病先防和既病防变两方面。

（一）未病先防

在疾病未发生之前，做好各种预防工作，防止疾病发生。为了防止疾病发生，必须注意精神调摄、身体锻炼、饮食起居护理、避免过度疲劳和适当的药物预防等方面。

1. 调摄精神

做好情志护理，保持精神上安定清静愉快，对提高正气，预防疾病的发生或发展有着十分重要的意义。

2. 健身强体

汉代医家华佗创造“五禽戏”进行身体锻炼，能增强体质，减少疾病发生。对于慢性疾病，通过太极拳、八段锦等健身锻炼，有助于关节流利，气机通畅，使身体机能得到加强，促进身体康复。

3. 起居有常

要保持身体健康，精神充沛，益寿延年，就应懂得自然变化规律，顺应自然环境的变化，对饮食起居、劳逸等有适当的节制和安排。

4. 药物预防

近年来中草药预防疾病有了很大发展，如用贯众、板蓝根或大青叶预防流感，用茵陈、栀子等预防肝炎，马齿苋预防痢疾等，均取得很好效果。

（二）既病防变

未病先防是预防疾病积极而理想的措施。但如果疾病已经发生，则应密切观察病情变化，及时发现、处理各种并发症，果断采取护理措施，防止疾病发展和传变。治疗疾病时应根据其传变规律，实施预见性治疗以控制其病理传变。

1. 早诊早治

外邪初袭人体病情尚浅，应当及时诊治，否则病邪会由表入里，由轻变重，给治疗带来困难。

2. 善知传变

正如《金匮要略》云“见肝之病，知肝传脾，当先实脾”。各种疾病都有不同的传变途径及发展规律，如外感病多以六经传变、卫气营血传变或三焦传变；内伤杂病则多以五行生克制化规律传变等。

二、西医对肾脏病的预防

慢性肾病一般病程较长且病情复杂。在漫长的与疾病斗争的过程中，患者及其亲属应积极配合医生治疗，合理用药，定期复查。

（一）预防措施

提早进行肾脏疾病的预防保健，避免肾衰竭，早防甚于早治是预防肾病的核心思想。

1. 调整生活方式

戒烟、保暖、控制体重、限制盐的摄入；不暴饮暴食、不憋尿；适当运动如散步，太极，气功等，以不感觉疲劳为宜。水肿明显时应限制每日饮水量。肾功能受损时建议优质低蛋白、高钙低磷饮食，有效降低蛋白尿，纠正高脂血症、高尿酸血症。针对并发症进行对症治疗。

2. 避免感染

喉部或扁桃腺遭链球菌等感染时容易引起肾病。在医师指导下使用抗生素时要彻底，不要中途而废，否则反复发生的链球菌感染容易导致肾脏发炎（儿童尤需注意）。

3. 避免肾毒性药物

许多止痛药、感冒药和部分中草药都有肾脏毒性，不要轻易服用。

4. 定期检查

每半年到一年做一次尿液和肾功能检查。女性怀孕前也要做肾功能检查，否则怀孕后肾脏负担增加，易引起肾脏病。

5. 积极治疗基础病

对于原发性或自身免疫性肾脏病，必要时应遵医嘱使用激素或免疫抑制剂；继发于糖尿病、高血压等慢性疾病的肾脏损害，首先应积极控制原发病，控制血糖、血压，将其控制在安全范围内。

（二）保健要点

肾脏病可防可治，如能早期发现并治疗，肾损害将会被延缓或停止。因此，定期肾脏病筛查非常必要。伴有糖尿病、高血压、肾脏病家族史或有长期使用药物史的高危人群要例行相关检查。建议健康人每年一次尿常规检查，高危人群则要增加尿监测频率，3～5个月尿检一次。如发现有眼睑或下肢浮肿、青年高血压、泡沫尿、尿色变深、腰酸痛、夜尿频多、贫血等情况，要及时就医。

1. 了解肾脏六大功能和肾脏病八大危害

（1）肾脏六大功能：排泄血液中的代谢废物和毒素、调节血压、调节骨骼生长、调节红细胞生长、调控体液（水）平衡、维持体内矿物质盐的平衡（如钠、磷、钾等）。

（2）肾脏病八大危害：导致心脏疾病、中风、高血压和动脉硬化、骨质疏松、神经病变、贫血、肾衰竭（终末期肾病、尿毒症）、死亡。

2. 评估肾脏病的主次危险性因素

（1）肾脏病主要危险因素：自己或家族其他人有糖尿病、高血压、心血管疾病；家族其他成员有 IgA 肾病等。

（2）肾脏病次要危险因素：红斑狼疮、血管炎或其他自身免疫性疾病；反复尿路感染；肥胖；肾结石；长期应用肾毒性药物（止痛、退热、感冒药）；亚裔人种；年龄 60 岁以上；低出生体重。

3. 了解肾脏病的八大症状

疲乏虚弱、尿痛或排尿困难、尿泡沫增多、尿色发红或发黑、尿量增多（尤其夜尿增多）、眼睛发胀、水肿、口渴加重。

4. 评估肾脏病情的五大检查

血压、尿蛋白、血肌酐、肾小球滤过率、肾脏影像学检查（包括超声波、X 线和同位素检查等）。

5. 保持肾脏健康的六大方法

控制血压、控制血糖、减少盐分摄入、避免应用肾毒性药物、调整饮食中蛋白质摄入量、避免感染。

（代鹏飞）

第二节　护理常规

一、中医护理原则

（一）正护与反护

1. 正护

正护是逆其证候性质而护的一种常用护理原则，又称逆护。寒者热之，热者寒之，虚则补之，实则泻之，均为正护。如虚寒证肾病患者在护理上应采用保暖，室温宜高，最好住向阳病室，使患者感到温暖舒适有生机，中药应温热服，饮食可给性温的牛、羊之品；实热证患者则应采取与上述护法相反的原则。

2. 反护

反护是顺从疾病假象而护的一种护理原则，多在特殊情况下使用。如阴盛格阳的真寒假热证、阳盛格阴的真热假寒证、脾虚不运所致的脘腹胀满或食积所致的腹泻等，分别采用热因热用、寒因寒用、塞因塞用和通因通用的护理方法。

（二）标本缓急

本和标是一个相对概念，主要说明病证各种矛盾的主次关系。在复杂多变的病证中，常有标本主次的不同。护理上应了解疾病的全过程，综合进行分析，才能透过现象看到本质然后配合治疗，采取急则护其标，缓则护其本的护理原则。

1. 急则护其标

当标病甚急危及患者生命或影响本病治疗时，护理上应采取应急措施，解决其标的问题。如肾病患者出现胃火上炎的牙痛，见坐卧不安、失眠、烦躁时，护理上应针刺合谷穴以降火止痛。

2. 缓则护其本

对慢性病或恢复期患者标证不甚明显时，护理工作重点应护其本。如做好精神情志的调摄、加强锻炼以增强体质、适当食补等。

（三）三因制宜

三因制宜是指因时、因地、因人制宜。要求护理疾病时根据季节、地区及人的体质、性别、年龄等不同，制定相宜的护理原则和措施。

1. 因时制宜

根据四时气候变化特点制定护理原则。同属外感风寒证在春夏和秋冬季节发病，其护理原则不尽相同。春夏季节，阳气升发，人体腠理开泄，服解表药后不宜覆盖衣服或啜热饮料，以免开泄太过，耗伤津液。且夏天暑多挟湿，应酌加解暑化湿之品。不同季节应采用相宜之护理。

2. 因地制宜

根据不同地区的环境特点制定护理原则。地区不同，气候和生活习惯各异，护理上也有所别。西北地区气候寒冷，干燥少雨，应多食肉食、酥油茶及生津止渴透表的水果和饮料，并注意保暖，防止冻伤；东南地区温热潮湿多雨，病多痈疡疖肿，护理上做好防暑降温和祛湿等工作，并讲究个人卫生，多食绿豆、苦瓜、冬瓜、西瓜等祛暑利湿之品。

3. 因人制宜

根据患者年龄、性别、体质和生活习惯等不同特点制定护理原则。性别有男女之别，妇女又有经、带、胎、产等情况，护理上应有所异。年龄方面，老人护理重在补虚扶正，以搞好生活护理为原则。体质方面，有强弱和寒热之偏，有阳虚、阴虚之体，要求护理上在安排病室、调节温度湿度、饮食、起居等方面均应有别。

二、一般常规护理

（一）生活起居护理

1. 病床安置

应根据病证性质不同而定。寒证、阳虚证者宜安置在向阳温暖的病室内；热证、阴虚证者可集中在背阴凉爽病室内。

2. 病室环境

安静的环境有助于患者休养。要经常通风换气，保持室内空气新鲜。通风要根据四时气候和病证不同而异，但切忌对流风。

3. 病室温、湿度

温度以18～20℃为宜。阳虚证、寒证患者应偏高些；阴虚证、热证患者可略低些。湿度一般保持在50%～60%，但应根据气候和疾病不同证型进行调节。

4. 光线适宜

一般病室内要求阳光充足，使患者感到舒适愉快。但不宜让日光直射患者面部。不同病证对光线要求也不一样，热证、阳亢患者光线宜暗；痉证、癫狂证者应用黑窗帘遮挡。

5. 动静相宜

患病后需要适当的静心休养，以休体养息，培育正气，恢复脏腑功能，从而早日康复。随着病情的好转，应适当增加活动量，使经络通畅，关节滑利，气血营卫调和，增强体质和抗邪能力。

6. 气象护理

四时气候变化直接影响人体的生长发育、健康长寿、衰老和死亡。要根据四季气候变化，做好气象护理。

（二）肾脏病典型体征的护理

1. 水肿

（1）体液过多：与水钠潴留、血浆清蛋白下降等因素有关。目标：水肿减轻或完全消退。措施：①限制水、钠摄入；②严格记录 24 小时出入量；③严密观察生命体征的变化，尤其是血压变化的情况；④遵医嘱使用利尿剂，注意观察药物疗效；⑤告知患者及家属水肿出现的原因及如何观察水肿变化、保护水肿部位的皮肤等。

（2）有感染的可能。目标：住院期间无感染发生。措施：①保持病区环境清洁，做好空气消毒、通风换气；②减少探视人员；③护理操作应严格无菌，防止医源性感染；④定期监测生命体征，尤其是体温有无升高；⑤指导和协助患者做好全身皮肤黏膜的清洁卫生，保护好水肿部位；⑥指导患者摄入营养丰富的食物，改善机体营养状态，增加机体抵抗力；⑦告知患者及家属积极预防感染的重要性；⑧必要时遵医嘱使用抗生素，以预防感染。

2. 膀胱刺激征

（1）排尿形态的改变：与尿路感染有关。目标：膀胱刺激征有所减轻或消失。措施：①嘱患者急性发作期尽量卧床休息；②嘱患者多饮水，勤排尿以达到尿路清洗的目的；③保持会阴部清洁；④遵医嘱用碳酸氢钠以碱化尿液；⑤遵医嘱用镇痛、解痉药物；⑥指导患者正确留取尿培养标本；⑦应用有效的抗生素。

（2）体温过高：与尿路感染有关。目标：体温恢复正常。措施：①说明正常体温的范围；②嘱绝对卧位休息，体温正常后方可下床活动；③应用物理降温或药物降温并补充足够的水；④勤换内衣、被褥，保持床铺清洁干燥；⑤给予清洁、易消化、富含蛋白质及维生素的流质或半流质饮食；⑥每 4 小时测量体温 1 次；⑦遵医嘱应用有效抗生素；⑧口腔护理，每日 2 次；⑨观察并记录神志及精神的动态变化。

三、肾病患者的饮食护理

肾脏病的饮食护理也非常重要。正确的饮食可减轻肾脏负担，维持肾脏功能。许多慢性肾病患者的饮食调养有着与药物治疗同等重要的意义。《备急千金要方》云：“凡欲治病，先以食疗……后乃药尔。”饮食调养既是临床各种治疗方法的基础，也是一种重要的治疗手段。

（一）节制饮食

适当补充营养对治疗有利，但进食过量反而有害，所以在疾病过程中不可勉强禁食。饮食宜清淡、易消化，禁止过食肥甘、醇酒炙煿、辛辣刺激之品。

（二）选择饮食

应根据病情选配流质、半流质、软食和普通饮食等，还应根据辨证选择饮食，即所谓“辨证施食”。

1. 急慢性肾炎的饮食

（1）轻型患者在发病初期饮食宜清淡。食盐量要稍加控制，乳、肉、禽蛋等食物及蛋白质摄入不宜过多，宜多吃新鲜蔬菜、水果。待病情恢复后再增加蛋白质的进食量。

（2）中、重度患者有明显水肿、高血压、尿少及血尿素氮升高时要减少蛋白质的摄入。每日进食蛋白质 20 ～ 40g 为宜，严格限制摄盐每天＜ 2g（或酱油 10ml），液体摄入也要适当限制，每日进水量包括饮料、菜汤、稀粥等不超过前一日尿量。

（3）血钾偏高的患者禁食榨菜、蘑菇、紫菜、鲜橘汁、咖啡、浓茶、人参精、鸡精等含钾高的食物。

（4）补充足够热量。巧克力、糖类、高脂类食物可随意食用。同时注意补充维生素。

2. 慢性肾病的饮食

（1）慢性肾衰竭患者如有水肿、高血压均应低盐饮食。水肿较重、尿少者更应限制水及高钾的食品。水的每日摄入量为 24h 尿量加 500ml（包括汤、饭、菜中所含的水分）。

（2）慢性肾衰竭患者血肌酐在 150μmol/L 就应限制膳食中蛋白质的摄入量（每日 0.6g/kg），在总量范围内尽量提高优质蛋白的比例。选择鸡蛋、奶、鱼肉、瘦肉含优质蛋白质的食物，谷类、植物蛋白与机体的氨基酸相差太大应尽量少吃。

（3）保证必需的热量及机体的正氮平衡。适量补充热量高的食品，如白糖、多维葡萄糖、冰糖、水果糖等。玉米粉、藕粉、麦淀粉、山芋粉、山药、红薯均可食用。

（4）补充钙剂，避免饮用碳酸饮料或食用动物内脏、干豆类高磷食品。

3. 饮食禁忌

饮食禁忌对临床治疗也十分重要，如肾病水肿、臌胀要少食盐或忌盐，黄疸要忌食油腻，温病高热忌食辛辣荤腥，脾虚泄泻忌食生冷瓜果等。

四、肾脏病患者的心理护理

《黄帝内经》云：“百病皆生于气”。慢性肾脏病病程迁延难愈，病情复杂，患者易形成悲观、恐惧等心理状态，从而进一步损伤脏腑功能，加重病情。调畅情志，放松心情，可使气机舒畅，肝脾调和，宁心醒脾，有利于气血经脉的通畅和疾病的康复。所以，慢性肾病的治疗过程中也要强调调畅情志，愉悦身心，积极配合治疗，使疾病更好更快地康复。肾脏病患者的精神心理状态主要表现以下四个方面：①思想紧张：主要见于肾脏病初发阶段，蛋白尿或血尿的检查结果波动反复，发现自己肾功能不全的患者。②忧虑重重：患者担忧及考虑的问题较多，主要见于青少年及中年肾脏病患者。③情绪急躁：主要见于病情缠绵，收效较慢，病情易反复的患者。④悲观失望：主要见于慢性肾衰竭患者，认为自己没有希望，对治疗失去信心，对生活缺乏勇气，情绪极低落，这类患者的心理素质最差。

肾病心理护理的基本原则

1. 保持自我意识良好

做到自知和自爱。自知就是通过自我观察、自我评价来了解自己能力的真实水平，对各种行为都要量力而行。自爱就是爱惜、保护、重视自己。

2. 保持社会功能良好

学会适应社会的发展方式，融入社会生活有助于获得良好的社会发展，保持身心健康。

3. 保持良好的人际关系

与人交往时应注意真诚的鼓励和赞美；从团结的愿望出发，善意指正；尊重别人人格，不强加意见于人，从而获得良好的人际关系。

4. 积极参与劳动实践

劳动可使人消除不必要的忧虑和摆脱过分的自我注意，使生活内容丰富而充实。

（代鹏飞）

下篇 · 各论

第十一章

常见症状论治

第一节 水肿

一、诊断

水肿是指体内水液潴留、泛溢肌肤，因肺脾肾对水液宣通输布功能失调所致。以头面、四肢、腹部，甚至全身浮肿为主要临床表现。多由外感风邪，感受水湿，皮肤毒疮，饮食劳倦内伤所致。肾性水肿指各种原发性或继发性肾脏疾病引发的水肿，属中医学“水气”病范畴。

【诊断要点】

（1）水肿初起多从眼睑开始，继则延及头面、四肢、腹背，甚者肿遍全身，也有先从下肢足胫开始，然后及于全身者。轻者仅眼睑或足胫浮肿；重者全身皆肿，肿处按之凹陷，其凹陷或快或慢皆可恢复。如肿势严重，可伴有胸腔积液、腹水而见腹部膨胀，胸闷心悸，气喘不能平卧等症。

（2）可有乳蛾、心悸、疮毒、紫癜，感受外邪，以及久病体虚的病史。

（3）功能性水肿一般体检无异常，器质性水肿则有相应的体征，如心脏性水肿，可有器质性杂音或心脏扩大；肾性水肿可有明显下肢凹陷性压迹；肝性水肿可有腹部移动性浊音。

（4）尿常规、24 小时尿蛋白定量、血常规、血沉、血浆白蛋白、血尿素氮、肌酐、体液免疫、心电图、心功能测定、肾脏 B 超等实验室检查，有助于诊断和鉴别诊断。

二、鉴别诊断

1. 西医

水肿可分为全身性与局部性。当液体在体内组织间隙呈弥漫性分布时呈全身性水肿（常为凹陷性）；液体积聚在局部组织间隙时呈局部水肿；发生于体腔内称积液，如胸腔积液、腹腔积液、心包积液。西医常见于肾小球肾炎、肾病综合征、肝病、充血性心力衰竭、内分泌失调以及营养障碍等疾病中合征等肾系疾病。

2. 中医

与鼓胀鉴别：水肿病是指表现为头面、眼睑、四肢、腹背甚至全身浮肿的一种病证，严重的水肿患者也可出现胸腔积液和腹水；鼓胀以腹水为主，但也可出现四肢，甚则全身浮肿，因此本病需与鼓胀病鉴别。鼓胀的病因主要是酒食不节，情志所伤，久病黄疸、积证，血吸虫侵袭，劳倦过度，脾虚等。主要病机是肝脾肾三脏功能失调，气滞、血瘀、水停于腹中。临床上鼓胀先出现腹部胀大，病情较重时才出现下肢浮肿，甚至全身浮肿，腹壁多有青筋暴露。水肿的病因主要是外感风寒湿热之邪，水湿浸渍，疮毒浸淫，饮食劳倦，久病体虚等。病机主要是肺失宣降通调，脾失健运，肾失开合，膀胱气化失常，导致体内水液潴留，泛滥肌肤。其症状是先出现眼睑、头面或下肢浮肿，渐次出现四肢及全身浮肿，病情严重时才出现腹部胀大，而腹壁无青筋暴露。

三、伴随症状

（1）水肿伴肝大者 可为心源性、肝源性与营养不良性，而同时有颈静脉怒张者则为心源性。

（2）水肿伴重度蛋白尿者 则常为肾源性，而轻度蛋白尿也可见于心源性。

（3）水肿伴呼吸困难与发绀者 常提示由于心脏病、上腔静脉阻塞综合征等所致。

（4）水肿与月经周期有明显关系者 可见于经前期紧张综合征。

（5）水肿伴消瘦、体重减轻者 可见于营养不良。

（张春艳）

第二节　尿血

一、诊断

小便中混有血液，甚至血块的病症，称为尿血。随出血量多少的不同，而使小便呈淡红色、鲜红色，或茶褐色。尿血一证，西医认为，正常人的离心尿沉渣中镜检每高倍视野≥ 3 个红细胞时，即称为血尿。

首先要排出月经、前后阴出血污染及药物染色（如利福平）。

二、鉴别诊断

（一）中医

尿中有血，分为尿血及血淋两种情况。临床上以排尿不痛或痛不明显者称为尿血；尿血而兼小便滴沥涩痛者称为血淋。如《丹溪心法 · 尿血》说："尿血，痛者为淋，不痛者为尿血。"

（二）西医

凡泌尿系统疾病、尿路邻近器官疾病，全身性或其他器官疾病，都能引起尿血。血尿同时伴有较长期的尿频、尿急、尿痛者，以肾结核的可能性较大；如血尿伴眼睑、面部或全身浮肿，血压增高及发热等症状，可能是急性肾炎；如血尿伴剧烈的尿频、尿急、尿痛者，大多为急性膀胱炎；如排尿不畅、尿道口不痛，但肉眼见淡红色尿或显微镜下见红细胞微量者，多为前列腺炎症；血尿伴腰痛症状者，有时发生剧烈的阵发性腰痛——肾绞痛者，可能为肾或输尿管结石；年龄在 40 岁以上，无明显症状和疼痛的血尿，可能有泌尿系统肿瘤；血尿、腰痛与体位及日常活动有明显关系者，如症状在卧床休息后好转，体力活动增加后加重，则肾下垂的可能性较大；如血尿伴全身其他部位出血者，可能由血液病引起。

（三）伴随症状

（1）尿血伴有尿频、尿急、尿痛多见于尿路感染。

（2）尿血伴有浮肿、发热、蛋白尿、高血压多为肾小球肾炎。

（3）尿血伴有腰部绞痛、尿流中断，尿中夹有砂石多为泌尿系结石。

（4）尿血有结核病史，可能为肾结核。

（5）尿血为间歇性、无痛性，且为年龄 40 岁以上，要排出肾癌、膀胱肿瘤。

（6）尿血同时为应用磺胺药、氨基糖苷类抗生素、环磷酰胺等药物中至少一种，考虑为药物导致。

（7）男性尿血伴排尿不畅、尿等待、排尿不畅，可能为前列腺炎。

（吴　净）

第三节　腰痛

一、诊断

腰痛是指以自觉腰部痛，或左或右或中，或全腰疼痛，或痛无休止，或时痛时止，或疼痛难忍，或绵绵不休，或牵及胃脘，甚或呕吐，或上及背部，或窜连少腹及二阴等一类病证。

二、鉴别诊断

腰部范围：背部十二肋骨以下至髂骨以上。西医学的腰肌纤维炎、强直性脊柱炎、腰椎骨质增生、腰椎间盘病变、腰肌劳损等腰部病变以及肾系疾病，或外科、妇科疾患均可引起腰痛。

（一）西医

1. 肾系疾病腰痛

（1）肾实质疾病导致的腰痛：主要见于急性肾小球肾炎、急进性肾炎等疾病导致肾脏肿大，肿大的肾脏牵拉肾包膜，会出现持续性胀痛、钝痛门。

（2）肾系感染性疾病：多见于肾脓肿、急性肾盂肾炎等，主要源于细菌感染，通常表现为单侧肾区持续性剧烈胀痛，并有肾区明显压痛和叩击痛。

（3）肾系结石：主要见于肾结石，若结石嵌顿在输尿管会发生肾绞痛，表现为间歇性、发作性的剧烈绞痛，可能向会阴部放。

2. 肾外疾病腰痛

（1）腰部骨骼疾病：多见于腰椎骨折与腰椎间盘突出。

（2）腰肌劳损：由于腰部长期过劳，或感受潮湿、寒冷而引起腰部酸胀痛，日积月累，可使肌纤维变性，甚而少量撕裂，形成瘢痕或纤维索条或粘连，遗留长期慢性腰痛。

3. 妇科疾病腰痛

常见的原因有盆腔炎、附件炎、子宫位置异常，盆腔肿瘤、放环等刺激，压迫神经也引起腰痛；生育过多、人工流产过频、性生活过度也可产生腰痛。

（二）中医

（1）需鉴别是以腰痛为主症的疾病，还是只作为其他疾病的伴随症状，如痹病、虚劳、淋证等均可伴随腰痛。

（2）应与腰部其他病变鉴别，如腰软。腰软：指腰部软弱无力为主症的病证。少有腰酸痛，但多伴发育迟缓，而表现为头项软弱，手足瘫痿，甚则鸡胸，龟背等，多发生于青少年。

（3）腰痛与背痛、尻痛、胯痛：腰痛是指腰背及其两侧部位的疼痛，背痛为背膂以上部位疼痛，尻痛是尻骶部位的疼痛，胯痛是指尻尾以下及两侧胯部的疼痛，疼痛的部位不同，应予区别。

（4）腰痛与肾痹：腰痛是以腰部疼痛为主；肾痹是指腰背强直弯曲，不能屈伸，行动困难而言，多由骨痹日久发展而成。

三、伴随症状

（1）伴有血尿、蛋白尿、水肿、少尿、高血压，见于肾小球肾炎。

（2）腰部胀痛伴有脓尿、高热、寒战、全身乏力，见于肾系感染性疾病。

（3）腰部绞痛，发作时小便涩痛频急，或者有排尿中断，多为镜下血尿，严重时可见肉眼血尿，伴恶心、呕吐、便秘、腹胀、严重时面色惨白、大汗淋漓、脉细而速，以至血压降落呈休克状态。血尿中均可以可见砂石，在疼痛和血尿发作时，尿内混有砂粒或小结石。见于肾结石。

（4）腰部局部剧烈的疼痛，伴有损伤部位的压痛，上躯干活动受限，有神经损害的表现。多见于腰部骨折。

（5）持续性腰背部钝痛，平卧位是减轻，站立加剧。放射性下肢症状，多见于腰椎间盘突出症。

（6）弥漫性腰部疼痛，是晨起时痛剧，活动数分钟或半小时后缓解，劳累后又加重，休息后又好转；多有诱发因素；点状压痛及皮下结节，多见于腰肌劳损。

（7）妇科疾病腰痛

部位多为腹部和腰骶部，表现为酸痛、胀痛、坠痛，但以腹痛为主；月经、白带异常。

（魏丹霞）

第四节　尿频

一、诊断

尿频是泌尿系统最常见的临床症状之一。尿频的特征性临床表现主要为排尿次数增多，每次尿量减少，而 24h 尿量正常。多数尿频往往伴有尿急、尿痛等症状。一般情况，正常成人平均排尿白天是 4 ～ 6 次，夜间是 0 ～ 2 次，平均每 24h 尿量为 1.6L 左右。由于多种原因可引起小便次数增多，但无疼痛，又称小便频数。尿频的原因较多，包括神经精神因素，病后体虚，寄生虫病等。对尿频患儿需除外尿路感染 、外阴或阴茎局部炎症等。

二、鉴别诊断

1. 生理性尿频

常见于饮水过多、天气凉爽、精神紧张等。

2. 病理性尿频

在排除生理性尿频、孕早期及孕后期等情况后，才考虑病理性尿频是泌尿系统疾病还是其他系统疾病。泌尿系统常见疾病有尿路炎症、尿路结石或异物、膀胱占位性病变、结核性膀胱挛缩、前列腺炎等，肾外疾病常见有糖尿病、尿崩症等，需要鉴别。

（1）排尿次数增多，但每次尿量减少。常见原因有膀胱炎、前列腺炎、尿道炎、肾盂肾炎、小儿慢性阴茎头包皮炎、外阴炎等都可出现尿频。在炎症刺激下，往往尿频、尿急、尿痛。①机械性刺激：如尿路结石、异物，通常以尿频为主要表现。②膀胱容量减少：如膀胱占位性病变、结核性膀胱挛缩或较大的膀胱结石等。③排尿功能障碍：某些因素，如前列腺炎可引起尿道括约肌过度收缩，导致膀胱出口梗阻与残余尿形成，造成尿液反流入前列腺，不仅可将病原体带入，也可直接刺激前列腺，诱发无菌性前列腺炎，引起排尿异常和骨盆区域疼痛等。④精神神经性：尿频仅见于白昼，或夜间入睡前，常属精神紧张或见于癔病患者，此时亦可伴有尿急、尿痛。

（2）排尿次数增多，每次尿量正常或增多。常见原因有糖尿病、尿崩症、急性肾衰竭多尿期。

三、伴随症状

（1）伴尿频伴尿急、尿痛、腰痛及肾区叩痛，畏寒高热，一般为急性肾盂肾炎。

（2）伴尿频伴尿急、尿痛无高热及肾区叩痛一般为膀胱炎。

（3）主要以尿频为主，可以有轻度尿急、尿痛表现，无明显阳性体征及反复尿检无异常，要注意尿道综合征的可能。

（4）尿频伴血尿甚至脓尿，并有潮热盗汗，应警惕肾结核。

（5）尿频伴尿道口红肿，有少量稀薄分泌物，一般抗生素治疗无效者，当考虑为非淋球菌性尿道炎。

（王　清）

第五节　遗尿

一、诊断

遗尿是指 3 岁以上的小儿在睡眠中不知不觉地将小便尿在床上，又称“尿床”。3 岁以下的小儿由于脑髓未充，智力未健，或正常的排尿习惯尚未养成，而产生尿床者不属于病理现象。

诊断要点如下：

（1）发病年龄在 3 岁以上，频作遗尿，或至 5 岁以上，仍较常遗尿。

（2）睡眠较深，不易唤醒，每夜或隔几天发生尿床，甚则 1 夜尿床数次。

（3）小便常规及尿培养多无异常发现。

（4）X 线摄片检查，部分患儿可发现有隐性脊柱裂，泌尿系 X 线造影可能见结构异常。

二、鉴别诊断

1. 西医

（1）尿失禁：其尿液自遗而不分寤寐，不论昼夜，出而不禁，在小儿多为先天发育不全或脑病后遗症。

（2）神经性尿频：其特点是患儿在白昼尿频尿急，入睡后尿频消失，与遗尿迥然有别。

（3）泌尿系感染：尿频、尿急，同时伴尿痛，白天清醒时也急迫难耐不能控制排尿。小便常规检查有白细胞或脓细胞。

2. 中医

与癃闭相鉴别：癃闭是由于肾和膀胱气化失司导致的以排尿困难，全日总尿量明显减少，小便点滴而出，甚则闭塞不通为临床特征的一种病证。其中以小便不利，点滴而短少，病势较缓者称为“癃”，以小便闭塞，点滴全无，病热势较急者称为“闭”。

三、伴随症状

1. 睡眠觉醒障碍

遗尿症患者大部分伴随有睡眠觉醒障碍，睡眠较深、嗜睡，入睡后不自主排尿，尿后很难叫醒，醒后对尿床一事不自知，部分患者病情较严重在白天睡梦中也会排尿。

2. 易出汗

平时易出汗，尤其夜间出许多，睡觉姿势多为爬或蜷卧式，由于长期尿床可能危害患者的消化吸收和泌尿系统，部分患者也可能伴随有挑食、个子矮、面容黄瘦等症状。

3. 季节性遗尿

很多儿童的遗尿具有季节性，一入冬便开始频繁遗尿，冬季一过遗尿症状消失，家长便以为孩子已经痊愈，结果第二年冬天又开始遗尿。

（何渝煦）

第十二章

原发性肾小球疾病

第一节　急性肾小球肾炎

一、概述

（一）西医的定义及流行病学

急性肾小球肾炎（acute glomerulo nephritis）常简称急性肾炎，是一组不同病因所致的感染后免疫反应引起两侧肾脏弥漫性肾小球损害为主的疾病。临床上表现为急性起病，以血尿、蛋白尿、水肿、高血压和一过性氮质血症为特点，故也常称为急性肾炎综合征（acute nephritic syndrome）。可发生于任何年龄，儿童多见。男女比例约为2 ∶ 1。多数有溶血性链球菌感染史。该病预后良好，一般在4～6周内逐渐恢复，少数演变成慢性肾小球肾炎。

（二）中医相关的病证

中医学没有急性肾小球肾炎的病名，但根据其主要临床表现（血尿、蛋白尿、水肿、高血压）及理化检查（镜下血尿、蛋白尿），可属于“肾风”、“水肿”、“水胀”、“溺血”、“溲血”、“水肿”等范畴。

二、病因病机

该病的形成是由劳而伤肾，风邪外袭所致；隋·巢元方《诸病源候论》：“客于经络，使血涩不通，壅结成肿也”。明确提出风邪寒热、毒气是水肿的病因；邪客于经络，血涩不通为水肿的病机。该病的病机不仅与肺有关，而且与脾亦有密切关联。本病可因外感六淫或有疮疡外证而发病，风、湿、毒是该病发生的主要外因。

三、辨病

（一）症状

前驱感染常为链球菌所致的急性化脓性扁桃体炎、咽炎、淋巴结炎、猩红热等，或是皮肤脓疱病、疖肿等。呼吸道感染引起者由前驱感染至发病无症状间歇期通常为 7 ～ 14 天，皮肤感染引起者为 14 ～ 28 天。

（二）体征

1. 水肿

最常见，一般初起仅累及眼睑及颜面，晨起重；轻者仅体重增加，肢体有胀满感。重者波及全身，少数可伴胸腔积液、腹水。

2. 血尿

半数有肉眼血尿，尿色可呈洗肉水样、棕红色甚至鲜红色等。严重时可伴排尿不适甚至排尿困难。通常肉眼血尿持续 1 ～ 2 周转为镜下血尿，也可因感染、劳累而暂时反复。镜下血尿几乎见于所有病例，一般持续 1 ～ 3 月，少数延续半年或更久，但绝大多数可恢复。

3. 少尿

初期常有少尿，经两周后，随尿量增多肾功能可恢复，少数可出现无尿。

4. 高血压

见于 30% ～ 80% 的病例，可轻度至中度增高，常与水肿程度平行。少数患者可出现严重高血压甚至高血压脑病。

5. 其他

患者常有乏力、恶心、呕吐、头晕、腰部钝痛或腹痛等。高血压脑病时可出现头痛、呕吐，视力障碍，嗜睡，惊厥，昏迷；心力衰竭时则可气急，胸闷，心率快，肝大。

（三）辅助检查

1. 尿常规检查

以红细胞为主，尿蛋白一般为（＋）～（++），也可见透明、颗粒管型。

2. 血生化检查

常见一过性血尿素氮、肌酐增高；轻度稀释性低钠血症和高血钾及代谢性酸中毒；血浆蛋白轻度下降，在蛋白尿达肾病水平者，血白蛋白下降明显；轻度高脂血症。

3. 血沉

在急性期增快，2～3个月内恢复正常。

4. 抗链球菌溶血素“O”（ASO）

抗体效价可增高，多数在1 ∶ 400以上。

5. 血清总补体C3

可一过性明显下降，6～8周恢复正常。非链球菌感染后肾炎补体C3不低。

6. 肾活检

典型病例不需肾活检。肾活检指征为：①少尿1周以上或尿量急剧减少、肾小球滤过功能呈进行性损害者；②病程大于2个月而无好转趋势者；③急性肾炎综合征伴肾病综合征者。

四、类病辨别

（一）以急性肾炎综合征起病的肾小球疾病

1. 系膜毛细血管增生性肾小球肾炎（膜增生性肾小球肾炎）

临床上除表现为急性肾炎综合征外，还常伴肾病综合征，病变持续无自愈倾向。50%以上患者有持续性低补体血症，8周内不恢复。

2. 系膜增生性肾小球肾炎（主要与IgA肾病鉴别）

血尿反复发作，部分患者血清IgA升高，血清IgG正常，病变无自愈倾向。

3. 急进性肾小球肾炎

除急性肾炎综合征的临床表现外，以早期出现少尿、无尿及肾功能急剧恶化为特征。

（二）继发性肾小球疾病

1. 过敏性紫癜肾炎

临床表现可为镜下血尿甚至肉眼血尿，伴或不伴蛋白尿。但紫癜肾患者常有过敏源，有典型的皮肤紫癜、腹痛、关节痛等表现。

2. 狼疮性肾炎

多发于青年女性，常伴多系统受累，抗核抗体谱、血补体C3、肾活检呈现满堂亮可鉴别。

五、中医论治

（一）论治原则

急性期以祛邪为主，恢复期以理脾益肾、清化余邪为主。

（二）分证论治

1. 急性期

（1）风寒束肺，风水相搏证。

证候：起病急，眼睑先肿，继而四肢，甚则全身，但以面部肿势为重，皮色光泽，按之不凹陷，尿少便溏，可有洗肉水样血尿，恶寒发热且恶寒较重，咳嗽，骨节酸痛，喉痛，舌质淡苔薄白，脉浮紧或沉。

治法：疏风散寒，宣肺利水。

处方：麻黄汤合五皮饮加减（麻黄、桂枝、杏仁、甘草、生姜皮、大腹皮、茯苓皮、桑白皮、陈皮）。

加减：恶风、全身酸痛明显加防风、羌活；呕吐，纳呆加香薷、藿香、苏叶；烦躁口渴，有里热加石膏、黄芩；血尿明显加白茅根、大小蓟等。

（2）风热犯肺，水邪内停证。

证候：起病急，突发眼睑和面部浮肿，发热而不恶寒，恶风，咽喉疼痛，口干口渴，尿少赤涩，舌边尖红苔薄黄，脉象浮数或沉数。

治法：疏风清热，宣肺利水。

处方：越婢加术汤加减（麻黄、石膏、生姜、甘草、白术、大枣、茯苓、泽泻、桑白皮、黄芩）。

加减：咽喉疼痛明显加连翘、桔梗、鲜芦根；尿频、尿急、尿痛、血尿加竹叶、白茅根、大小蓟等。

（3）热毒内侵，湿热蕴结证。

证候：皮肤疮毒未愈，或已结痂，面部或全身水肿，口干口苦，小便短赤，多有血尿，舌红苔薄黄或黄腻，脉滑数或细数。

治法：清热解毒，利湿消肿。

处方：麻黄连翘赤小豆汤合五味消毒饮加减（麻黄、连翘、杏仁、赤小豆、大枣、桑白皮、生姜、甘草、金银花、野菊花、紫花地丁、天葵子、蒲公英）。

加减：湿盛皮肤糜烂加苦参、土茯苓；风盛皮肤瘙痒加白鲜皮；大便不通加大黄；水肿甚加茯苓皮；尿血明显者加大蓟、小蓟、石韦、丹皮、生地、白茅根。

2. 恢复期

（1）脾肾虚亏，水气泛溢证。

证候：下肢水肿，按之凹陷不起，身重，脘痞腹胀，胃纳欠佳，腰酸尿少，气短乏力，舌淡苔白腻，脉濡缓。

治法：健脾渗湿，通阳利水。

处方：五皮饮合五苓散加减（陈皮、茯苓皮、生姜皮、桑白皮、大腹皮、猪苓、泽泻、白术、桂枝）。

加减：咳嗽气急，心悸胸闷加葶苈子、杏仁、人参；畏寒肢冷加附子、桂枝；

肢厥汗多加肉桂、龙骨、牡蛎；尿少加桂枝、泽泻。

（2）肺脾气虚证。

证候：恢复期或病程较长者。可表现浮肿不著或无浮肿，面色少华，倦怠乏力，易汗出，易感冒，纳呆食少，面色萎黄，舌淡苔白，脉细弱。

治法：健脾益肺。

处方：参苓白术散合玉屏风散（党参、茯苓、炒白术、黄芪、防风）。

加减：畏寒肢冷加肉桂；食欲不振加麦芽、谷芽。尿中蛋白不消加淮山药、蝉蜕。

（3）肝肾阴虚证。

证候：低热咽干，咳嗽痰少，神倦头晕，腰膝酸软，手足心热，舌尖红苔薄少，脉细或细数。

治法：滋阴益肾。

处方：六味地黄汤（生地、山药、山茱萸、茯苓、牡丹皮、泽泻）。

加减：湿热下注加知母、黄柏；血压高加生石决明、菊花、女贞子、旱莲草。尿中红细胞不消加白茅根、益母草。

3. 重证水毒内闭证

证候：全身浮肿，尿少或尿闭，头晕，头痛，恶心，呕吐，甚或昏迷，舌苔腻，脉弦。

治法：辛开苦降，辟秽解毒。

处方：温胆汤合附子泻心汤（法夏、茯苓、陈皮、竹茹、枳实、大枣、大黄、黄连、黄芩、附子）。

加减：恶心呕吐明显加玉枢丹；抽搐加羚羊角粉、紫雪丹。

（三）特色治疗

1. 专方专药

（1）清解散水汤：麻黄 6g，杏仁 10g，连翘、猪苓各 15g，茯苓、泽泻、石韦各 12g，赤小豆、生益母草、白茅根各 30g，炙甘草 3g。为名老中医杜雨茂经验方，用于急性肾炎急性期。

（2）三豆一根汤：黑豆、绿豆、赤小豆各 15g，白茅根 50g。具有健脾补肾、清热养阴、利尿消肿之功。本方为名老中医乔保钧所创，针对小儿急性肾炎证属外感风热，阴津受损者而设，全方配伍简单，却屡用屡效。

（3）疏风利水汤：紫浮萍、紫苏叶各 9g，桑白皮、车前子各 12g，益母草、白茅根各 30g，金银花、连翘各 18g，甘草 6g，可酌加蜂房、赤小豆、玉米须。具有疏风宣肺，清热解毒，利水消肿之功。若浮肿消退，正气未复，且尿蛋白仍多者，酌加黄芪、当归、石韦、蝉衣；上呼吸道感染、扁桃体炎、支气管炎等，酌加黄芩、桔梗、杏仁之类。

2. 名老中医经验

（1）洪百年三期辨证治疗急性肾炎血尿经验：洪老认为急性肾炎血尿早期主要是因湿热蕴结下焦，伤及血络，迫血妄行所致，以实证为主。中期及后期可见虚证或虚实夹杂，虚者以脾肾虚为主。脾气虚弱，气不摄血，血溢于外而致血尿。肾阳虚损脏腑失于推动温煦，气血生化不运，血凝瘀阻，血尿迁延。故强调治疗早期重在清热泻火，凉血摄血，常用古方小蓟饮子配三黄加减。中期虚实夹杂证常用六味地黄丸加减调肾摄血，实证为主者知柏八味丸加血余炭、地榆炭、侧柏炭或大、小蓟等。后期多虚宜温振脾肾，调补气血，常用古方补中益气汤、归脾汤、金匮肾气丸加乌梅、仙鹤草、赤石脂、禹余粮或大、小蓟等。洪老强调，黄柏清热泻火，归经在肾与膀胱，专长于下焦，早中期血尿必不可少，后期大多虚寒，常用较大量肉桂，既补肾阳，又可引火归源。

（2）叶景华辨证治疗急性肾小球肾炎经验：叶景华名老中医在临床上将急性肾炎分为邪盛期和恢复期。邪盛期指有外感表证及浮肿，多数为风热与湿热证，少数为风寒与寒湿证。风邪侵袭治以疏解利水而清利湿热，常用荆芥、西河柳、浮萍、板蓝根、牛蒡子、金银花、连翘、半枝莲、白茅根、小蓟、车前子等；湿热阻滞治以清利湿热为主，用黄柏、山栀、半枝莲、白茅根、车前子、猪苓、小蓟、甘草等；恢复期指外邪解，浮肿退，一般情况好转，但小便中有红细胞、蛋白，辨证多为湿热未清。其中，无虚证者以清化为主，有虚证者加扶正之品，气虚用党参、黄芪、仙鹤草、茯苓、甘草等，阴虚用生地、丹皮、地骨皮、旱莲草、黄柏、知母等。

（3）任继学辨治急性肾小球肾炎经验：任教授强调急性肾小球肾炎的发病机制以湿毒弥漫、瘀阻肾络、毒聚咽喉及肾虚精亏等方面为主。正虚外感是肾风病成之因，湿浊毒邪则是肾风病成之机。六淫之邪乘虚内侵先袭肺表，肺之治节之功、肃降之力、宣发之能失司，上不能通调水道；中不能调节治理三焦水渎之机，故脾不升，胃不降，清浊相混，化为水湿内停；在下则邪毒转移于肾，肾气受抑，本气自病，水渎不利，封藏失职，精微外泻。采用土茯苓解毒除湿，消除尿蛋白；刘寄奴散瘀通络，治疗尿潜血。同时任老认为由于经络相接，五脏相通，少阴肾脉循喉咙，挟舌本，注入肺中。故外邪入侵，盘踞咽喉与肺，郁结不散，化生瘀毒。久之不愈，形成咽喉、肺、肾的恶性循环，此为肾风标本传变之理。提出早治之法是病在下取之于上，清上治下，用金荞麦以利咽解毒，透经达络，解毒散结。

3. 推拿疗法

急性期平肝经，清肺经、胃经、脾经、小肠经，退六腑。恢复期平肝经，清补肾经、脾经，揉二马，清小肠。每日 1 次，10 次为 1 个疗程。

4. 针刺疗法

初起取肺俞、列缺、合谷、阴陵泉、水分、肾俞、三焦俞、气海、复溜穴。每次选 3～7 穴，针刺，均用泻法。咽痛配少商；面部肿甚配水沟；血压高配曲池、太冲；恢复期加用脾俞、足三里、阴陵泉穴。用补法，可酌情施灸，隔日1次，10次为1个疗程，休息7天，再作第2个疗程。

5. 耳针治疗

从肺、脾、肾、膀胱、交感、肾上腺、内分泌等耳穴中每次选2～3穴，轻刺激，刺后可埋针24h，每日1个次隔日1次，两耳轮换使用。10次为1个疗程。

6. 水针

主穴有京门、膀胱俞。配穴有水道、足三里、复溜。每次选主穴、配穴各1个，每穴注入当归注射液0.5ml，每日1次，7～10次为1个疗程。

7. 外敷

（1）二丑方：黑丑、白丑（煅）、牙皂（煅）各75g，木香、沉香、乳香、没药各9g，琥珀3g。上药用砂糖研细末，调和，外贴气海穴，每2天换药1次。用于急性期水肿兼有腹部胀气者。

（2）麻蒜方：紫皮大蒜1枚，蓖麻子60粒。共捣糊状，分两等份，分别敷于双腰部及足心，外用纱布包扎固定，为避免蒸发减低效力，可用塑料膜外覆在药物上，敷1周为1个疗程，每周换1次。用于急性期各型水肿。

8. 熏蒸法

羌活、麻黄、苍术、柴胡、紫苏梗、防风、荆芥、牛蒡子、柳枝、忍冬藤、葱白各适量。加水煮上药，熏蒸汗出，每日1次。

9. 食疗

（1）冬虫夏草炖鸡：冬虫夏草3g，山药20g，枸杞子10g，蜜枣1枚加水200ml，先浸泡1h，放入鸡肉50g，炖至熟烂，少许油盐调味。适用于急性肾炎水肿消退后的调理。

（2）冬瓜皮薏仁赤小豆粥：冬瓜皮、薏苡仁各50g，赤小豆100g，玉米须（布包）25g，加水适量，同煮至赤小豆熟透，食豆饮汤。用于急性期水肿明显，或伴有高血压者。

六、西医治疗

（一）治疗原则

本病有自限性，一般不宜使用激素、免疫抑制剂。治疗原则包括休息、饮食治疗、感染灶的治疗、对症治疗、透析治疗。

（二）常用方法

1. 休息

急性期具有典型症状者须卧床休息。

2. 饮食治疗

急性期应限制水、盐的摄入，每日食盐摄入< 3g；氮质血症者短期内应限制蛋白摄入量，应用优质蛋白，可按 0.5 ～ 1.0g/kg 体重计算。

3. 利尿治疗

高血钾者，限制钾盐摄入，配合利尿治疗。

4. 感染灶的治疗

咽拭子溶血性链球菌培养阳性或存在皮肤感染病灶的急性肾炎患者，首选青霉素或其他敏感药物治疗 7 ～ 10 天。

5. 对症治疗

（1）利尿：予氢氯噻嗪 25mg，每日 1 ～ 2 次，注意水、电解质及酸碱平衡。

（2）降压：经休息、限制水盐、利尿而血压仍高者，应予以降压药治疗。

6. 透析治疗

适用于急性左心衰竭、高血压脑病和急性肾衰竭者，一般不需要长期透析。

七、预防与调护

（一）预防

（1）本病的预防最根本的是预防链球菌感染，平日应加强锻炼，提高抗病能力。尽量避免呼吸道感染，注意保持皮肤及口腔清洁，预防疮毒及口腔疾患发生。一旦发生呼吸道或皮肤感染，应及早应用青霉素彻底治疗。感染后 2 ～ 3 周时应检尿常规以及时发现异常。

（2）避免居住在潮湿和空气污浊的环境，避免冷空气刺激。

（二）调护

（1）休息：起病 2 周内常需卧床休息，尤其水肿、尿少、高血压明显者。待血压恢复，水肿消退，尿量正常，肉眼血尿消失后可下床轻微活动或户外散步。3 个月内应避免剧烈活动。

（2）饮食：急性期对有水肿、高血压者限盐、限制水入量；有氮质血症者应限蛋白，给优质动物蛋白（ 乳类、蛋类 ）0.5 ～ 1g /（kg·d），给高糖以满足热卡需要，待尿量增多，氮质血症消除即应恢复正常蛋白供应。尿少尿闭时，应限制高钾食物，如橘子等。饮食应清淡，忌辛辣香燥、肥甘厚味，戒烟戒酒。

（3）调情志。

（4）避免使用肾毒性药物。

八、疗效判定标准

2005 年儿科疾病诊断与疗效标准

1. 痊愈标准

临床无水肿、肉眼血尿、蛋白尿，肾功能、血压、血补体 C3 及尿量正常，尿检无血尿或仅为尿 RBC < 3 个 /HP。

2. 好转（即急性肾炎消散期）**标准**

临床无水肿、肉眼血尿、蛋白尿，肾功能、血压、血补体 C3 及尿量正常，尿检仅留有镜下血尿。通常病程在 2 个月以上。

（1）迁延性肾炎：部分转入迁延性肾炎期。

（2）慢性肾小球肾炎：少数发展至慢性肾小球肾炎期。

（魏丹霞）

第二节 急进性肾小球肾炎

一、概述

（一）西医的定义及流行病学

急进性肾小球肾炎是一组病情发展急骤，血尿、蛋白尿、水肿、高血压在数周或数月内急剧恶化，出现少尿、无尿、肾衰竭，预后恶劣的肾小球肾炎的总称。其病理改变为新月体肾小球肾炎。

该病可见于任何年龄，青年和中老年为高发阶段，发病以青壮年男性为多，男女发病比例为（1.5 ～ 3）：1，发病率占原发性肾小球疾病的 3% ～ 5%。本病进展快，预后差，以早诊断早治疗为宜。

（二）中医相关的病证

根据其临床表现和病程的不同，早期表现为血尿、浮肿时，为中医“血尿”、“水肿”、“肾风”的范畴；后期出现无尿、肾衰竭时，可归属于“癃闭”、“关格”等范畴。

二、病因病机

本病的发生是由于正气亏虚，感受六淫之邪、湿浊、秽毒之气，饮食劳倦，七情内伤损伤肺脾肾三焦等脏腑功能，脏腑气化不利，升降失常，水液代谢失调所致，或发为水肿，或发为呕逆，或发为癃闭，最终演变为关格。

本病病变主要在肾，与心、肝、脾、肺、膀胱等脏腑相关，初起邪实多为风邪、水湿、瘀血、痰浊之邪壅滞三焦；后期则脏腑虚损，浊毒内盛，甚则上凌心肺，上蒙清窍。肾络受损，水气不利为本病的基本病机。

三、辨病

本病多为急性起病，主要表现为蛋白尿、血尿、水肿、高血压、肾功能急剧进行性恶化。起病前 1 个月可有链球菌感染或流感样的前驱表现，出现发热、肌肉酸痛、全身不适、食欲减退、消瘦等非特异症状，或有链球菌接触史。

（一）症状

1. 急性肾炎综合征

严重的蛋白尿、血尿、管型尿、水肿、血压中度或轻度升高。

2. 急性肾衰竭

数周及数月内出现进行性少尿、无尿，终至肾衰竭。常伴贫血、恶心、呕吐、上消化道出血等消化道症状，严重者可发生酸中毒、高血钾及电解质紊乱，甚则心律失常。

3. 全身症状

起病隐匿，最显著的症状为发热、疲劳、虚弱，亦可见恶心呕吐、腰痛、关节痛等症状。

4. 并发症

常见有感染（尿路、呼吸道感染甚则败血症等）、心血管系统症状（心律失常、心衰、高血压等）、神经系统症状（头痛、嗜睡、昏迷等）、消化系统症状（恶心呕吐、腹胀等）、血液系统（贫血、血小板减少等）、电解质紊乱（酸中毒、血钾、血钠异常等）。

（二）体征

1. 水肿

半数患者起病即见水肿，以颜面和双下肢水肿为主，水肿常持续难消退。

2. 高血压

部分患者可见血压升高。

（三）辅助检查

1. 尿液检查

大量红细胞及红细胞管型或肉眼血尿，尿沉渣中常见变形红细胞和白细胞。蛋白从微量到大量蛋白尿均可出现，多为非选择性蛋白尿。

2. 肾功能测定

GFR 或 Ccr 进行性下降，血肌酐、尿素氮相应升高。

3. 血液检查

伴肾功能损害可见贫血，红细胞减少，有时血小板减少。合并感染时白细胞升高。

4. 免疫学检查

Ⅰ型血清抗肾小球基底膜抗体阳性；Ⅱ型血循环免疫复合物及冷球蛋白常阳性，血清补体 C_3 降低；Ⅲ型由微血管炎引起者抗中性粒细胞胞浆抗体阳性。

5. 肾脏影像学检查

腹部 X 线平片、B 超、CT 检查。

6. 肾活检

肾小球内有新月体形成，并占据大部囊腔。

四、类病辨别

1. 急性肾小球肾炎

常见抗链球菌溶血素“O”增高，C_3 降低，个别情况下可表现为进行性肾功能损害，在 2 ～ 4 周水肿自行消退后，肾功能可恢复正常。

2. 急性间质性肾炎

以急性肾衰竭起病，常有发热、皮疹、嗜酸性白细胞增高等过敏表现。过敏史、白细胞尿，尿沉渣中大量嗜酸性白细胞支持其诊断。

3. 急性肾小管坏死

起病迅速，多有明确的发病原因（如药物中毒、严重挤压伤、异型输血、休克等），出现少尿或无尿，尿比重＜ 1.010，尿钠＞ 20 ～ 30mmol/L，尿中见大量肾小管上皮细胞，常有少尿期、多尿期、恢复期的病情演变过程。

五、中医论治

（一）治疗原则

辨证时须区分标本缓急，急则治其标，在病情缓解时，可健脾益肾，固其根本。

（二）分证论治

1. 风水泛滥证

证候：眼睑浮肿，继则四肢及全身水肿，尿少，发热，咽痛，咳嗽，小便短赤，或恶心胸闷，周身关节不适，舌红苔薄黄，脉浮数或滑数。

治法：疏风清热，宣肺利水。

处方：麻黄连翘赤小豆汤加减（生麻黄、连翘、赤小豆、荆芥、防风、杏仁、桔梗、桑白皮、黄芩、车前子、泽泻等）。

加减：咽喉肿痛加山豆根、蝉蜕；尿血加小蓟、白茅根；高热加生石膏、知母；蛋白尿加金樱子、益智仁；水肿明显加茯苓、猪苓、冬瓜皮等。

2. 浊毒内蕴证

证候：面浮肢肿，腰以下为甚，小便不利或无尿，头重如蒙，胸闷恶心，口苦纳呆，脘腹胀满，身体困重，舌淡苔白腻，脉沉缓。

治法：健脾和胃，化浊利湿。

处方：胃苓汤和五皮饮加减（苍术、厚朴、白术、枳实、茯苓、陈皮、大腹皮、生姜皮、泽泻、猪苓、车前子等）。

加减：形寒肢冷加干姜、吴茱萸；恶心呕吐加半夏、生姜；身体困重加藿香、佩兰；腹胀泄泻加干姜、煨肉豆蔻。

3. 瘀水互结证

证候：小便不利或无尿，全身水肿，身体困重，头昏胀痛，面色黧黑，少腹拘急，腰痛痛处固定，舌紫黯或有瘀斑瘀点，苔薄白，脉沉涩。

治法：化瘀利水。

处方：桃红四物汤和五皮饮加减（桃仁、红花、川芎、丹皮、赤芍、当归、牛膝、益母草、桑白皮、生姜皮、茯苓皮、陈皮、大腹皮、黄芪等）。

加减：尿血加三七、蒲黄、生地；大便干结加大大黄用量；肾虚腰膝酸软合用六味地黄丸。

4. 水气凌心证

证候：尿少，肢体水肿，心悸，呛咳气急，胸闷，口唇发绀，烦躁不能平卧，舌暗红苔腻，脉结代。

治法：泻肺逐水。

处方：己椒苈黄丸加减（防己、川椒目，葶苈子、生大黄、桑白皮、泽泻、白芍、龙骨、人参等）。

加减：纳呆加藿香、佩兰；大便秘结增加大黄用量，下肢肿甚加猪苓、玉米须；恶心呕吐加黄连、陈皮。

5. 气阴两虚证

证候：身体浮肿，小便不利或短少，潮热盗汗，口干喜饮，腰膝酸软，面色萎黄，疲乏无力，心悸失眠，舌红少苔，脉细数。

治法：益气养阴利水。

处方：猪苓汤合六味地黄丸加减（生地、山药、丹皮、泽泻、山茱萸、茯苓、猪苓、黄芪、阿胶、白术、党参、车前子、当归等）。

加减：肾虚腰膝酸软明显加桑寄生、续断；阴虚潮热盗汗明显加女贞子、旱莲草；

口干渴甚加麦冬、石斛。

（三）特色治疗

1. 专方专药

（1）叶氏化瘀利水汤：丹参、益母草各 30g，川芎、赤芍、红花、泽兰各 15g，水煎服，1 日 3 次，广泛应用于急进性肾炎各个阶段的治疗。

（2）解毒利湿汤：鱼腥草、金银花、车前草各 30g，射干、马勃、土茯苓各 15g，水煎服，1 日 2 次，用于急进性肾炎合并呼吸道感染者。

（3）补肾降浊散：冬虫夏草、西洋参、参三七各 3g，酒大黄 6g，烘干碎粉，分 3 包开始冲服，每次 1 包，1 日 3 次，用于急进性肾炎尿毒症期和缓解期。

2. 名老中医经验

（1）叶传蕙认为本病应重视早期诊断，强调病证结合，提倡综合治疗。在辨病治疗中应考虑三个方面：针对本病的免疫发病机理、临床表现和进行性尿毒症进行论治，重视对毒、瘀、浊的治疗，亦注重运用藿香、佩兰等药物芳香化浊，运用茯苓、泽泻等药物渗湿泄浊，运用大黄、芒硝等药物通腑降浊诸法的应用。本病早期以正盛邪实为主，病程日久则形成本虚标实、虚实错杂的病理状态。在疾病进程中常见各种出血症状，均为标证，本证在于瘀血，瘀血常贯穿本病的始终。

（2）廖志峰认为本病病因不外湿热和血瘀，病位不外肺脾肾，在使用西药常规治疗的同时常配以中药治疗，在辨证基础上酌加清热利湿、活血化瘀之品，以减少不良反应的发生。病之初起，咽痛水肿者，加用连翘、杏仁、桑叶、泽兰、白茅根、金银花疏风清热利湿；反复蛋白尿者，加用金樱子、芡实收敛肾精；气虚明显者，加用黄芪、党参；年幼肾阳不足者，加用肉桂、附片；加用地龙、水蛭活血化瘀同时增强抗凝作用；加用蝉蜕、苏叶，疏散风热同时可降低超敏反应、抗过敏。同时辨证加用活血化瘀药，也取得了很好的疗效。疾病初起而见血尿者，加用丹皮、赤芍、丹参以防闭门留寇；血尿病久者，在凉血止血时酌加活血化瘀之品如白茅根、茜草、红花等可减轻肾脏损伤；加用地龙、益母草、水蛭、丹参可改善循环并消蛋白。

3. 外治疗法

（1）肾衰宁灌肠液：直肠灌注给药，保留 30 ～ 60min，每次 20 ～ 40ml，1 日 2 ～ 5 次，适用于急进性肾炎氮质血症期和尿毒症期。

（2）灌肠方：大黄 15g，生牡蛎 50g，六月雪 30g，甘草 6g，水煎成 150ml，保留灌肠 30min，每日 1 ～ 2 次，适用于急进性肾炎肾功能有损害者。

六、西医治疗

（一）治疗原则

病情危重时必须采用强化治疗，同时服用常规剂量的激素及细胞毒药物作为基础治疗，必要时替代治疗。

（二）常用方法

1. 对症治疗

卧床休息，低盐低蛋白饮食，对急进性肾炎的多种合并症如高血压、电解质紊乱、酸中毒、心功能不全、各种感染等，应及时有针对性的治疗。

2. 强化血浆置换疗法

每天或隔天 1 次，每次置换血浆 2 ～ 4L，至血清抗体或免疫复合物转阴为止。同时配合激素及细胞毒药物以防止炎症、免疫过程复发。

3. 免疫抑制疗法

使用大剂量肾上腺皮质激素和免疫抑制剂。多采用甲泼尼龙冲击辅以环磷酰胺治疗。常用甲泼尼龙 0.5 ～ 1.0g 加 5% 葡萄糖溶液静滴，每日或隔日一次，3 ～ 4 次为 1 个疗程，一般不超过 3 个疗程。同时辅以泼尼松和环磷酰胺常规口服治疗。

4. 四联疗法

即皮质激素、环磷酰胺、肝素、双密达莫联合应用疗法。

5. 抗凝治疗

使用尿激酶、肝素配合双密达莫治疗，可取得一定疗效。

6. 替代疗法

血液透析治疗。条件许可可进行肾移植。

七、预防与调护

本病病情危重，要积极预防原发病，同时祛除诱发本病的可逆因素，注意口腔、皮肤和阴部卫生，避免受湿及过度劳累，积极预防感冒等各种感染，避免应用肾毒性药物。预防链球菌感染可使本病发病率下降。

慎起居，调情志，戒烟酒，忌过食肥甘厚味、辛辣之品，忌食海鲜发物，控制蛋白质的总量摄入，宜低盐低蛋白高热量饮食，少食多餐，勿暴饮暴食，劳逸结合，适当参加适度的体育锻炼，提高机体抗病力。

八、疗效判定标准

（一）《中药新药临床研究指导原则》疗效评定标准

（1）临床控制：临床症状消失或基本消失，证候积分减少＞ 95%，尿常规红细胞正常或尿沉渣红细胞计数正常，尿蛋白转为阴性或 24 h 尿蛋白定量正常。

（2）显效：临床症状和体征明显改善，证候积分减少 70% ～ 95%，尿沉渣红细胞计数和 24 h 尿蛋白定量减少＞ 40%。

（3）有效：临床症状和体征均有改善，证候积分减少 30% ～ 69%，尿沉渣红细胞计数和 24 h 尿蛋白定量减少＜ 40%。

（4）无效：治疗前后无明显改善或加重。

（刘明星）

第三节　慢性肾小球肾炎

一、概述

（一）西医的定义及简单的流行病学

慢性肾小球肾炎（chronic glomerulonephritis，CGN）简称慢性肾炎，多以蛋白尿、血尿、水肿、高血压为主要临床表现，起病隐匿、病情迁延、病变缓慢进展，同时可有不同程度的肾功能减退，最终常进展至终末期肾衰竭的一组肾小球疾病。

慢性肾小球肾炎的病因尚无明确结论，少数慢性肾炎是由急性肾炎发展而致，据统计占慢性肾炎的 15% ～ 20%。部分患者无明显肾炎表现，但肾炎缓慢发展，若干年后发展为慢性肾炎，占总数的 50% ～ 70%。

（二）中医相关的病证

根据慢性肾炎的临床表现，本病多见于祖国医学的水肿、虚劳、腰痛等病中。

二、病因病机

慢性肾炎是在肺肾气虚不能卫外的情况下，又外受风寒湿热等邪气，客而不去，脾虚运化水湿之职失调，水湿稽留体内，外溢于肌肤则发水肿，积于胸则可出现胸憋、气短、喘咳；中滞于腹则见脘腹胀满，水湿内阻日久可化热，伤阴，阻遏气机致气滞、血瘀、湿热等邪实之证，久则伤正，阴阳气血亏虚，出现腰痛、虚损等症候。

三、辨病

（一）症状

1. 隐匿起病

部分患者可无明显临床症状。偶有轻度浮肿，血压可正常或轻度升高。多通过体检发现。

2. 慢性起病

可有乏力，疲倦，腰痛，纳差，眼睑和（或）下肢水肿，伴不同程度的血尿或蛋白尿。也有患者以高血压为突出表现，伴有肾功能正常或不同程度受损。

3. 急性起病

部分患者因劳累、感染、血压增高、水与电解质紊乱使病情呈急性发作，或用肾毒性药物后病情急骤恶化。

（二）体征

1. 水肿

大多有不同程度的水肿。轻者仅眼睑、面部或踝部出现水肿，重者可见全身水肿或伴有（胸）腹水。

2. 高血压

大多数患者发生高血压，有些以高血压为首发症状。对预后影响甚大。

3. 贫血

水肿明显时轻度贫血可能与血液稀释有关。中度以上贫血多数与肾内促红细胞生成素减少有关。后期则出现较严重的贫血。

4. 尿异常改变

①尿量改变：尿量与水肿及肾功能情况有关，夜尿增多。②尿比重改变：大多超过1.020，尿渗透浓度低于550mmosm/（kg·H_2O）。③尿蛋白含量：每日在1～3g，可呈现大量蛋白尿。④血尿：多为镜下血尿，偶可出现肉眼血尿。

（三）辅助检查

（1）尿液检查：蛋白尿（通常大于2g/d）。血尿一般较轻或完全没有，但在急性发作期可出现镜下血尿甚至肉眼血尿，以畸形红细胞为主。可见颗粒管型和透明管型。

（2）血液检查：血红蛋白及红细胞减少。急性发作时可见白细胞升高。肾病型血浆白蛋白降低，球蛋白升高。血浆胆固醇、三酰甘油（甘油三酯）和低密度脂蛋白浓度增加，高密度脂蛋白正常或下降。

（3）肾功能检查：早期没有肾功能的改变。肾功能不全时，主要表现为肾小球滤过率（GFR）下降，肌酐清除率（Ccr）降低。

（4）肾脏B超、CT：用于了解肾脏的、大小、位置和厚薄。

（5）肾脏ECT：可了解肾脏的大小、血流量等。

（6）放射性核素肾图：肾延迟显影可以大致观察肾脏大小，较静脉肾盂造影灵敏。

（7）肾活体组织检查：是诊断弥漫性肾脏疾病的重要手段之一。

四、类病辨别

1. 原发性高血压致肾损害

高血压致肾损害发病年龄大。肾小管功能减退早于肾小球滤过率。尿蛋白低于每日 1.5g。常有其他器官损害。

2. 狼疮性肾炎

系统性红斑狼疮好发于育龄女性，有发热，皮疹，尤其面部蝶形红斑，有多关节炎，脱发，口皮溃疡和雷诺现象。除肾脏病变外，常多系统损害。血三系均可减少，活动期有溶血性贫血表现。血沉增快，免疫球蛋白增加，血清蛋白电泳r-球蛋白升高，免疫球蛋白增多，抗核抗体阳性。

3. 紫癜性肾炎

紫癜性肾炎多见于青少年，短时出现血尿、蛋白尿和管型尿。皮肤紫癜，黏膜出血史，是否有同时存在腹痛、便血和关节炎病史。

五、中医论治

（一）治疗原则

根据治病求本的原则，多用温补法。若水湿壅滞较重，急则治其标，以祛水湿为主或标本同治。运用逐水法应当慎重，一般水湿去其六七，即需应用温补脾肾之法兼以利水。又当兼补益阴精。治疗酌配行气化瘀之剂。

（二）分证论治

1. 本证

（1）脾肾气虚证。

证候：腰脊酸痛，神疲乏力，面色㿠白，头面或四肢浮肿，纳少便溏，尿频或夜尿多，舌边有齿痕，苔薄白，脉细。

治法：益气健脾，渗湿消肿。

处方：参苓白术散加减（黄芪、党参、白术、茯苓、莲子、薏苡仁、白扁豆、山药、砂仁、桔梗、甘草）。

加减：水肿甚加泽泻、冬瓜仁；纳少腹胀甚加陈皮、大腹皮。

（2）肺肾气虚证。

证候：颜面浮肿或肢体肿胀，疲倦乏力，少言懒语，自汗出，易感冒，腰脊酸痛，面色萎黄，舌淡苔白润，脉细弱。

治法：补益肺肾。

处方：玉屏风散合金匮肾气丸加减（黄芪、熟地、防风、肉桂、白术、山茱萸、淮山药、丹皮、茯苓、泽泻）。

加减：血尿多加旱莲草、茜草、白茅根，蛋白尿多加芡实、金樱子等。

（3）脾肾阳虚证。

证候：全身浮肿，面色苍白，畏寒肢冷，腰膝酸痛，神疲乏力，纳少便溏，舌嫩淡胖有齿痕，脉沉细或沉迟无力。

治法：温补脾肾。

处方：附子理中丸加减（附子、人参、白术、干姜、炙甘草）。

加减：肾阳虚甚、形寒肢冷、大便溏薄明显加补骨脂、肉桂；水肿明显用实脾饮合真武汤加减；伴有胸腔积液而咳逆上气不能平卧合用葶苈大枣泻肺汤；伴腹水合用五皮饮；脾虚甚加生黄芪。

（4）肝肾阴虚证。

证候：目睛干涩或视物不清，头晕耳鸣，五心烦热 或手足心热，口干咽燥，腰脊酸痛，遗精，或月经失调，舌红少苔，脉弦细或细数。

治法：滋养肝肾。

处方：杞菊地黄汤加减（熟地、山茱萸、 山药、 泽泻、 牡丹皮、 茯苓、枸杞、菊花）。

加减：肝阳上亢加天麻、钩藤、僵蚕；兼有下焦湿热加知母、黄柏、石韦；肝阴虚加当归、白芍；心阴虚加柏子仁、五味子、炒枣仁；肺阴虚加天门冬、麦门冬、五味子；伴血尿加大蓟、小蓟、白茅根；大便干结加生大黄。

（5）气阴两虚证。

证候：面色无华，少气乏力或易患感冒，午后低热或手足心热，口干咽燥或长期咽痛、咽部暗红，舌质偏红，少苔，脉象细或弱。

治法：益气养阴。

处方：参芪地黄汤加减（人参、黄芪、生地、山药、山茱萸、丹皮、泽泻、茯苓）。

加减：大便干结加生大黄、玄参、柏子仁等；小便短赤、大便干结可改用人参固本丸加减；咽痛日久，咽喉暗红加沙参、麦冬、桃仁、赤芍；兼见纳呆腹胀加砂仁、木香；肾气虚甚加菟丝子、覆盆子。

2. 标证

（1）水湿证。

证候：颜面或肢体浮肿，舌苔白腻，脉沉缓。

治法：利水消肿。

处方：五皮饮加减（生姜皮、桑白皮、陈皮、大腹皮、茯苓皮）。

加减：腰以上肿甚兼风邪加防风、羌活，腰以下肿甚为水湿下注加防风、薏苡仁；兼寒加制附子、干姜；兼热加木通、滑石。

（2）湿热证。

证候：面浮肢肿，身热汗出，口干不欲饮，胸脘痞闷，腹部胀满，纳食不香，小便短赤，便溏不爽，舌红苔黄腻，脉滑数。

治法：清热利湿。

处方：龙胆泻肝汤加减（龙胆草、柴胡、泽泻、车前草、通草、生地黄、当归尾、栀子、黄芩、甘草）。

加减：湿热蕴积上焦，咯吐黄痰甚可用杏仁滑石汤加减；湿热中阻、痞满腹胀为主可用黄连温胆汤加减；湿热蕴结下焦，尿频、尿急、尿痛、尿灼热为主可用八正散加减。热毒较甚、咽喉肿痛明显可用银蒲玄麦甘桔汤加减。

（3）湿浊证。

证候：纳呆、恶心呕吐，口中黏腻，脘腹胀满，身重困倦，浮肿尿少，精神委靡，舌苔腻，脉沉细或沉缓。

治法：健脾化湿。

处方：胃苓汤加减（猪苓、茯苓、苍术、陈皮、白术、泽泻、厚朴、甘草）。

加减：恶心呕吐较甚加竹茹、生姜；腹胀便秘加生大黄。

（4）瘀血证。

证候：面色黧黑或晦暗，腰痛，肌肤甲错，肢体麻木，舌紫暗或有瘀斑，脉细涩。

治法：活血化瘀。

处方：血府逐瘀汤加减（柴胡、桃仁、红花、当归、生地、川芎、赤芍、牛膝、枳壳、桔梗、甘草）。

加减：患者虚实皆重，可按正虚辨证加丹参、赤芍、泽兰、红花；若气虚、阳虚可改用桂枝茯苓丸加味。

（三）特色治疗

1. 专方专药

（1）黄葵胶囊：是一种纯中药制剂，清热利湿效果好。黄葵的主要化学成分为黄酮类，具有抗炎、利尿、消肿、抗血小板聚集的作用，通过对 T 细胞、B 细胞的抑制效应，控制过度炎症反应所致的疾病。

（2）金水宝胶囊：有补益肺肾，生精益气之功。与气阴两虚精气下泄产生蛋白尿相补充，实验结果表明，其对减少尿蛋白有明显效果，具有临床应用价值。

（3）海昆肾喜胶囊：能显著降低肾衰竭大鼠血清肌酐和尿素氮水平，有效提升肾衰竭大鼠血清白蛋白含量，改善肾衰竭大鼠肾组织病理形态学；对正常和水负荷大鼠有利尿作用，能够增加麻醉犬肾血流量注量。具抗凝和调节免疫作用，能够显著降低血肌酐。

2. 名老中医经验

（1）张琪教授总结出治疗肾小球肾炎蛋白尿系列验方：如患者以蛋白尿为主，不伴有高血压及肾功能异常，表现为周身乏力，腰酸腰痛，头晕心悸，无水肿或轻度水肿，手足心热，口干咽干，舌质红或舌尖红，苔白，脉滑或兼有数象。辨证为气阴两虚，兼夹湿热之证。方用清心莲子饮加减。方药：党参 30g，地骨皮 20g，麦冬 20g，柴胡 15g，黄芩 15g，车前子 20g，石莲子 15g，甘草 15g，白花蛇舌草 50g，坤草 30g。张琪教授发现肾小球肾炎初期多表现为气虚阳虚，日久迁延则转而伤阴，阳损及阴而形成气阴两伤，治疗一方面要顾及气虚，另一方面也要照顾到阴虚。

（2）叶传蕙教授确立了肾病血尿“治”肾膀胱和“和”血的治疗思路：“治”肾包括：清热（下焦）、利砂石、泻浊毒、涩肾精、益肾气；“和”血包括：活血、益气、养血、止血。治则有：①清热解毒，凉血止血：用于血尿实热证或急性期，达到清实热，泻热毒，化浊排石之目的。常用药对：金银花、蒲公英、紫花地丁，丹皮、茜草、大小蓟、扁蓄、瞿麦，苦参、金钱草、车前草。②泻浊活血、化瘀止血：用于血尿实证或后期血尿持续不消失者。常用药对：川芎、丹参、红花，赤芍、益母草，地龙、僵蚕、全蝎。③涩精补肾，收敛止血：用于尿血虚证或后期。常用药对：川续断、桑寄生、狗脊，芡实、金樱子、肉苁蓉，茜草、白及、仙鹤草。④益气健脾，养血止血：用于虚证及后期治疗，或伴其他出血者。常用药对：北沙参、黄芪、太子参、白术、阿胶。

（3）中医肾脏病专家徐嵩年教授倡用清利方治疗蛋白尿：慢性肾炎常因呼吸道感染而反复发作者，临床表现以肺经证候为主，如发热，咽喉疼痛，鼻塞流涕，头额胀痛，或伴咳嗽且肿，小便不畅或涩痛，舌偏红，苔薄黄腻，脉濡数，常用清利方（白花蛇舌草、蒲公英、板蓝根、玉米须、薏苡根、田字草、铁扫帚、鲜茅根各 30g，蝉衣 9g，七叶一枝花 15g）清热解毒、利尿消肿。在利湿上不用泽泻、茯苓、五皮饮等传统利湿之品，而选用鲜茅根、田字草、生米仁、玉米须等，既利湿又清热，又利于抗感染，消除蛋白尿。

3. 针刺疗法

选水分、气海、三阴交穴针刺，每 15 天 1 个疗程，有健脾温肾、利水消肿之功效。若伴有腹胀脘闷、恶心呕吐、乏力便溏者，可选阴陵泉、足三里、内关等穴位针刺。可取足三里、迎香、太阳、百会等穴，经常轻轻揉按。

4. 艾灸

用艾条温和灸双侧足三里各 10min，石门 5min，以皮肤发红为度，起床与睡前各 1 次，10 天后改为每天 1 次，常年不断。

5. 食疗

（1）复方黄芪粥：生黄芪、生薏苡仁各 30g，赤小豆 15g，鸡内金（研细末）9g，金橘饼 2 枚，糯米 30g。先以水 600ml 煮黄芪 20min，次入薏苡仁、赤小豆煎 20min，再加鸡内金与糯米煮熟成粥，作 1 日量，分 2 次服之。食后嚼金橘饼 1 枚，分两次服，每日 1 剂。

（2）消蛋白尿粥：芡实、糯米各 30g，白果 10 枚。煮粥，每日 1 次，10 日为

1个疗程。间歇服2～4个疗程。适用于慢性肾炎中后期蛋白尿久不消者。

（3）莲子芡实瘦肉汤：莲子、芡实各30g，瘦猪肉100g。加水，用瓦煲煲汤，饮用时加少许盐调味，连渣服。可补肾固精、健脾补虚。颇适用于慢性肾炎之食补。本方三味药的药性均极平和，起着缓补的作用。

六、西医治疗

（一）治疗原则

慢性肾炎早期应该针对其病理类型给予相应的治疗，抑制免疫介导炎症、抑制细胞增殖、减轻肾脏硬化，并应以防止或延缓肾功能进行性恶化、改善或缓解临床症状以及防治合并症为主要目的。

（二）常用方法

（1）积极控制高血压

1）非药物治疗：限制饮食钠的摄入，伴高血压者应限钠（＜3g/d）；调整饮食蛋白质与含钾食物的摄入；戒烟、限制饮酒；减肥；适当锻炼等。

2）药物治疗：常用的降压药物有血管紧张素转换酶抑制剂（ACEI）、血管紧张素Ⅱ受体拮抗剂（ARB）、长效钙通道阻滞剂（CCB）、利尿剂、受体阻滞剂等。

（2）减少尿蛋白并延缓肾功能的减退。

（3）限制食物中蛋白及磷的摄入：根据肾功能的状况给予优质低蛋白饮食，保证进食优质蛋白质（动物蛋白为主）。适当增加碳水化合物的摄入。

（4）避免加重肾损害的因素：如感染、低血容量、脱水、劳累、水电解质和酸碱平衡紊乱、妊娠及应用肾毒性药物。

（5）糖皮质激素和细胞毒药物：是否应用应根据病因及病理类型确定。

（6）其他：抗血小板聚集药、抗凝药、他汀类降脂药。

七、预防与调护

积极防治急性肾炎，避免不彻底治疗。彻底清除自身的各种慢性感染性疾病，如慢性咽喉炎、慢性牙周炎、慢性鼻炎、慢性中耳炎及皮肤感染等，这些疾病的存在往往是导致本病复发或迁延不愈的重要因素。对于已发生的各种感染，应予以高度重视，积极治疗。避免运用损伤正气和对肾脏有损害的中西药物。

劳逸适度，防寒保暖，保持室内空气流通及阳光照射，预防感冒。在疾病缓解阶段，可适当活动如散步、练气功、打太极拳等。饮食宜清淡，忌食辛辣及肥甘厚腻。肾功能正常的患者，饮食不必限制。轻度浮肿及高血压者应限制钠盐的摄入，每日钠盐食入量为 1 ～ 3g，高度浮肿者忌盐，多用西瓜汁、冬瓜、赤小豆等具有利尿作用的食品。蛋白质的摄入宜选择易吸收和利用率高的蛋白质，如牛奶、鸡蛋、瘦肉等，对肾功能不全者应限制蛋白质的摄入。每日控制在 0.5 ～ 0.6g/kg，其中高生物效价的动物蛋白应占 1/3 或更多。如有贫血者，可选择含铁质较丰富的食物，如猪肝、蛋黄、西红柿、红枣、柿子等。

八、疗效判定标准

参照《中药新药治疗慢性肾小球肾炎的临床研究指导原则》：

（1）完全缓解：水肿等症状与体征完全消失，尿蛋白检查持续阴性，或 24h 尿蛋白定量持续小于 0.2g，高倍镜下尿红细胞消失，尿沉渣计数正常，肾功能正常。

（2）基本缓解：水肿等症状与体征基本消失，尿蛋白检查持续减少 50% 以上，高倍镜下尿红细胞不超过 3 个，尿沉渣计数接近正常。肾功能正常或基本（与正常值相差不超过 15%）。

（3）好转：水肿等症状与体征明显好转，尿蛋白持续减少 1 个 +，或 24h 尿蛋白定量持续减少 25% 以上，高倍镜下尿红细胞不超过 5 个，肾功能正常或有改善。

（4）无效：临床表现与上述实验室检查均无明显改善或加重。

（吕锐萍　张坤扬）

第四节　隐匿性肾小球肾炎

一、概述

（一）西医的定义及流行病学

隐匿性肾小球肾炎（latent glomerulonephritis，LGN）又称无症状性蛋白尿和（或）血尿，指轻至中度蛋白尿或血尿，临床表现为反复持续性血尿，伴或不伴轻度蛋白尿，或者其中一种表现突出。其为不伴有水肿、高血压及肾功能损害的原发性肾小球疾病。

本病临床上不少见，病因复杂。本病 20 ～ 30 岁多见，男性多于女性，起病潜隐。近年来，本病的发病率呈上升趋势，日本研究显示在大宗体检的发生率为 0.015%（772/50 501），在我国行肾活检的原发性肾小球疾病中半数是常规体检发现的无症状性尿检异常，占同期住院患者的 8.66%。

（二）中医相关的病证

中医学无隐匿性肾小球肾炎的病名，但根据其主要临床表现可属于“尿血”、“溺血”、“溲血”、“尿浊”、“腰痛”、“虚劳”等范畴。

二、病因病机

近现代对于本病病因病机的看法多数趋于统一，以正虚（肾、脾、肺虚）为本，诸邪（风、寒、湿、热、瘀、毒）为标。脾肾亏损，精不化气，卫外乏源，表气不固，极易反复外感而引发或加重，或因情志内伤，劳倦而诱发。以肾为病变中心部位，可累及于脾、肺、肝等脏。其病理性质总属本虚标实，虚实夹杂。本虚主要是以脾肾亏虚为主，标实则包括风、寒、湿、热（火）、瘀、毒等邪为患。本病的病机演变多为外邪侵袭引动内虚后内外病因相而发病，最终形成本虚标实，虚实夹杂之病，其中风、寒、湿、热（火）、毒、瘀等标实之邪始终贯穿疾病始终，并相干为病，使本病缠绵，经久不愈。

三、辨病

（一）症状

本病起病潜隐，往往缺乏肾炎的典型表现（如高血压、水肿），有的仅有双侧腰痛，不少病例是在偶然的情况下，从常规尿检中发现有蛋白尿，有的是在上呼吸道感染后很快（1～3天）出现肉眼血尿。

（二）体征

本病除了出现轻至中度蛋白尿和（或）血尿外，不伴有水肿、高血压、肾小球滤过率下降等，故无明显临床体征。

（三）辅助检查

（1）尿常规检查：可表现为尿蛋白阳性，并出现程度不等的血尿。
（2）尿蛋白定量：常在 1.0～2.0g/d。
（3）血清免疫学检查：部分患者血清 IgA 增加。
（4）肾功能检查：肾小球滤过率、肾小管功能、肾图皆正常。
（5）影像学检查：B 型超声波、静脉肾盂造影、CT 或 MRI 无异常发现。
（6）肾活检。

四、类病辨别

（1）血尿患者若尿红细胞形态正常，应进一步做泌尿道有关检查，连续观察半年以上方可排除泌尿外科疾病所致的血尿。

（2）血尿患者若尿红细胞形态异常或容积变小，特别对青少年患者需除外继发性肾小球疾病（如过敏性紫癜、系统性红斑狼疮等），还需排除遗传性肾脏病（如遗传性进行性肾炎等），幼儿则要注意特发性高尿钙症，必要时进一步做钙负荷试验。

（3）青年运动员应注意剧烈运动后血尿，为一过性，休息后血尿消失；青年妇女有服用含雌激素避孕药史者，可产生腰痛血尿综合征，停用避孕药物后，血尿可消失。

（4）泌尿道炎症：常伴有白细胞和尿路刺激症状，尿细菌学检查也有助鉴别。

五、中医论治

（一）治疗原则

在治疗上应用攻补兼施之法，久病以虚证为主时，重扶正兼以祛邪；初病实证为主时，重祛邪兼以扶正。

（二）分证论治

1. 血尿为主型

（1）阴虚内热证。

证候：尿血鲜红，或显著的镜下血尿，五心烦热，口干咽燥，腰酸腰痛，舌红少苔，脉细数。

治法：滋阴清热，凉血止血。

处方：二至丸合小蓟饮子加减（生地、女贞子、旱莲草、小蓟、丹皮、山栀、竹叶、白茅根、地骨皮）。

加减：兼有风热外感，鼻塞、咽痛加菊花、金银花、荆芥、连翘或银翘散加减；湿热留恋，小便灼热加石韦、黄柏、木通或合八正散加减；风入肾络，血尿和腰痛为主且较重加忍冬藤、鸡血藤、牛膝、全蝎；阴虚夹瘀，久治不愈，有瘀血征象加丹皮、川芎、丹参、红花、赤芍、益母草、泽兰等 2 ～ 3 味。

（2）气阴两虚证。

证候：血尿时轻时重，平时以少量镜下血尿为主，稍有劳累即见肉眼血尿，气短乏力，手足心热，口干咽燥，纳差食少，舌质红，苔薄白，脉沉细数。

治法：益气养阴止血。

处方：大补元煎加减［太子参、当归（泻者不用）、炒山药、生地、地骨皮、杜仲、枸杞子、煨山茱萸、炙甘草］。

加减：气虚为主，乏力、面色萎黄、纳呆加党参、白术、茯苓或合四君子汤加减；阴虚为主，有慢性咽炎，口干喜饮、舌红苔少加沙参、玄参、麦冬、五味子。

（3）脾肾气虚证。

证候：血尿颜色淡红，常以镜下血尿为主，腰膝酸软，肢倦乏力，少气懒言，口淡纳呆，面色少华，舌淡有齿痕，苔白，脉沉缓。

治法：健脾补肾，益气摄血。

处方：补气温肾汤（党参、黄芪、肉苁蓉、补骨脂、枸杞子、熟地、茜草、金樱子、芡实、三七粉）。

加减：偏脾气虚，上方合补中益气汤加减；偏肾气虚，上方加金樱子、芡实、益智仁。

2. 蛋白尿为主型

（1）脾肾气虚证。

证候：腰膝酸软，头晕耳鸣，食欲不振，面色萎黄，腹胀便溏，神疲体倦，少气懒言，舌淡胖有齿痕，苔白，脉沉缓。

治法：健脾固肾。

处方：大补元煎加减［党参、北芪、熟地、杜仲、当归（泻者不用）、白术、茯苓、炙甘草］。

加减：偏脾气虚，上方合补中益气汤加减；偏肾气虚，上方加金樱子、芡实。

（2）气阴两虚证。

证候：神疲体倦，少气懒言，口干咽燥，手足心热，舌质偏红，少苔，脉沉细。

治法：益气养阴。

处方：四君子汤合六味地黄汤（生地、茯苓、山萸肉、山药、党参、白术、旱莲草、女贞子）。

加减：气虚为主，乏力、面色萎黄、纳呆加重用党参、白术，加黄芪；阴虚为主，有慢性咽炎，口干喜饮、舌红苔少加石斛、玄参、麦冬。

（3）肝肾阴虚证。

证候：腰酸腿软，头晕耳鸣，视物昏花，口干咽燥，手足心热，舌红少苔，脉细数。

治法：滋养肝肾。

处方：杞菊地黄丸合二至丸加减（枸杞子、菊花、生地、山萸肉、山药、丹皮、茯苓、泽泻、旱莲草、女贞子、益母草）。

加减：肝阳上亢加天麻、钩藤；肝肾阴虚重加石斛、白芍、麦门冬；伴血尿加旱莲草、女贞子。

（三）中医特色治疗

1. 专方专药

（1）参芪地黄汤加味方：参芪地黄汤加味方（黄芪、党参、生地黄、茯苓、山茱萸等）治疗隐匿性肾小球肾炎 36 例。结果：治疗组 36 例，完全缓解 8 例（22.2%），基本缓解 16 例（44.4%），好转 8 例（22.2%），无效 4 例（11.1%），总有效率为 88.9%。

（2）益肾宁络方：益肾宁络方（生黄芪、制何首乌、女贞子、杜仲等）加减治疗隐匿性肾小球肾炎 56 例。结果：临床缓解 30 例，好转 15 例，无效 11 例，总有效率 80.36%。

（3）血尿安胶囊：血尿安胶囊（肾茶、小蓟、白茅根、黄柏）治疗隐匿性肾小球肾炎单纯血尿疗效观察：治疗组 38 例，显效 18 例（45.34%），有效 16 例（41.00%），无效 4 例（13.66%），总有效率 86.34%。

2. 名老中医经验

（1）叶任高教授治疗隐匿性肾小球肾炎的经验：叶任高教授将本病分为血尿、蛋白尿、血尿兼蛋白尿辨证论治。认为血尿以正虚为主，邪恋为次。临床可分为：1）阴虚内热型：治以滋阴清热，凉血止血。方选二至丸合小蓟饮子加减。2）气阴两虚型：治以益气养阴止血。方选大补元煎加减。3）脾肾气虚型：治以健脾补肾，益气摄血。方选补气温肾汤（党参、黄芪、肉苁蓉、补骨脂、枸杞子、熟地等）加减。对于蛋白尿的辨证论治则是扶正为主，兼顾祛邪，临床可分为：1）脾肾气虚型：治以健脾固肾。方选大补元煎加减。2）气阴两虚型：治以益气养阴。方选四君子汤合六味地黄汤。3）肝肾阴虚型：治以滋养肝肾。方选杞菊地黄丸合二至丸加减。

（2）吕仁和教授分期论治隐匿性肾小球肾炎：吕仁和教授结合慢性肾脏病虚损劳衰的病因病机将本病分为早、中、晚 3 期辨证论治，并对各期给予辨证分型治疗。早期（虚损期）：强调以祛风、散风、灭风为主。临床表现为风热、风湿、风火化毒伤肾，治疗以散风解毒、祛风清热、活血灭风为法，重用清热解毒药物。选方多用四妙丸、三仁汤加清热解毒，祛风化湿的药物。中期（虚劳期）临床上多见肝肾亏虚、脾肾亏虚、肺肾亏虚，肺脾肾亏虚或气阴两虚，其中以肾脏亏虚为主，选方多用二至丸合水陆二仙胶、六味地黄丸、右归丸加活血化瘀的药物。晚期（虚衰期）：临床多见心肾两虚，心肺肾俱虚，心脾肾俱虚，此期用药多在虚劳期基础上加用太子参、五味子、麦冬、丹参、车前子、泽泻等具有益气养阴、活血利水功用的药物。

（3）沈庆法教授辨治经验：沈庆法教授认为隐匿性肾小球肾炎按辨证多为本虚证，以脾肾虚为主，或兼有标实证，标实证多为湿热阻滞或外感风热之邪。治疗一般以调补脾肾为主，兼顾标实。若实证为主时，应急则治标，先以祛邪为主，邪退后再以扶正调理，治疗确当可取得较好效果。本病辨证论治分型为：①下焦热盛型：治以清热泻火，凉血止血。方用小蓟饮子加减。②阴虚火旺型：治以滋阴降火，凉血止血。方用知柏地黄汤加减。③瘀血阻络型：治以活血通络。方用血府逐瘀汤加减。④脾气虚弱型：治以补脾摄血。方用归脾汤加减。⑤肾气虚衰型：治以补肾益气，固摄止血。方用无比山药丸加减。

3. 针灸治疗

（1）体针：取穴水分、水道、三焦俞、委阳、阴陵泉、肾俞腧、京骨。脾虚为主者，加脾俞、足三里、三阴交；肾虚为主者，加灸肾俞、关元、足三里。针用平补平泻或补法。

（2）电针疗法：按近端取穴法，用三元牌 0.25 mm×25 mm 规格的一次性不锈钢毫针，平补平泻手法针刺双侧肾区穴位（包括三焦、肾俞、胃俞、胃仓、肓门穴），得气后在三焦、肾俞穴接上低频直流电（1.5 Hz，6 V，G～6805 Ⅱ型电针仪），每次电针及留针 30min，每日 1 次，疗程 20 天。

（3）耳针：取穴肺、脾、肾、膀胱、三焦。毫针中等强度刺激，也可埋针或用王不留行贴压。

4. 外敷

附子 10g，透骨草 50g，坤草 30g，肉桂 15g。上药粉成末，醋调成膏状。嘱患者俯卧，暴露腰部皮肤，将药物敷于双肾俞及命门，神灯照射相应穴位，每次 30min，日 1 次，15 天为 1 个疗程，共 2 个疗程。

5. 食疗

（1）竹叶茅根车前饮：淡竹叶、白茅根、车前子各 50g，太子参 30g，水煎服。适用于隐匿性肾小球肾炎阴虚内热血尿患者。

（2）山药粥：山药 30g，粳米适量，加水煮成粥，加适量白糖。具有健脾补肾之功，适用于隐匿性肾小球肾炎脾肾气虚蛋白尿、血尿患者。

（3）黄芪炖乌鸡：黄芪 50g，乌鸡 1 只去毛及肠脏，将黄芪放入鸡肚内，加水及调味料适量，隔水炖熟，食用鸡肉及喝汤。适用于隐匿性肾小球肾炎气阴两虚蛋白尿、血尿患者。

六、西医治疗

（一）治疗原则

隐匿性肾小球肾炎无需特殊治疗。如有反复发作的慢性扁桃体炎与血尿、蛋白尿发作密切相关者，可待急性期过后行扁桃体摘除术。

（二）常用治法

（1）抗凝剂与抗血小板治疗：代表药为双嘧达莫和低剂量的华法林抗凝治疗。

（2）血管紧张素转换酶抑制剂（ACEI）和（或）血管紧张素受体拮抗剂（ARB）：对尿蛋白较多者可使用。往往需要加大剂量。

（3）鱼油：有保护肾脏的作用，但鱼油治疗不能明显减少蛋白尿。

七、预防与调护

（一）预防

（1）饮食应清淡，禁食辛辣、肥甘厚味、香燥、煎炸之品。应少吃或不吃海腥发物，如鹅、公鸡、猪头、带鱼、黄鱼等。

（2）注意休息、避免过劳和剧烈运动；应加强营养，增强体质，避风寒预防感冒。

（3）避免使用肾毒性药物，遵医嘱定时、定量服药。

（4）预防和控制感染：对有炎症病灶如牙周炎、咽喉炎、扁桃体炎、鼻炎、上呼吸道感染、皮肤疖肿者，应积极治疗至痊愈，以减少感染引起的免疫反应。

（二）调护

（1）饮食清淡并富有营养，优质蛋白饮食，避免食用辛辣、海鲜等。

（2）注意防寒保暖，随天气变化增减衣物，防止感冒。

（3）注意个人卫生，勤洗澡，漱口，及时修剪指甲，勤洗手，避免皮肤受损。

（4）增加机体抵抗力，合理饮食起居，生活有规律。

（5）注意休息，避免劳累，起居有常，防五劳，内养正气，外避邪气。

（6）定期检查，尽早发现病情变化。

（7）调畅情志，稳定情绪，必要时进行健康教育干预和心理干预。

八、疗效判定标准

《中药新药临床研究指导原则》疗效评定标准

（1）临床控制：临床症状消失或基本消失，证候积分减少＞ 95%，尿常规红细胞正常或尿沉渣红细胞计数正常，尿蛋白转为阴性或 24h 尿蛋白定量正常。

（2）显效：临床症状和体征明显改善，证候积分减少 70% ～ 95%，尿沉渣红细胞计数和 24h 尿蛋白定量减少＞ 40%。

（3）有效：临床症状和体征均有改善，证候积分减少 30% ～ 69%，尿沉渣红细胞计数和 24h 尿蛋白定量减少＜ 40%。

（4）无效：治疗前后无明显改善或加重。

（杨蕊娇）

第五节　IgA 肾病

一、概述

（一）西医的定义及流行病学

IgA 肾病（IgA nephropath）是免疫病理学诊断名称，是指一组不伴有系统性疾病，肾活检免疫病理检查显示在肾小球系膜区出现以 IgA 为主的免疫复合物沉积，同时伴有系膜细胞增生、基质增多的肾小球肾炎。其也被称作 Berger’s 病。

IgA 肾病是全球范围最常见的一种原发性肾小球肾炎，在我国占原发性肾小球肾炎的 30% ～ 40%，是导致慢性肾衰竭的最主要的原发性肾小球肾炎。在 IgA 肾病确诊后 5 ～ 25 年内有 20% ～ 40% 患者可发展为慢性肾衰竭。其临床表现为血尿和（或）蛋白尿。40% ～ 50% 的患者表现为发作性肉眼血尿，表现为镜下血尿的国内报道最高达 80%，多数报道为 40% ～ 45%，一部分为血尿伴有蛋白尿，也可伴有急慢性肾衰竭等严重肾脏病变。IgA 肾病的发病率有国家、地区、年龄、种族的差异。IgA 肾病多发于儿童及青年人，35 岁以下者占总发病人数的 80%；男性多于女性，男女比例为（2 ∶ 1）～（6 ∶ 1）；亚洲为高发区，在欧洲为 10% ～ 30%，美国和加拿大仅 2% ～ 10%，发病率较低，非洲更是少见；黄种人高发，黑人罕见。同时 IgA 肾病的发生还具有家族聚集性，提示与遗传因素密切相关。

（二）中医相关的病证

中医学没有 IgA 肾病的病名，但根据其主要临床表现及理化检查（镜下血尿、蛋白尿），可属于“尿血”、“溺血”、“溲血”、“尿浊”、“腰痛”、“虚劳”、“水肿”等范畴。国家中医药管理局“十一五”肾病协作组将其命名为“肾风”。

二、病因病机

目前认为 IgA 肾病病位在肾、脾，涉及肺、肝，肾是本病中心所在，是本虚标实、虚实夹杂的病证。本虚主要以气虚、阴虚和气阴两虚为主；标实主要以外感、湿热、瘀血为主。其发病规律为急性期以外感湿热邪实多见，慢性期以气血阴阳虚损为主；慢性期早期多表现肾阴虚，中期多以脾肾气阴两虚为主，晚期见阴阳两虚为主，湿、热、瘀、毒贯穿疾病始终。病因上内因是肾元亏虚，外因为外邪、饮食、劳倦，诱因多为风热邪毒、湿热邪毒外感。

三、辨病

（一）症状

本病临床表现多样，部分患者临床发病处于隐匿状态，仅在体检时发现，大多数患者表现为血尿和（或）蛋白尿及高血压为主，少数呈肾病综合征、急性肾炎、急性肾衰竭的临床表现。主要如下：

1. 发作性肉眼血尿

发作性肉眼血尿表现为一过性或反复发作性肉眼血尿，大多伴有上呼吸道感染，少数伴泌尿道或肠道感染；血尿多在感染 1 ～ 3 日内出现，个别发生在剧烈运动后，在儿童及青少年中多见。肉眼血尿持续数小时到数天，通常少于 3 天，有反复发作的特点。

2. 镜下血尿伴 / 不伴无症状性蛋白尿

镜下血尿伴 / 不伴无症状性蛋白尿多半在体检时发现，作肾活检确诊。为儿童和青年人 IgA 肾病主要临床表现。

3. 蛋白尿

单纯蛋白尿 IgA 肾病患者少见，多伴血尿。多数表现为轻度蛋白尿。

4. 水肿

本病患者晨起眼睑及颜面水肿，下肢凹陷性水肿，重者可出现胸腔积液、腹水或合并小便量少。

5. 高血压

IgA 肾病可发生恶性高血压，多见于壮年男性。

6. 急性肾衰竭

急性肾衰竭表现为：①急进性肾炎综合征。②急性肾炎综合征。③大量肉眼血尿。

7. 多尿和夜尿增多

当患者合并高血压、或严重的小管间质损伤时出现。

8. 慢性肾衰竭

确诊 10 年后 15% ～ 20% 的患者进展至 ESRD。

（二）体征

慢性肾脏病患者会出现营养不良、颜面眼睑、双下肢水肿，甚至周身水肿；有尿素味提示肾衰竭，观察眼结膜、甲床、颜面苍白或萎黄提示贫血。可能有扁桃体肿大、化脓、咽红充血。

（三）辅助检查

（1）尿常规检查：可发现镜下血尿和或蛋白尿，以畸形红细胞为主（>

50%），部分患者表现为混合性血尿，有时有红细胞管型。多数患者为轻度蛋白尿，少数出现大量蛋白尿，甚至表现为肾病综合征。

（2）血清 IgA 水平：血清 IgA、IgA 纤维连接蛋白持续增高，但不具有特异性。

（3）肾功能：IgA 肾病患者可有不同程度的肾功能减退。

（4）肾活检：是确诊 IgA 肾病的唯一方法。

四、类病辨别

（一）与原发性肾小球疾病鉴别

1. 急性链球菌感染后肾小球肾炎

急性肾炎多在链球菌感染后 2 周左右出现急性肾炎综合征的临床症状，血清 C_3 下降、IgA 水平正常可助鉴别。

2. 非 IgA 系膜增生性肾炎

两者一定靠肾活检免疫病理检查来鉴别。

3. 薄基底膜肾病

尿 Pf4 水平可助与 IgA 肾病鉴别。但最终还须靠肾活检电镜检查与 IgA 肾病鉴别。

（二）与继发性肾小球疾病鉴别

1. 过敏性紫癜性肾炎

临床表现为镜下血尿甚至肉眼血尿，伴或不伴蛋白尿。紫癜肾患者常有过敏源、典型的皮肤紫癜、腹痛、关节痛表现。

2. 狼疮性肾炎

多发于青年女性，常伴多系统受累，抗核抗体谱、血补体 C3、皮肤狼疮细胞及肾活检呈现满堂亮可鉴别。

3. 乙肝相关性肾损害

有乙肝病史，肝脏肿大或肝功能异常，有乙肝病毒活动。肾活检有乙肝病毒沉积。

五、中医论治

（一）治疗原则

治疗应以“扶正祛邪、标本兼顾”为主。实证治宜清风热、利湿热、散瘀结，凉血止血；虚证治宜补脾肾，清虚热、固精止血。

（二）分证论治

1. 风热扰络证

证候：发热、咽痛、或咳嗽、咯黄痰，肉眼血尿或尿检镜下血尿、有或无蛋白尿，舌尖红，苔薄白或薄黄、脉浮数。

治法：疏风宣肺清热、凉血止血。

处方：银翘散加减（金银花、连翘、牛蒡子、荆芥、桔梗、竹叶、侧柏叶、仙鹤草等）。

加减：发热加生石膏、栀子、薄荷；尿血重加小蓟、白茅根、藕节、地榆；咳嗽加桑叶、浙贝母；大便干加杏仁、瓜蒌等。

2. 下焦湿热证

证候：血尿急发、尿血鲜红或镜下大量红细胞为主，有或无蛋白尿，小便短赤频急不爽或尿道灼热疼痛，小腹疼痛，腰痛，伴咽痛口苦、口舌生疮，或伴眼睑双下肢浮肿，或伴发热，舌质红、苔白干、脉滑数。

治法：清热利湿、凉血止血。

处方：连翘八正散加减（连翘、扁蓄、瞿麦、车前子、小蓟、甘草梢、灯心草、竹叶、通草、猪鬃草、白茅根、石韦、仙鹤草等）。

加减：咽痛加桔梗、板蓝根、牛蒡子；尿血重加侧柏叶、藕节、地榆；发热加生石膏、金银花；伤阴加生地、玄参、天花粉。

3. 心火亢盛证

证候：小便短赤，甚则尿血鲜红，烦躁易怒，失眠多梦，口舌生疮，口干苦，咽痛，腰膝酸软，舌尖红，苔薄黄，脉细数。

治法：清心泻火、凉血止血。

处方：导赤散加味（生地、竹叶、通草、甘草梢、栀子、白茅根、小蓟、仙鹤草、茜草）。

加减：心烦失眠重加合欢皮、莲子心、黄连；口舌生疮加黄芩、黄连、石膏；腰膝酸软重用生地，加麦冬、石斛。

4. 脾肾气虚证

证候：久病尿血或蛋白尿，腰膝酸软，体倦乏力，少气懒言，纳差腹胀，头晕耳鸣，面色少华，血尿颜色淡红，常以镜下血尿为主，或大量蛋白尿，舌淡有齿痕，苔白，脉沉缓。

治法：健脾益肾、涩精止血。

处方：黄芪六味地黄丸合六君子汤加减（黄芪、生地、山茱萸、山药、泽泻、丹皮、茯苓、党参、白术、甘草、陈皮、法半夏、黄精、白芍、牡蛎、海螵蛸、茜草、金樱子）。

加减：肾虚为主加莲子、芡实；脾虚为主重用黄芪、山药；兼瘀血加三七粉、丹参、蒲黄炭。

5. 阴虚火旺证

证候：蛋白尿、血尿反复发作，尿血鲜红，或显著的镜下血尿，五心烦热，口干咽燥，腰酸膝软，头晕耳鸣，尿黄赤，舌红少苔，脉细数或沉数。

治法：滋阴补肾，降火凉血。

处方：知柏地黄汤合大补阴丸加减（知母、黄柏、生地、山茱萸、山药、泽泻、丹皮、茯苓、龟板、茜草）。

加减：五心烦热较重加地骨皮、鳖甲；腰膝酸软、头晕耳鸣重加石斛、牛膝、黄精、枸杞；尿血加女贞子、旱莲草、白茅根；瘀血加丹参、当归、蒲黄炭。

6. 气阴两虚证

证候：血尿蛋白尿迁延不愈、时轻时重，稍有劳累即见肉眼血尿或蛋白尿加重，面色少华，气短乏力，腰膝酸软，手足心热，口干咽燥，纳差，舌质淡或偏红，苔薄白或少苔，脉细数或弱。

治法：益气养阴摄血。

处方：生脉饮合黄芪六味地黄丸（黄芪、党参、麦冬、五味子、山茱萸、山药、泽泻、丹皮、茯苓、生地）。

加减：气虚明显重用党参、黄芪；阴虚明显加用二至丸；腰膝酸软重加杜仲、川断；蛋白尿重加芡实、金樱子。

7. 气滞血瘀证

证候：蛋白尿和（或）尿血日久，尿血色紫或尿如酱油色，或镜下血尿，腰部刺痛固定，面色黧黑晦暗，唇舌紫暗，舌质紫暗，有瘀斑瘀点，脉沉细涩。

治法：活血通络、化瘀止血。

处方：当归芍药散加减（当归、赤芍、泽泻、白术、茯苓、丹参、牛膝、蒲黄炭）。

加减：如血瘀化热排尿涩痛不畅、手足心热加小蓟、白茅根、生地；咽喉肿痛加玄参、僵蚕；肾虚明显合用六味地黄丸；若瘀重加三七粉、血余炭、花蕊石；兼气虚加黄芪、党参。

（三）中医特色治疗

1. 专方专药

（1）益肾清胶囊：由知母、黄柏、生地、丹皮、茯苓、白花蛇舌草、桃仁、丹参、黄芪等组成，具有益肾清热活血之功，针对脾肾气虚兼有湿热瘀血而设。

（2）三炭益肾汤：地榆炭、杜仲炭、蒲黄炭、牛蒡子、小蓟、白茅根、三七（研末冲服）、女贞子、旱莲草、黄芩、蝉蜕，可疏风清热，凉血止血。治疗IgA肾病血尿。

（3）肾安方：黄芪、巴戟天、柴胡、黄芩、黄精、白术、芍药、丹参，功擅温肾健脾、益气活血。针对脾肾阳虚型IgA肾病而设。

2. 名老中医经验

（1）张琪教授辨治IgA肾病血尿经验：张琪教授认为IgA肾病血尿为本虚标

实证，正虚为导致 IgA 肾病血尿发生的内在因素；湿热毒邪及瘀血是其标，是促发 IgA 肾病产生的外在原因，内外合邪为本病病因所在。主要病机为湿热毒邪入侵，正气虚弱，正不胜邪，邪毒入里损伤脉络所致。将 IgA 肾病分为四型。邪热内蕴型，治以清热解毒、活血化瘀，方选清热解毒饮（生地、玄参、栀子、黄芩、金银花、连翘、桃仁、大黄、白茅根、小蓟、侧柏叶、丹皮）；肾阴虚火旺型，治以补肾固脱、清热化滞，方选加味理血汤（龙骨、牡蛎、海螵蛸、茜草、熟地黄、山药、阿胶、知母、黄柏、白芍、丹皮、栀子、甘草）；气阴两虚型，治以补肾阴降火、益气固摄，方选加味地黄汤（熟地、山茱萸、丹皮、山药、茯苓、泽泻、知母、黄柏、知母、龟板、女贞子、旱莲草、侧柏叶、黄芪、党参）；脾肾气虚型，治以补脾益肾、活血解毒泄浊，方选参芪地黄汤加味（生熟地、山茱萸、山药、丹皮、茯苓、泽泻、黄芪、太子参、益母草、丹参、赤芍、川芎、枸杞、巴戟天、杜仲、甘草）。

（2）洪钦国教授用药经验：洪钦国教授认为 IgA 肾病发作前多有上呼吸道感染或胃肠道等黏膜感染，经络上肺与大肠相表里，通于肾经，肺或大肠受邪则可循经传于肾，故治疗 IgA 肾病时应重视从肺论治。发作期治疗以祛邪解表为主，多用玄麦甘桔汤，可加金银花、鱼腥草、连翘、蒲公英、牛蒡子等。缓解期虽无表邪，但气虚和气阴两虚体质仍需坚持固护正气，将玄麦甘桔汤与玉屏风散交替使用，以存正气，使邪不可干。同时认为 IgA 肾病热有实热、虚热之分。实热因感受风热、湿热、疮毒等外邪，上犯咽喉，而致发热咽痛，下伤肾络而尿血；虚热则因素体阴虚，复感热邪，虚火灼伤肾络而尿血；脾肾气虚，统摄与封藏失职，致精血下注，表现为血尿或蛋白尿。久病入络、气滞血瘀、络脉受损亦致血尿。

（3）陈以平教授分期论治 IgA 肾病：陈以平教授认为 IgA 肾病急性发作期以外感邪实为主，慢性持续阶段以脏腑气血阴阳虚损为主，为本虚标实之证。把 IgA 肾病分为急性期 [风热上扰型、下焦（胃肠）湿热型]、慢性期（气虚挟瘀型、阴虚挟病型）。①风热上扰型，治以疏风清热。方予银翘散合小蓟饮子加减（金银花、连翘、竹叶、淡豆豉、荆芥、牛劳子、桔梗、鱼腥草、菊花、小蓟、生地、藕节、白茅根）。②下焦（胃肠）湿热型，治以健脾助运，清热利湿。方选藿香正气散合小蓟饮子加减（藿香、佩兰、半夏、豆蔻仁、茯苓、苍术、白术、薏苡仁、黄连、车前子、小蓟、生地、生蒲黄、萹蓄、葎草）。③气虚挟瘀型，治以益气活血。方为四君子汤合桃红四物汤加减（党参、丹参、白术、茯苓、黄芪、桃仁、红花、当归、川芎、山萸肉、生蒲黄、马鞭草、生地榆、甘草）。④阴虚挟病型，治以滋阴活血、祛瘀止血。方为二至丸、知柏地黄汤合桃红四物汤加减（生地、玄参、当归、女贞子、墨旱莲、知母、黄柏、山茱萸、桃仁、红花、赤芍、马鞭草、大蓟、小蓟、生蒲黄、炮甲片）。

（4）杜雨茂辨证与辨病相结合，宏观与微观相结合论治 IgA 肾病：杜教授认为，本病内因多为脾虚生湿，化热生毒，脾不统血，热迫血溢而发生血尿。肾阳不足，水湿瘀阻脉络，则血不循常道外溢而尿血，肾阴虚火旺，血行脉外则尿血。肾虚精微失于固摄而妄溢则血尿、蛋白尿。初起病机多为阴虚内热，邪留络阻，日久则生瘀，甚至阴损及阳，血损及气。IgA 肾病微观病理变化共同点：肾小球系膜增生，纤维化、硬化、玻璃样变，球囊粘连，肾小管萎缩及间质损害，杜教授结合中医理论认为当属“邪阻血瘀”。总的病机是“阳气阴血俱虚，邪热与瘀血并存”。治疗扶正祛邪并重，虚实兼顾，消补兼施。首要治疗为“益气养阴化瘀宁络”，并贯穿治疗始终。分型论治：①气阴两虚，脉络瘀阻：IgA 肾病Ⅰ、Ⅱ、Ⅲ级临床表现以血尿（肉眼或镜下）为主，症状多有手足心热，腰酸痛，乏力，脉细数，舌质红暗，舌苔微黄等。部分患者无任何明显症状，仅是尿液检验不正常，脉多细弦，舌淡红，舌质暗或紫，治宜养阴清热，活血止血。用小蓟饮子、生地四物汤加减（小蓟、大蓟、焦栀、槐米、白茅根、生侧柏叶、茜草、生地、当归、白芍、川芎）。邪热清，血尿减轻或转阴，再转而治本，以补气养阴，化瘀宁络为主。②脾肾气虚、湿浊内留：临床常表现肾病综合征，病理为Ⅳ级及Ⅴ级，绝大部分肾小球系膜弥漫性增生硬化、新月体形成、硬化、玻璃样变，肾小管萎缩及间质损害。治以健脾益肾，利湿化浊为主，佐以固摄精微（黄芪、党参、白术、茯苓、山萸肉、生地、丹皮、石韦、生益母草、车前草、大腹皮、葶苈子、怀牛膝、芡实等）。③肾气亏虚，三焦疏泄不利：出现慢性肾功能不全，扶正达邪，应以益肾降浊，疏利三焦之法为主，用柴苓汤合大黄附子汤加减（柴胡、黄芩、西洋参、生姜、猪苓、泽泻、茯苓、白术、桂枝、大黄、制附片、怀牛膝、生地等）。

3. 针刺疗法

（1）针刺水分、足三里、三阴交、复溜、阴陵泉、肓门、志室。足三里、肓门、志室施以烧山火手法，三阴交、复溜施以徐疾提插补法，阴陵泉、水分施以平补平泻手法。诸穴留针 40min，每日 1 次，12 次为 1 个疗程。

（2）针刺中脘、水分、关元、肾俞、膀胱俞、气海、足三里穴等，每日 1 次，15 天为 1 个疗程。

4. 耳针治疗

取肾、脾、膀胱、三焦，用王不留行子贴压耳穴。隔日换 1 次，左右交替，每天用同侧手按捏十几次，每次 2 ～ 3min。

5. 外敷

（1）鲤鱼一条 200g 左右，黄泥 10g，尿血草 10g，生姜 20g 共研末均匀外敷于患者脐孔上和双侧肾俞穴，盖以纱布固定，每天 2 次，一次 120min 左右，30 天 1 个疗程。适用于 IgA 肾病血尿、蛋白尿、水肿患者。

（2）取车前子 10g 研为细末，与独头蒜 5 枚、田螺 4 个共捣成泥，敷神阙穴；或用蓖麻子 50 粒、薤白 3 ～ 5 个共捣烂敷涌泉。每日 1 次，连敷数次。适用于 IgA 肾病水肿患者。

6. 中药浴足法

桂枝 25g，毛冬青 20g，川芎 20g，淮牛膝 20g。加水煎沸后，纳于泡脚盆中，至合适温度后泡双足。适用于 IgA 肾病反复下肢浮肿的患者。

7. 食疗

（1）黑芝麻茯苓粥：用黑芝麻，茯苓，粳米。将茯苓切碎，放入锅内先煎汤，再放入黑芝麻、粳米煮粥即成。功效：健脾补肾、利水消肿。适用于 IgA 肾病气虚水肿的患者。

（2）糯米、芡实各 30g，山药 30g，白果 10 枚（去壳），煮粥。每日服 1 次，10 日为 1 个疗程。此粥具有健脾补肾、固涩敛精之效。适用于 IgA 肾病脾肾气虚血尿、蛋白尿腰痛的患者。

（3）葫芦皮、冬瓜皮、西瓜皮各 30g，生姜皮 10g，红枣 10g，同放锅内加水约 400ml，煎至约 150ml，去渣即成。饮汤，每日 1 剂，至浮肿消退为止。适用于 IgA 肾病水肿的患者。

六、西医治疗

（一）治疗原则

控制感染、控制高血压、低抗原饮食。使用激素和环磷酰胺。

（二）常用治法

预防感冒、避免劳累；慎用肾毒性药物；积极控制感染，有慢性扁桃体炎的主张摘除。

1. 药物治疗

（1）糖皮质激素：疗效肯定。具体药物有醋酸泼尼松片、醋酸泼尼松龙片、甲基泼尼松龙。

（2）免疫抑制剂：包括环磷酰胺（CTX）、硫唑嘌呤、环孢素、霉酚酸酯（MMF）和雷公藤。环磷酰胺、激素联合治疗能有效减缓渐进性 IgA 肾病的进展。来氟米特、咪唑立宾（MZR）、他克莫司（FK506）、环孢素也有使用。

（3）血管紧张素转换酶抑制剂（ACEI）和血管紧张素受体拮抗剂（ARB）。

（4）其他药物：抗凝剂与抗血小板治疗、鱼油、扁桃体切除。

2. 手术治疗

当肾功能急进性进展及肾功能下降达到替代治疗标准时可选择替代治疗（腹膜透析、血液透析、肾移植）。

七、预防与调护

（一）预防

（1）饮食应清淡，避免食用牛奶及含谷蛋白的食物。禁食辛辣、肥甘厚味、香燥、煎炸之品，不吸烟，不喝酒。

（2）注意休息、避免劳累，避风寒预防感冒，畅情志，防止郁闷、忧思过度气机郁滞，伤及肝脾。

（3）避免使用肾毒性药物。

（4）小儿患者停止预防接种，防止诱发或加重病情。

（5）及时有效地治疗口腔、鼻、咽喉、手足、皮肤的感染，反复发作扁桃体炎的患者，可考虑摘除扁桃体。需要根治疮疖和真菌感染。

（二）调护

（1）饮食清淡并富有营养，避免食用辛辣、海鲜、牛奶等。

（2）注意防寒保暖，随天气变化增减衣物，防止感冒。

（3）讲究个人卫生，勤刷牙、洗澡。

（4）适当锻炼，增强体质，预防感冒。

（5）避免劳累，儿童限制活动量，成人限制性生活次数，保证充分休息。

（6）定期检查，尽早发现病情变化。

八、疗效判定标准

《中药新药临床研究指导原则》疗效评定标准

（1）临床控制：临床症状消失或基本消失，证候积分减少＞95%，尿常规红细胞正常或尿沉渣红细胞计数正常，尿蛋白转为阴性或24小时尿蛋白定量正常。

（2）显效：临床症状和体征明显改善，证候积分减少70%～95%，尿沉渣红细胞计数和24小时尿蛋白定量减少＞40%。

（3）有效：临床症状和体征均有改善，证候积分减少30%～69%，尿沉渣红细胞计数和24小时尿蛋白定量减少＜40%。

（4）无效：治疗前后无明显改善或加重。

（张春艳）

第六节　肾病综合征

一、概念

（一）西医的定义及流行病学

肾病综合征（nephrotic syndrome，NS）是肾小球疾病中的一组临床症候群。

典型表现为大量蛋白尿、低白蛋白血症、水肿、伴或不伴高脂血症。“大量”蛋白尿是一个人为的界限，历史上各国、各医院有不同的界限。我国使用的标准为尿蛋白≥3.5g/d，血浆白蛋白≤30g/L。本病最基本的特征为大量蛋白尿。

（二）中医相关的病证

中医学没有肾病综合征的病名，但根据水肿、腰酸痛、尿中泡沫增多等主要临床表现，可属于“水肿”、“腰痛”等范畴。

二、病因病机

肾病综合征的病因包括素因、主因和诱因。素体禀赋薄弱，脾肾亏虚为本病素因。风寒湿热外袭、湿毒浸淫，或饮食不节、劳倦太过、情志失调等为本病主因或诱因。

肾病综合征是以正气虚弱为本，邪实蕴郁为标，属本虚标实、虚实夹杂的疾病。正虚主要是脾肾两虚，邪实主要是湿瘀交阻。水湿是贯穿病程始终的病理产物，可以阻碍气机运行，又可伤阳、化热，形成瘀血。其病情演变，多以肺肾气虚、脾肾阳虚为主，病久不愈或反复发作或长期使用激素者，可阳损及阴，肝失滋养，出现肝肾阴虚或气阴两虚之证。

三、辨病

（一）症状

（1）严重蛋白尿：是肾病综合征最主要的临床特征。主要成分为白蛋白，亦可为其他血浆蛋白成分。

（2）低白蛋白血症：这是肾病综合征的第二个特征。

（3）高脂血症和脂尿：血浆胆固醇、三酰甘油和磷脂均明显增加。低密度及极低密度脂蛋白增加，高密度脂蛋白正常或稍下降。

（4）水肿：水肿程度一般与低白蛋白血症的程度一致。严重时引起胸腔积液、腹水、心包积液、颈部皮下水肿及纵隔积液以致呼吸困难。

（5）合并症：①感染：主要为腹膜炎、胸膜炎、皮下感染、呼吸道感染和泌尿道感染。②血栓、栓塞性合并症：肾静脉血栓最为多见。③肾功能损伤。

（二）体征

大部分患者会出现颜面眼睑、四肢水肿，全身水肿时双下肢多较双上肢明显，常为凹陷性水肿，如果单侧下肢水肿或水肿程度左右不对称，要排除下肢深静脉血栓形成。严重者伴胸腔积液、腹水、心包积液。伴胸腔积液可见患侧胸廓外张、呼吸音减弱、叩诊浊音或实音；心包积液时可见心尖搏动减弱或消失，心浊音界向两侧扩大，并随体位改变而变化，听诊心音减弱而遥远；伴腹水时腹外形隆起，叩诊移动性浊音阳性。

（三）辅助检查

（1）尿常规检查：单纯蛋白尿或伴镜下血尿，极少出现肉眼血尿。可见到细胞管型或大量透明管型。

（2）24h 尿蛋白定量：超过 3.5g/d。

（3）血生化：血清白蛋白水平在 30g/L 以下。血浆中各种脂蛋白成分均增加。

（4）肾功能：病理改变较重或合并急性肾功能损伤时，肾功能会出现改变。

（5）肾活检：是确诊肾病综合征病理类型的金标准。

四、类病辨别

主要和以下常见的继发性肾病综合征相鉴别：

（1）糖尿病肾病：糖尿病肾病出现肾病综合征时，几乎都合并有视网膜病变，常伴有高血压和肾功能的改变。因此，对于没有视网膜病变而糖尿病病程又短于 10 年的患者，肾穿刺活检可以明确诊断，对决定治疗有意义。

（2）狼疮性肾炎：多发于青年女性，常伴多系统受累，特别是发热，关节炎，面部红斑，贫血，白细胞、血小板减少等临床表现以及抗核抗体谱、血清补体 C3、皮肤狼疮细胞及肾活检可鉴别。

（3）过敏性紫癜肾炎：多发生于 10 岁以下儿童，成人少见。几乎全部患者表现为特征性皮疹，但有时表现极轻；约 2/3 的患者出现多发性关节肿痛；典型肾脏受累表现为血尿、蛋白尿或肾病综合征。根据典型的皮肤、关节、胃肠道及肾脏受累表现及肾脏病理 IgA 沉着为主的系膜增殖性病理改变可鉴别。

五、中医论治

（一）治疗原则

将本病分水肿期和水肿消退期治疗。水肿期的治疗有发汗、利尿、泻下逐水等治法。临床上视病机不同，还常常采用清热解毒、温阳化气、健脾益气、育阴利水、活血化瘀等治法。水肿消退期患者主要以持续蛋白尿（或伴血尿）为主，多采用滋阴益气，健脾益肾之法，但应当适当配合利湿活血等祛邪之法，必要时配合固肾涩精以减少尿蛋白。

（二）分证论治

针对水肿期按阳水、阴水进行辨证分型论治。

1. 阳水

（1）风水泛滥证。

证候：眼睑及头面先肿，继则波及四肢及全身，来势迅速，多有恶寒，发热，肢节酸楚，小便不利等。偏于风热者，咽喉红肿疼痛，舌质红，脉浮滑数。偏于风寒者，兼恶寒，咳喘，舌苔薄白，脉浮滑或浮紧。

治法：偏于风热：疏风清热，宣肺利水；偏于风寒：疏风散寒，宣肺利水。

处方：越婢加术汤加减。

方药：麻黄、石膏、白术、甘草、大枣、生姜、茯苓、泽泻、白茅根等。

加减：偏于风热加黄芩、板蓝根、金银花、连翘、桔梗；偏于风寒加苏叶、桂枝、防风等；大量蛋白尿加萆薢、蝉蜕。

（2）湿毒侵淫证。

证候：头面眼睑浮肿，延及全身，皮肤光亮，尿少色赤，身发疮痍，甚则溃烂，可伴恶风发热，舌质红，苔薄黄，脉浮数或滑数。

治法：宣肺解毒，利湿消肿。

处方：麻黄连翘赤小豆汤合五味消毒饮加减。

方药：麻黄、杏仁、桑白皮、赤小豆、金银花、野菊花、蒲公英、紫花地丁、紫背天葵、桑白皮、生姜、大枣等。

加减：脓毒甚当重用蒲公英、紫花地丁；湿盛糜烂加苦参、土茯苓；风盛而皮肤瘙痒加白鲜皮、地肤子；血热而痈疮红肿加丹皮、赤芍；大便不通加大黄、芒硝；伴尿血加凉血止血之品，如石韦、大蓟、荠菜花。

（3）寒湿浸渍证。

证候：起病缓慢，病程较长。全身水肿，下肢明显，按之没指，小便短少，身体困重，胸闷，纳呆，泛恶，苔白腻脉沉缓。

治法：健脾化湿，通阳利水。

处方：五皮饮合胃苓汤加减。

方药：桑白皮、陈皮、大腹皮、茯苓皮、生姜皮、白术、茯苓、苍术、厚朴、猪苓、泽泻、肉桂等。

加减：肿甚而喘加麻黄、杏仁、葶苈子；寒湿重证，脘腹痞满，周身困重加附子、干姜。

（4）湿热壅盛证。

证候：遍身浮肿，皮肤绷急光亮，烦热口渴，尿赤，或大便干结，舌红苔黄腻，脉沉数或濡数。

治法：清利湿热，利水消肿。

处方：疏凿饮子加减。

方药：商陆、槟榔、椒目、赤小豆、滑石、车前子、羌活、秦艽、茯苓皮、大腹皮、泽泻、生姜、白花蛇舌草、茵陈等。

加减：腹满便结合用已椒苈黄丸；湿热下注膀胱之尿血加大小蓟、白茅根等；肿势严重，喘促不得平卧加葶苈子、桑白皮；湿热化燥伤阴见口燥咽干、大便干结可用猪苓汤。

2. 阴水

（1）脾肾阳虚证。

证候：浮肿反复消长，腰以下肿为主，脘腹胀满，纳少便溏，畏寒肢冷，小便短少，舌质淡，苔白腻或白滑，脉沉缓或沉弱。

治法：温补脾肾，通阳利水。

处方：真武汤合实脾饮加减。

方药：附子、白术、干姜、茯苓、草果、大腹皮、猪苓、泽泻、厚朴、甘草、大枣等。

加减：湿邪内盛，脘腹胀满，苔白厚腻加苍术、木香；神疲乏力加党参、黄芪；四末不温，腰膝冷痛加肉桂、巴戟天、仙茅等。肾阳亏虚明显可用济生肾气丸或金匮肾气丸加减。

（2）肝肾阴虚证。

证候：水肿不甚，主要见于眼睑及下肢，病程较长，迁延不愈，伴见烦热口渴，口舌干燥，面部潮红，五心烦热，腰酸腿软，大便秘结不畅。舌边红或质偏红、苔薄白腻或薄黄，脉弦细。本证多见于激素维持治疗阶段。

治法：滋补肝肾，兼化水湿。

处方：二至丸合杞菊地黄丸加减。

方药：女贞子、旱莲草、枸杞、麦冬、五味子、山茱萸、山药、泽泻、丹皮、茯苓、生地等。

加减：水肿较重加车前子、半枝莲；血尿加茜草、生地榆、白茅根；蛋白尿重加芡实、金樱子、沙苑蒺藜。

（3）血瘀水停证。

证候：全身水肿，日久不消，面色晦暗或黧黑，肌肤甲错无华，舌紫暗或有瘀点，脉沉涩。

治法：活血通络，利水消肿。

处方：加味当归芍药散加减。

方药：当归、赤芍、川芎、泽泻、白术、茯苓、丹参、牛膝、车前子、泽兰、肉桂、猪苓等。

加减：兼气虚加党参、黄芪；腰膝酸软，神疲乏力可合用济生肾气丸。对于久病水肿者，虽无明显瘀阻之象，临床上亦常合用益母草、泽兰、桃仁、红花等药，以加强利尿消肿的效果。

（三）中医特色治疗

1. 专方专药

（1）离明肾气汤：制附子、嫩桂枝、干地黄、山萸肉、炒山药、炒白术、白茯苓、盐泽泻、车前子、巴戟天、生黄芪。主要用于脾肾阳虚之水湿泛滥。

（2）参芪虫草片：黄芪、地黄、红参粉、大黄粉、冬虫夏草粉。本方对免疫状态有双向调节作用，有改善肾功能作用。

（3）加味地黄汤：熟地黄、山茱萸、山药、泽泻、获答、紫苏叶、蝉蜕、地肤子、黄芪、防风、白术、沙苑子。本方滋肾健脾、祛风渗湿。

2. 名老中医经验

（1）吴荣祖教授运用温阳法治疗肾病综合征经验：吴荣祖教授在治疗上认为：①治疗上要始终重视固护阳气。“火”衰肾气（阳）不足，肾主水的生理功能失司，水湿代谢失常而出现水肿；肾之封藏失司，精微失藏，随尿而泄，尿中出现蛋白的丢失。因此治疗上要始终重视固护阳气。附子辛、甘，大热，具回阳救逆、补火助阳、逐风寒湿邪之功效。②临证当分清虚实的轻重、主次分期治疗。急性期多以邪实为主，治宜利水为主，佐以温阳、理气，吴老常以真武汤为主，配以苓桂术甘汤、五淋散、木防己汤、五皮饮等温阳利水以祛邪。缓解期水邪渐去，阳虚之本渐显，治宜固本为主，佐以健脾、行气利水。长期的激素治疗使命门火衰而封藏失职，因此后期的治疗多以潜阳封髓丹、补肾汤为主。因久病夹瘀、病邪入络、郁而为毒，故佐益母草、泽兰、白花蛇舌草等活血通络解毒之品。

（2）叶任高教授治疗肾病综合征经验：叶任高教授治疗上将中医药配合于激素治疗过程中：①激素首始治疗阶段，激素服用剂量大，常出现阴虚火旺之证，用滋阴降火之法，自拟滋阴降火汤：女贞子 10g，旱莲草 12g，知母 12g，黄柏 9g，生地 25g，丹皮 9g，甘草 6g。②减量治疗阶段，可出现不同程度的皮质激素撤减综合征，患者常由阴虚向气虚转化，而呈气阴两虚，在滋阴补肾的同时，适当加用补气温肾之品，自拟方：生地 15g，山茱萸 6g，丹皮 9g，茯苓 9g，党参 15g，补骨脂 10g。③维持治疗阶段，大多属缓解期，为防止复发，宜加强补肾健脾。④激素治疗中重视扶正及清热解毒。对于易患感冒者，常于上述方剂中加玉屏风散。⑤在治疗全程中均加用活血化瘀药。

（3）张琪教授分期治疗肾病综合征经验：张琪教授主要分水肿期和蛋白尿期辨治肾病综合征。水肿期主要为邪气实，治疗以利水消肿为主，常用药物：茯苓、泽泻、益母草、车前子、黄芪、党参（或红参）。但要与治肺、治脾、治肾结合。主要治法包括：①宣肺利水：病初有咽喉肿痛，发热恶寒，头痛，咳喘等表证。浮肿特点为颜面或上半身肿甚。治疗可以利水消肿药加麻黄、桂枝，或选用加味越婢汤。②健脾利水：脾虚的特点是水肿伴腹胀满，呕恶，纳差。常加山药、白术、半夏、陈皮，或用中满分消汤加减。若湿邪化热出现口苦咽干，小便短赤，舌质红、苔黄腻，脉滑，用中满分消丸化裁。③温阳利水：症见腰以下肿甚，或阴囊肿大，尿少，腰膝酸软，畏寒肢冷，舌淡、苔白，脉沉迟或滑，常加桂枝、附子，或配肾气丸化裁。④行气化瘀利水：此法可配合上述三法应用。对腹水、胸腔积液，或肿甚者，常用药加行气之品如槟榔、川厚朴、枳实、紫苏、木香，或用茯苓利水汤。而浮肿屡治不效，颜面晦暗，或腰部刺痛，舌紫暗或瘀点、瘀斑，脉细涩，可加桃仁、红花、赤芍，或直接选用坤芍利水汤。⑤攻逐水饮：对高度水肿，头面遍身皆肿，腹膨大，常用药加商陆、海藻、木通、二丑、大腹皮、葶苈子，或用增味疏凿饮子及加味牡蛎泽泻饮，后方主要用于肿甚而偏于下肢及阴囊水肿。蛋白尿期张琪教授善用三方：清心莲子饮、升阳益胃汤、金匮肾气丸。

3. 针刺疗法

体针取脾俞配足三里，肾俞配太溪，用补法。另重灸气海以助阳化气，用泻法针水分以分利水邪。每日 1 次，10 天为 1 个疗程。耳针取肝、肾、脾、皮质下、膀胱等穴，每次取其中 2 ～ 3 穴，双侧，中等刺激，隔日 1 次。针后留针 20 ～ 30min，7 次为 1 个疗程。

4. 艾灸治疗

水肿期选水分（泻法）、气海（泻法）、关元（补法）。无肿期选两组穴：①气海、关元、右带脉（均用补法）；②双肾俞、左带脉（均用补法），①、②组交替应用。取准穴位后，用鲜生姜切成厚 0.1cm，直径 0.8cm 的薄片，中间用针刺 3 ～ 4 孔，置在穴位皮肤上。艾绒捻成黄豆大的艾炷（中壮）放在姜片上燃烧，待到炷焰欲尽时，施泻法即把艾炷移掉，施补法即用火柴盒（他物也可）对准炷焰盖压半分钟，俟余焰热感继续透入穴内。每次每穴灸 5 壮，隔日 1 次。连续 15 次为 1 个疗程。

5. 穴位注射

取穴肾俞、足三里。将穴位局部皮肤常规消毒后，用 10ml 无菌注射器及 5 号长针头，将鱼腥草注射液吸入针筒，进针得气后，回抽无血，将药液缓慢注入，肾俞每穴注射 1.5ml，足三里每穴注射 2ml，起针后用无菌棉球按压片刻以防出血，隔日 1 次，连续治疗 2 个月，有效可续用。

6. 外敷

（1）取肾康敷剂（丁香 10g，肉桂 10g，黄芪 30g，黄精 30g，大黄 10g，甘遂 8g，穿山甲 15g，土鳖虫 10g，共研细末）适量，配以姜汁、大蒜适量，调成糊状，外敷于双肾俞穴、涌泉穴及神阙穴，外以麝香壮骨膏固定。每晚睡时敷，晨起除掉，连用 2 个月，后隔日用 1 月。本法具有益气活血温阳、滋阴补肾、利湿泻浊的作用，能明显降低尿蛋白，提高血浆白蛋白。

（2）取敷脐消水方（甘遂、甘草、肉桂、冰片、沉香，研末）适量，麻油调配，制成3cm×3cm×0.5cm膏状，敷神阙穴，每日1次，20天为1个疗程。适用于肾病综合征伴腹水者。

7. 中药灌肠

用中药灌肠方（大黄30g，槐米30g，崩大碗30g）水煎药液200ml，高位结肠保留灌肠，每日1次。适用于湿热蕴结证水肿。

8. 食疗

（1）赤小豆鲤鱼汤：赤小豆100g，鲤鱼1条（约250g），生姜30g，葱60g，无盐炖汤，吃鱼喝汤，适用于气血亏虚、低白蛋白血症水肿患者。

（2）鲫鱼冬瓜汤：鲫鱼120g，冬瓜皮60～120g。先将鲫鱼去鳞，剖腹去内脏，与冬瓜皮同放锅中，加水适量炖汤，不放盐，吃鱼喝汤，有减少尿蛋白和利尿消肿作用，适用于水肿伴低白蛋白血症患者。

（3）郁李苡仁粥：郁李仁50g，薏苡仁60g。先将郁李仁水煎去滓，入薏苡仁常法熬粥，煮至薏苡仁开花烂熟为度，一日2次，早晚服用，适用于水湿内停水肿患者。

六、西医治疗

（一）治疗原则

患者临床症状明显时，采用利尿、降压等对症支持治疗，积极预防和控制感染；一般情况好转后，加用激素和免疫抑制剂减少尿蛋白，巩固疗效，避免复发。

（二）常用治法

1. 药物治疗

（1）糖皮质激素：采用泼尼松，有肝功能损害时用泼尼松龙。使用原则和方案一般是：①首始量足：泼尼松1mg/（kg·d）（标准体重计），晨起顿服，口服8周，必要时可延至12周；②减量要慢：然后每1～2周减原用量10％，当减至小剂量时[0.5mg/（kg·d）]应更加缓慢一些；③维持要长：当减量至维持量0.2mg/（kg·d）时再服1年或更长。

（2）细胞毒类药物：包括盐酸氮芥、环磷酰胺、苯丁酸氮芥、硫唑嘌呤、长春新碱等。

（3）环孢素A、霉酚酸酯、来氟米特。

（4）中成药制剂：雷公藤多苷、火把花根片。

（5）对症治疗。

1）利尿治疗：双氢氯噻嗪、螺内酯、阿米洛利、呋塞米。

2）降脂治疗：纤维酸类药物如非诺贝特、吉非罗齐。HMG-CoA还原酶抑制剂如洛伐他汀、辛伐他汀、阿托伐他汀。

3）抗凝治疗：潘生丁、阿司匹林、低分子肝素、华法林。

2. 肾脏替代治疗

急性肾功能损伤重时考虑血液透析治疗。

七、预防与调护

（一）预防

（1）预防感冒，体质虚弱的人群或患者应积极锻炼身体，增强体质，可服用贞芪扶正液、玉屏风散、板蓝根冲剂等提高抗病能力。

（2）积极治疗各种感染性疾病，如呼吸道、肠道、皮肤、阴道、泌尿系等感染，防止诱发和加重本病。

（3）对患其他疾病需要药物治疗时，应避免使用肾毒性药物，避免滥用抗生素和非甾体类消炎药。

（二）调护

（1）本病患者因伴消化道水肿和腹水，影响消化吸收功能，因此饮食宜清淡易消化并富有营养，水肿时应低盐饮食，每日钠摄入量为 2 ～ 3g，少用味精及食碱。尿量减少时应控制入水量。

（2）水肿严重时应以卧床休息为主，增加肾血流量，有利于利尿，但要保证适当床上运动及被动活动，预防肢体静脉血栓形成。

（3）避免劳累，保证充足睡眠，节制性欲，减少性生活。

（4）合并高血压者，应积极控制血压，防止肾功能进一步受损。

（5）用药要有规律，对于糖皮质激素及免疫抑制剂的使用，要足量，足疗程，不要轻易减量或停药。

（6）定期复查，尽早发现病情变化。

八、疗效判定标准

采用中国中西医结合肾病专业委员会第七届全国中西医结合肾病学术会议制定的疗效评定标准。

（1）完全缓解：多次测定蛋白尿阴性，尿蛋白定量≤ 0.2g/24h，血白蛋白正常或接近正常（血白蛋白≥ 35g/L），肾功能正常、肾病综合征表现完全消除。

（2）显著缓解：多次测定尿蛋白定量＜ 1g/24 h，血白蛋白显著改善，肾功能正常或接近正常。

（3）部份缓解：多次测定尿蛋白有所减轻，尿蛋白定量 < 3g/24h，血白蛋白有改善，肾功能好转。

（4）无效：尿蛋白及血白蛋白与治疗比较无大改变，肾病综合征临床表现未消除，肾功能无好转。

对于常复发性肾病综合征的疗效评定，可用治疗前、后每年复发次数作比较。此种患者激素治疗后，能完全缓解，但缓解后的半年内，复发≥2次。

（王　清）

第十三章

肾 衰 竭

第一节 急性肾衰竭

一、概述

（一）西医的定义及流行病学

急性肾衰竭（ARF）是指肾功能的突然下降，导致肾脏排出氮质代谢废物的能力及维持水、电解质稳定的功能丧失。

关于ARF的发病率，国内尚无完善的统计学资料。1991年来自北京、上海、广州、南京的调查显示，发病率为100/10万。国外资料也只是局限于各地区。引起ARF的原因非常多，而且受经济条件、生活环境以及医疗条件的影响，不同国家、地区、不同年龄阶段的发病率差距很大。

（二）中医相关的病证

中医学文献中没有“急性肾衰竭”的病名，但依据其迅速出现的少尿、无尿、浮肿等为突出症状而将其归属于“癃闭”、“关格”、“水肿”、“溺毒”等范畴。

二、病因病机

本病的形成多与外感六淫邪毒、内伤饮食七情，以及失血、失液、中毒、虫咬等相关，主要与外感湿热、热毒及液脱、津伤等有关，形成火热、湿毒、瘀浊之邪，壅塞三焦，决渎失司，膀胱气化不利而致本病的发生。本病起病急，来势凶猛，临床表现极其复杂。一般初期多为火热湿毒瘀浊之邪壅塞三焦，影响其通调水道的功能，以正虚邪实为主；病至后期，以脏腑、气血亏虚为主。总之，本病为难治之证，因水液浊邪内停部位不同，而表现为不同的证型。治疗当急则治标，缓则其本，因势利导，不可过用攻下，以免伤正。

三、辨病

（一）症状

（1）消化系统症状：可导致食欲减退、恶心、呕吐、腹胀、腹泻等，严重者可发生消化道出血。

（2）呼吸系统症状：可出现呼吸困难、咳嗽、憋气、胸痛等症状。

（3）循环系统症状：出现高血压、心力衰竭、肺水肿表现，心律失常及心肌病变。

（4）神经系统症状：临床上一部分急性肾衰竭患者会出现意识障碍、躁动、谵妄、抽搐、昏迷等尿毒症脑病症状。

（5）血液系统症状：大部分急性肾衰竭患者可有出血倾向及轻度贫血现象。

（二）体征

（1）水肿：主要是在少尿期可出现明显水肿，甚则全身浮肿、高血压。合并肺水肿者可见端坐呼吸、咯血泡沫痰、两肺满布湿啰音。

（2）电解质及酸碱平衡紊乱：高钾血症可见心室颤动或心搏骤停；酸中毒可出现呼吸深大。

（三）辅助检查

（1）尿常规：急性肾衰竭肾前性少尿者常仅有透明及颗粒管型，上皮细胞管型少见；急性肾小管坏死则可见蛋白尿、粗大颗粒管型、肾小管上皮细胞、红细胞和白细胞。尿比重一般在 1.020 以上，急性肾小管坏死尿比重则在 1.015 以下。

（2）尿钠浓度：肾前性少尿时，尿钠小于 20mmol/L；急性肾小管坏死时，尿钠大于 40mmol/L。尿渗透压测定，肾前性少尿时，尿渗透压大于 500mOsm/L；急性肾小管坏死时，尿渗透压小于 400mOsm/L。

（3）尿 / 血肌酐比值测定：肾前性急性肾衰竭，尿 / 血肌酐比值常大于 40；急性肾小管坏死时，尿 / 血肌酐比值常小于 20。

（4）血液检查：血中尿素氮、肌酐、血清钾浓度增高；血清钠、氯、二氧化碳结合力及血液酸度均降低；多尿期可出现低钠、低钾血症。

（5）超声检查：肾前性或肾性，肾脏大小正常或偏大；原有肾病急剧恶化者，肾脏变小，边缘不整或两肾大小不等；肾后性肾脏增大，有时见肾盂积水或结石。

（6）逆行肾盂造影：梗阻性无尿时，显影极淡或不显影。

（7）肾血管造影：急性肾衰竭患者大血管堵塞时，肾血管不显影。

（8）肾活检：急性肾衰竭非缺血或中毒引起时，应行肾活检。

四、类病辨别

1. 急性肾衰竭与脱水鉴别

脱水引起少尿、无尿，一般有脱水史，尿少，尿比重增高，有时可高达 1.030 以上，有时急性肾衰竭可同时伴脱水。鉴别困难时可用以下方法：①补液试验：成人 10% 葡萄糖 500ml，在 30min 内滴完，每小时尿量在 40ml 以上则提示脱水。②甘露醇试验：20% 的甘露醇 2.5 ～ 5ml/kg，15min 内滴完。观察 2h，每小时尿量少于 40ml 提示肾衰竭，大于 40ml 提示血容量不足，第一次给甘露醇后仍然无尿可再给 125ml，仍然无尿按急性肾衰竭处理，反复大量应用甘露醇可加重肾脏损害同时易引起肺水肿。③尿渗透压测定：脱水时尿渗透压升高，一般可达 750mOsm/kg 以上。

2. 肾前性、肾性、肾后性急性肾衰竭鉴别

肾前性急性肾衰竭表现为尿量减少或少尿，尿液浓缩即尿比重高、渗透压高、尿肌酐和尿素氮浓度高，而尿钠排泄少，钠排泄分数和肾衰指数低。在此阶段，肾小球和肾小管尚未见明显病理改变，积极改善肾血流灌注可以逆转氮质血症。

肾后性急性肾衰竭是由于尿路梗阻未能及时得以纠正，造成双侧肾盂尿液潴留或反流性肾病，导致无尿和代谢产物潴留。临床上通过 B 超、放射等检查即可明确诊断。

五、中医论治

（一）治疗原则

病变初期和少尿期以实证、热证居多，治疗以祛邪为主兼以扶正；中期及恢复期，正气受损，治疗以扶正为主兼以祛邪。注意攻伐之品不宜太过，调补脏腑气血也要顺应时机。

（二）分证论治

1. 少尿（或无尿）期

实证居多，正虚邪实间或有之。其治则应立足于“急则治其标”。

（1）热毒壅滞，侵犯血营证。

证候：发热或高热，口渴，少尿或无尿，烦躁，谵语，肌肤发红斑，急性多部位出血（吐血、衄血、尿血、咯血），舌质红绛紫暗，舌苔黄焦，脉滑数或细数。

治法：清热解毒，凉血化瘀利水。

处方：清瘟败毒饮合猪苓汤加减。

方药：生石膏、生地黄、水牛角、赤白芍、知母、连翘、金银花、玄参、丹皮、

甘草、鲜竹叶、生大黄、滑石、白茅根、泽泻、丹参等。

加减：若三焦火毒炽盛者，可加黄连、黄芩、黄柏、栀子；少尿无尿者，可加赤芍、泽兰、大腹皮、茯苓皮等。

（2）气虚瘀阻证。

证候：少尿或无尿，全身浮肿，食少纳呆，恶心呕吐，心悸气短，神疲体倦，面色苍白，舌质淡，舌苔白脉沉细。

治法：温阳利水，益气化瘀。

处方：参芪真武汤加减（石景亮经验方）。

方药：人参、黄芪、白术、制附片、丹参、茯苓、川芎、猪苓、大黄、泽泻、益母草、刘寄奴、赤芍等。

加减：气虚较重者，可重用人参、黄芪之品，瘀血较重者，可加用桃仁、红花、丹参等药。

（3）阳明燥实证。

证候：少尿或无尿，恶心呕吐，大便秘结，口干舌燥，腹满胀痛，舌绛红苔黄燥，脉沉实。

治法：泻下通腑、生津润燥。

处方：增液承气汤加味。

方药：生大黄、芒硝、枳壳、厚朴、麦冬、玄参、生地、赤芍、桃仁、丹参等。

加减：若实热盛者，可加：牡丹皮、冬瓜仁、桃仁等；兼见水热互结之征，可加甘遂、芫花等。

（4）肾阴亏损证。

证候：舌红少津，口渴或汗出较多，舌质干燥或质红无苔，脉细数。

治法：滋阴补肾。

处方：六味地黄汤合生脉饮加减。

方药：生地、山药、山茱萸、茯苓、炒泽泻、牡丹皮、人参、麦冬、五味子等。

加减：兼见虚火上炎者，可加知母、黄柏；兼见阴虚烦躁者，可加麦冬、五味子等。

2. 多尿期

病程进入多尿期，邪气渐退，正气亦衰，但亦有余邪留滞，湿热蕴结者，治宜攻补兼施，两者不可偏废。

（1）气阴两虚证。

证候：体困乏力，咽干思饮，尿多清长，舌红少津，脉细或细数。

治法：补益气阴。

处方：参芪地黄汤加减。

方药：西洋参、黄精、天麦冬、五味子、生熟地、生山药、玄参、茯苓等。

加减：若气虚重者，重用参芪等补气之品，兼见痰阻气滞者，可加用陈皮、半夏、砂仁、木香等；兼见阴虚火旺者，加用知母、黄柏、龟板等。

（2）肾阴亏损证。

证候：腰膝酸软，尿多不禁，口渴欲饮，舌质红苔少，脉细数。

治法：滋补肾阴。

处方：麦味地黄汤加味。

方药：麦冬、五味子、生熟地、山萸肉、生山药、丹皮、茯苓、知母、黄柏等。

加减：兼见视物模糊者，可加枸杞子、野菊花；兼见肝郁者，可加川楝子。

（3）湿热蕴结证。

证候：头晕心烦，纳呆恶心，口中黏腻，舌质红苔黄腻，脉沉实有力。

治法：清化湿热。

处方：黄连温胆汤加减。

方药：黄连、苍白术、半夏、陈皮、枳实、竹茹等。

加减：若湿重于热，则加用茯苓、泽泻、猪苓等；若热重于湿者，可加黄柏、龙胆草等；兼见胁痛明显者，可加用柴胡、川楝子等。

3. 恢复期

此期多属脏腑虚损，气血亏耗。其治当“缓则治其本”，辨证培补，调理阴阳。

（1）气阴两虚证。

证候：身体虚弱，疲倦乏力，少气懒言，小便正常，舌红少苔或舌淡，脉细无力或涩。

治法：益气、养阴、补血。

处方：生脉散合人参养荣汤加减。

方药：黄芪、人参、麦冬、五味子、沙参、当归、白芍、生熟地、生山药、石斛、白术、茯苓、枸杞、黄精、何首乌、百合等。

加减：若气虚重者，重用参芪等补气之品，兼见痰阻气滞者，可加用陈皮、半夏、砂仁、木香等；兼见阴虚火旺者，加用知母、黄柏、龟板等。

（2）脾肾两虚证。

证候：腰腿酸软，心悸气短，食少纳呆腹胀，小便清长，形体消瘦，舌质淡，脉沉细。

治法：益肾健脾。

处方：补中益气汤合金匮肾气汤加减。

方药：黄芪、党参、白术、麦冬、五味子、当归、山萸肉、枸杞子、丹皮、泽泻、杜仲、补骨脂、淫羊藿、巴戟天、桑螵蛸、百合等。

加减：若兼见脾虚气滞者，可加用陈皮、佛手等药；若肾阳虚重者，可加附子、肉桂、菟丝子等。

（三）中医特色治疗

1. 专方专药

（1）肾衰宁胶囊或尿毒清颗粒：具有益气健脾、活血化瘀、通腑泄浊的功效。

（2）生脉注射液：扶正固本，适用于急性肾衰竭休克阶段及多尿期的患者。

（3）中药辨证结肠透析治疗：云南省中医医院肾病科以基本方加减。常用药为：煅牡蛎、煅龙骨、大黄、牛膝。根据辨证加减。水煎至200ml，保留灌肠，每天1次，直至进入多尿期为止。

2. 名老中医经验

（1）石景亮教授治疗急性肾衰竭的经验：石景亮教授认为急性肾衰竭其病因，外有“温邪热毒”与“六淫”的侵袭；内为肾失封藏，精气下泄，抗邪之功低下，最终导致两肾排泄功能在短时内（数小时至数周内）迅速减退，致肾小球滤过功能下降至正常值的50%以下，血尿素氮、血肌酐迅速升高并引起水、电解质、酸碱平衡失调及急性尿毒症症状。急性肾衰竭病势急而危，早期邪毒侵入营血，可用清热解毒、清营透热转气、凉血化瘀利水等法排邪外出；若邪袭下焦，二便不通，呕恶不止，则急当通腑泄浊或结合保留灌肠，通腑利尿，以促进肾功能恢复；若出现肾阴亏损之证，应及时滋阴生津补液，提前预防肾脏损伤。至疾病恢复期，重以固本扶正、补益气血、健脾益肾等法调治，以促进肾及机体组织的修复和功能恢复。

（2）周仲瑛教授治疗出血热急性肾衰竭经验：周仲瑛教授认为出血热急性肾衰竭蓄血是首要的病理基础。根据审证求因的原则，认为本病系感受温疫热毒所致。温疫热毒入里传及营血，火热煎熬，血液黏稠，血行涩滞，热与血结，则蓄而为瘀，表现为瘀热在里的“蓄血证候”。而血热、血瘀、出血三者常常交互错杂为患，瘀热阻滞，灼伤血脉，可以动血，离经之血，又可停积成瘀，血瘀每易酿而化热，呈现瘀热伤络、血不归经的病理特点。在治疗上首推应用桃核承气汤加减以通下瘀热，药用大黄泻瘀血结聚，荡涤肠胃，推陈致新；芒硝走血软坚；桃仁化瘀逐血；桂枝温通血脉，使大黄不致专泻肠胃，而随入血脉，发挥其泄热逐瘀之力；甘草补益脾胃，兼和硝黄之寒竣，配伍精恰。针对蓄血、蓄水及易于伤阴的病理特点，采用泻下通瘀为主兼以滋阴利水的方法，宗仲景桃核承气汤加减，药用大黄、芒硝各10～15g（便秘者可重用之），枳实、桃仁各10g，生地、麦冬、猪苓各15g，白茅根30g，诸药相配，以泻下热毒、凉血散瘀、滋阴生津、通利二便。概言之，有下热毒、下瘀毒、下水毒等多种综合作用，使邪热从腑下泄，下焦壅结的瘀热得到流通，则肾的气化功能也相应改善。

（3）朱虹治疗急性肾衰竭经验：朱虹等强调瘀热相搏贯穿于急性肾衰竭发病的全过程，瘀热相搏、湿毒内蕴、三焦壅塞是急性肾衰竭的重要病理环节，导邪外出、调畅气血、恢复气化是治疗急性肾衰竭防变救逆的着眼点。运用通导瘀热法治疗急性肾衰竭，导泻实邪，破瘀与行散并举，解毒与化湿同用，因势利导，移邪外出，邪去腑通，使瘀热无以搏结，血行得以调畅，气机得以条达，血行则气行，气化功能得以恢复。

六、西医治疗

（一）治疗原则

少尿期治疗原则为调节水电解质和酸碱平衡，控制氮质潴留，供给适当营养，防治并发症和治疗原发病。多尿期开始时治疗重点仍为维持水电解质和酸碱平衡、控制氮质血症、治疗原发病和防止各种并发症。

（二）常用治法

1. 少尿期

（1）卧床休息，清淡流质或半流质食物为主，酌情限制水分、钠盐和钾盐。

（2）维护水平衡：少尿期患者应严格计算 24h 出入水量。

（3）高钾血症：最有效的方法为血液透析或腹膜透析。在透析前应予紧急处理：5% 碳酸氢钠、10% 葡萄糖酸钙、25% 葡萄糖液加胰岛素、钠型或钙型离子交换树脂。

（4）低钠血症的处理：仅在＜ 120mmol/L 或虽在 120 ～ 130mmol/L 但有低钠症状时补给，应用 3% 氯化钠或 5% 碳酸氢钠也可相互配合使用，先补半量后酌情再补剩余量。

（5）低钙血症与高磷血症：10% 葡萄糖酸钙补钙，高磷血症应限含磷食物并可服用氢氧化铝或磷酸钙。

（6）纠正代谢性酸中毒：碳酸氢根＜ 15mmol/L 应予 5% 碳酸氢钠 100 ～ 250ml 静脉滴注，对严重代谢性酸中毒应尽早做血液透析较为安全。

（7）应用速尿和甘露醇。

（8）抗感染治疗：据细菌培养和药物敏感试验，选用无肾毒性的抗生素。

（9）血液透析或腹膜透析或连续性静脉 – 静脉血液滤过（CVVH）。

2. 多尿期

多尿期开始时，威胁生命的并发症依然存在。部分急性肾小管坏死病例，多尿期持续较长，每天尿量多在 4L 以上，补充液体量应逐渐减少（比出量少 500 ～ 1000ml），并尽可能经胃肠道补充以缩短多尿期，对不能起床的患者尤应防治肺部感染和尿路感染。

多尿期开始，即使尿量超过 2500ml/d，已施行透析治疗者，此时仍应继续透析直至血肌酐降至 265μmol/L（3mg/dl）以下并稳定在此水平。

3. 恢复期

一般无需特殊处理，定期随访肾功能，避免使用对肾脏有损害的药物。

七、预防与调护

积极防治原发病，避免和祛除诱发因素是预防之根本。

（1）调养五脏，起居、饮食有节，讲究卫生，避免外邪侵袭；不过食辛辣肥厚；调节情志，加强锻炼。

（2）防止中毒：尽量避免使用和接触对肾脏有毒害的药物或毒物。

（3）防治及时：一旦有诱发 ARF 的原发病发生，应及早诊断治疗。

八、疗效判定标准

参照实用内科学（第 12 版）。治愈：血肌酐＜ 130 μmol/L。好转：血肌酐 130 ～ 170 μmol/L。无效：血肌酐＞ 170 μmol/L。

（郭双奋）

第二节　慢性肾衰竭

一、概述

（一）西医的定义及流行病学

慢性肾衰竭（CRF）是指各种原因导致肾脏慢性进行性损害，肾脏不能维持其基本功能，临床以代谢产物和毒素潴留，水、电解质和酸碱平衡紊乱以及某些内分泌功能异常等表现为特征的一组综合征。该病为各种原发性和继发性肾脏疾病持续进展的共同转归，其终末期称为尿毒症（uremia）。

慢性肾脏病已经成为全球范围内的公共健康卫生问题，患病率日益增高，且因往往持续进展而需要透析，心脑血管并发症及死亡等更是逐年飙升。近来，美国、欧洲、日本、澳大利亚及中国的北京、上海和香港相继进行了大规模的流行病学调查，均提示成人慢性肾脏病的患病率约高达 10%，而患者中的知晓率仅 9% 左右。美国 2002 年 ESRD 发病率为 33/ 百万人，约为 1980 年的 4 倍，ESRD 患病率为 1435/ 百万人，较 1992 年增加 56%。来自西欧、东欧、非洲、日本的统计数据均表明，ESRD 发病率明显升高，并且有老龄化趋势。目前尚无全国范围慢性肾衰竭人群统计资料，根据 200 万城镇人口统计资料结果推测，我国慢性肾衰发病率 586/ 百万，男性和女性的发病率分别为 458/ 百万和 620/ 百万，以 50 ～ 60 岁年龄组发病率最高。慢性肾衰竭是所有进展性肾脏疾病的最终结局，因此慢性肾衰竭病因多种多样，常见原因主要有：糖尿病肾病约占 27.7%，高血压肾损害约占 22.7%，慢性肾小球肾炎约占21.2%。

（二）中医相关的病证

CRF 根据其症状及演变规律，可归属于祖国医学“水肿”、“关格”、“癃闭”、“肾风”、“溺毒”、“虚劳”等范畴。

二、病因病机

慢性肾衰竭虽由多种肾脏疾患转化而来，但因其原发病的不同，病因病机也有差异，但总体来说，肾元虚衰、湿浊内蕴是其根本病机。感受外邪、饮食不当、劳倦过度、药毒伤肾常常是其诱发及加重因素。

CRF 的中医病机特点是正虚邪实。正虚以脾肾阳虚为本，包括脏腑、气血、阴阳的虚损。邪实主要指瘀血、浊毒、湿浊。早期多表现为脾肾两虚以正虚为主。后期虚实错杂，肾阳虚衰，浊邪壅盛。各种原因所致的肾阳虚衰可导致肾的开阖气化失常，固摄失司，而见尿少、尿闭、尿多、蛋白尿。浊邪水湿不能排出体外，溺毒内停，浊邪阻滞可致恶心、呕吐。脾虚可致水谷不能化生精微而为湿为浊，失其健运，气血生化乏源，可致贫血。脾肾阴阳衰惫，致肾失气化开合之职，脾失通调水道之能，而使水湿内蕴体内，日久化浊，浊腐成毒，毒滞成瘀，而湿、浊、瘀、毒又相互交结，壅结于内，进一步加重脏腑的损害，四大病理因素互为因果，形成恶性循环。

总之，本病病位主要在肾，涉及肺、脾（胃）、肝等脏腑，其基本病机是本虚标实，本虚以肾元亏虚为主；标实为水气、湿浊、湿热、血瘀、肝风之证。

三、辨病

（一）症状

慢性肾衰竭早期（代偿期）临床上常无尿毒症症状。此时，某些应激可使患者肾功能急剧恶化，出现尿毒症症状。

（1）胃肠道：首发症状常为食欲不振、恶心、呕吐。晚期口有尿味，部分患者可有消化道出血等。

（2）心血管系统：如动脉粥样硬化、高血压、心包炎、心力衰竭等。

（3）血液系统：尿毒症患者血液学异常包括贫血、出血和血小板功能障碍等。

（4）呼吸系统：其呼出的气体有尿味。易遭受各种感染，主要是肺炎、支气管肺炎、支气管炎。咳嗽、痰中带血、呼吸困难等。

（5）神经系统：中枢神经系统异常称为尿毒症脑病，临床表现为嗜睡、谵妄、扑翼样震颤、淡漠、乏力、注意力不集中、记忆力减退、失眠，严重者可昏迷。周围神经病变患者常有下肢感觉异常，包括灼热感、蚁走样感，活动后减轻，形成所谓的“不安宁腿”综合征。

（6）皮肤表现：皮肤瘙痒，脱屑，无光泽，皮肤感染等。

（7）骨骼系统表现：可出现肾性骨病，表现骨关节疼痛。

（8）内分泌代谢紊乱：常有甲状旁腺功能亢进、肾性骨病、肾性贫血等。

（9）感染：感染是慢性肾衰竭的主要死因之一。

（10）代谢性酸中毒：当二氧化碳结合力＜13.5mmol/L时，则可有较明显症状，如呼吸深长、恶心和呕吐、虚弱无力、头痛、躁动不安，严重者可昏迷、心力衰竭和血压下降。酸中毒是尿毒症患者最常见的死亡原因之一。

（11）水、电解质平衡失调：可致水肿或脱水，钙磷代谢失调等。

（二）辅助检查

（1）血常规检查：多为正细胞正色素性贫血。白细胞数改变较少，酸中毒和感染时可使白细胞数增高。可伴有血小板降低。

（2）尿常规检查：可有蛋白尿、红细胞、白细胞或管型，也可以改变不明显；尿渗透压降低；尿量减少，多在1000ml/d以下，晚期可无尿。

（3）肾功能检查：代偿期：内生肌酐清除率（Ccr）降低，但在50ml/min以上，血肌酐（Scr）在178μmol/L以下；失代偿期：Ccr50～20ml/min，Scr178～442mmol/L；肾衰竭期：Ccr 20～10ml/min，Scr443～707mmol/L；尿毒症期：Ccr＜10ml/min时，Scr＞707mmol/L。

（4）血生化检查：血浆蛋白降低，总蛋白＜60g/L，白蛋白＜30g/L，血钙常低于2mmoL/L左右，血磷＞1.7mmoL/L，血钾、钠、氯、阴离子间隙随病情而变化。

四、类病辨别

本病主要与急性肾衰竭鉴别：①病史：明确诊断以往有无慢性肾脏疾病或可能影响到肾脏的全身疾病病史，或有无导致急性肾衰竭的肾前性、肾性、肾后性原发病因。②临床表现：贫血、尿量增多、夜尿增多，常是慢性肾衰竭的一个较明显的临床症状，而急性肾衰竭时常无此症状。③肾脏大小：慢性肾衰竭患者B超检查可发现肾脏体积小，而急性肾衰竭时肾脏大小正常或稍增大。④指甲肌酐测定：指甲肌酐的水平代表患者2～3个月前血中肌酐水平。⑤肾穿刺病理检查：此类患者行肾脏活检风险较大，应在条件许可且充分准备应对风险的情况下谨慎施行。

五、中医论治

（一）治疗原则

慢性肾衰竭属于本虚标实之证，治疗上主要给予标本兼治，扶正祛邪。扶正治则有：益气健脾补肾、温肾健脾、滋补肝肾、补肾填髓、阴阳两补等。祛邪治则有：利水除湿、行气利水、通腑泻浊、活血化瘀、清热解毒等。

（二）分证论治

1. 脾肾气虚证

证候：倦怠乏力，气短懒言，食少纳呆，腰膝酸软，脘腹胀满，大便干结，口淡不渴，舌淡有齿痕，脉沉细。

治法：补气健脾益肾。

处方：六君子汤加减。

方药：党参、白术、薏苡仁、山药、茯苓、陈皮、菟丝子、川续断等。

加减：神疲肢倦加黄芪；口中黏腻无味加苍术、白豆蔻、藿香；口苦口干加黄芩、栀子；大便干结加大黄。

2. 脾肾阳虚证

证候：疲乏倦怠，容易感冒，不思纳食，呕吐清水，口中尿臭，大便溏薄，小便清长，畏寒肢冷，面色㿠白或晦滞。舌偏淡体胖，有齿印，苔白而润，脉沉细或濡细。

治法：温补脾肾。

处方：济生肾气丸加减。

方药：熟附子、肉桂、干地黄、山萸肉、山药、泽泻、丹皮、茯苓、车前子、怀牛膝等。

加减：呕吐清水加桂枝、茯苓；口中尿臭加黄连、吴茱萸；不思纳食加鸡内金、神曲；大便溏薄加山药、薏苡仁。

3. 肝肾阴虚证

证候：头晕，头痛，神疲乏力，腰膝酸软，动则气短，口干唇燥，手足心热，大便干燥，尿少色黄，面色少华。舌红，薄黄腻苔，脉沉细或弦细。

治法：滋肾平肝。

处方：杞菊地黄汤加减。

方药：熟地、山茱萸、枸杞子、菊花、山药、丹皮、潼蒺藜、怀牛膝等。

加减：神疲乏力加黄芪、党参；手足心热、午后潮热、口干唇燥加玄参、麦冬、石斛、龟板；大便干燥加火麻仁；尿少色黄加车前子、滑石。

4. 阴阳两虚证

证候：浑身乏力，畏寒肢冷，或手足心热，口干欲饮，腰膝酸软，或腰部酸痛，大便稀溏或五更泄泻，小便黄赤或清长；舌胖润有齿痕，舌苔白，脉沉细。全身虚弱症状明显。

治法：温扶元阳，补益真阴。

处方：金匮肾气丸或全鹿丸加减。

方药：桂枝、附子、熟地、山茱萸、山药、茯苓、丹皮、泽泻、人参、白术、炙甘草、当归、黄芪、枸杞子、杜仲、牛膝、芡实、菟丝子、五味子、锁阳、肉苁蓉、补骨脂、巴戟天、胡芦巴、续断、覆盆子、川椒等。

加减：若服药后出现口干、手足心热明显加生地、地骨皮；便干加大黄；大便稀薄加炮姜炭、茯苓。

5. 湿浊证

证候：恶心呕吐，胸闷纳呆，或口淡黏腻，口有尿味。

治法：和中降逆，化湿泄浊。

处方：小半夏加茯苓汤加减。

方药：半夏、生姜、茯苓、陈皮、苏叶、姜竹茹等。

加减：若湿浊中阻，郁而化热加黄连。

6. 湿热证

证候：中焦湿郁化热常见口干口苦，甚则口臭，恶心频频，舌苔黄腻；下焦湿热可见小溲黄赤或溲解不畅，尿频、尿急、尿痛等。

治法：中焦湿热宜清化和中；下焦湿热宜清利湿热。

处方：中焦湿热者以黄连温胆汤加减，下焦湿热以四妙丸加减。

方药：半夏、陈皮、茯苓、甘草、枳实、竹茹、黄连、大枣、苍术、黄柏、牛膝、薏苡仁等。

加减：湿热下注，小便黄赤加石韦、白花蛇舌草。

7. 水气证

证候：面、肢浮肿或全身浮肿，甚则有胸腔积液、腹水。

治法：利水消肿。

处方：五皮饮或五苓散加减。

方药：桂枝、白术、桑白皮、陈皮、生姜皮、大腹皮、茯苓皮、猪苓、泽泻等。

加减：便溏泄泻加车前子、炒白术。

8. 血瘀证

证候：面色晦暗或黧黑或口唇紫暗，腰痛固定或肢体麻木；舌紫暗或有瘀点瘀斑，脉涩或细涩。

治法：活血化瘀。

处方：桃红四物汤加减。

方药：桃仁、红花、当归、赤芍、熟地、川芎等。

加减：恶心呕吐加姜竹茹；不思饮食加鸡内金、神曲。

9. 肝风证

证候：头痛头晕，手足蠕动，筋惕肉瞤，抽搐痉厥；舌淡红，苔白或腻，或微黄，脉弦。

治法：镇肝熄风。

处方：天麻钩藤饮加减。

方药：天麻、钩藤、生石决明、川牛膝、桑寄生、杜仲、山栀、黄芩、益母草、朱茯神、夜交藤等。

加减：浮肿尿少加泽泻。

（三）中医特色治疗

1. 专方专药

（1）抗纤灵冲剂：本方由丹参、制大黄、桃仁、当归、牛膝等组成，能促进胶原降解，促进肾内胶原分解代谢，减少肾内的胶原含量，改善肾脏纤维化，延缓肾功能恶化。

（2）肾衰冲剂：本方由党参、丹参、黄连、附子、制大黄等组成，对 5/6 肾切除诱发的 CRF 动物能明显改善肾组织结构，增加肾小球数量，改善肾小管功能，延缓肾衰竭进展。

（3）肾康灵冲剂：本方由人参、黄芪、枸杞子、淫羊藿、丹参、益母草、大黄、石韦、车前子组成，可降低红细胞免疫复合物花环，改善红细胞免疫功能。

2. 名老中医经验

（1）张琪教授辨治慢性肾衰竭经验：张琪教授认为慢性肾衰竭可由水肿、淋证、尿血等多种病证发展而来，病程冗长，病机错综复杂，既有正气耗损，又有实邪蕴阻，属本虚标实，虚实夹杂之证。正虚包括气、血、阴、阳的亏虚，并以脾肾亏虚为主，邪实以湿浊毒瘀为主。在疾病演变过程中，由于脾肾损伤及浊毒在体内蓄积程度的不同，临床表现也有所不同，可以脾肾虚衰等正气虚为主，或以浊邪壅滞三焦为主，或虚实证候并见。病位主要在脾、肾，波及肝、心、肺、胃等诸脏腑。病机关键在于肾之开阖功能失调。肾失开阖，不能及时疏导、传输、运化水液及毒物，而形成湿浊、湿热、瘀血、尿毒等邪毒，进而波及五脏六腑、四肢百骸而产生临床诸证。治疗原则方面，张琪教授认为治疗标实证时应以降浊为主，降浊有化湿浊、泄热、解毒、活血诸法。以虚证为主时，必须以保元为主，保元主要以健脾补肾为主。由于五脏相关，脏腑是一个有机整体，正虚邪实相互关联，错综复杂，往往不可分割。临床多呈现病邪起伏，正虚邪实，虚实夹杂，寒热交错证候，故“保元降浊”为治疗慢性肾衰竭的根本大法。

（2）时振声教授治疗慢性肾衰竭经验：时振声教授认为慢性肾衰竭属脾肾气阳虚者宜益气温阳，方如补中益气汤加仙茅、淫羊藿，或真武汤加参芪桂等；肝肾阴虚者宜滋养肝肾，如归芍地黄汤、杞菊地黄汤；肝阳上亢者宜滋肾平肝，如建瓴汤、三甲复脉汤；气阴两虚者宜益气滋肾，偏气虚用参芪地黄汤，偏阴虚用大补元煎；阴阳两虚者宜阴阳双补，可用桂附地黄汤、参芪桂附地黄汤、参芪地黄汤加仙茅、淫羊藿之类。在扶正的基础上，还需根据病情酌加活血、清热、利水、化湿、祛风、熄风等品。

（3）叶任高教授治疗慢性肾衰竭经验：叶任高教授基于中医对此病“正虚为本，浊毒为标”的认识，认为治疗应着眼于在西医治疗的基础上配合中医辨证，以辨证论治为基础的专病专方治疗，并根据经验分立本证（脾肾气虚、肝肾阴虚、脾肾阳虚、气阴两虚、阴阳两虚型5型）、标证（湿浊犯胃、浊阴上逆、肝阳上亢型3型）施治。提出本病早期以虚为主，晚期由于代谢毒素不能被清除，多表现为本虚标实夹杂之证，故应在不同时期按照分型进行辨证施治，扶正泄浊。如氮质血症早期多为肝肾阴虚，予滋养肝肾。视物不清为主者可用杞菊地黄汤加减。氮质血症期可有不同的表现，以气短懒言、体倦乏力为主要表现者以温补脾肾为主，益气养阴、活血化瘀为主方。形寒肢冷、肢体浮肿为主要表现者，辅以温补脾肾。体倦乏力、手足心热为主者，辅以益气养阴。病至晚期，即肾衰竭期，以阴阳两虚为之本，当以阴阳双补。

3. 特色治疗

（1）肾区中药热熨法：选用益母草、川芎、红花、透骨草、白芷、丹参，将药用水浸潮，置布袋中，用蒸锅蒸后将药袋直接热敷于双肾区，外加热水袋保温。该方法通过温热之力使药力直达病所，可显著改善尿毒症患者腰痛、腰酸症状，使尿量明显增加。

（2）中药足浴发汗法：选用川椒、红花、苍术、细辛、防风、羌活、独活、麻黄、桂枝、艾叶，加水煮沸沐足，使药物渗入经穴，借助汗液排出部分毒素来达到治疗目的。

（3）隔药灸疗法：取补肾健脾、温肾壮阳、活血化瘀中药附子、肉桂、黄芪、当归、补骨脂、仙茅、生大黄、地龙等加工成粉，用摇饼模具按压成饼。取穴进行隔药灸，结合血液透析，在降低血肌酐方面起一定作用。

（4）保留灌肠法：经典灌肠方为大黄、煅牡蛎、蒲公英。一般多配合清热解毒、活血化瘀、行气导滞的中药。

（5）中药全结肠透析：应用全结肠透析机进行中药全结肠透析治疗慢性肾衰竭，疗效较传统中药保留灌肠疗效好，无明显不良反应。

六、西医治疗

（一）治疗原则

在慢性肾衰竭早中期应用非透析治疗以延缓肾衰竭进展，发展到终末期替代治疗（血液净化、腹膜透析和肾移植）是维持患者生存的重要手段。

（二）常用治法

常用治法包括病因和加重因素的治疗、营养治疗、并发症治疗、胃肠道透析、透析和肾移植。非透析治疗的措施主要包括饮食控制与营养疗法，控制全身及肾小球局部高压，维持水、电解质、酸碱平衡，纠正贫血，控制终末期并发症等方法。

1. 药物治疗

（1）控制全身及肾小球局部高压：血管紧张素转化酶抑制剂（ACEI）和血管紧张素Ⅱ受体拮抗剂（ARB）。血肌酐＞265μmol/L者应慎重用该类药物。钙通道阻断剂（CCB）也可能具有一定的肾脏保护作用。

临床可选择的ACEI类药物有：依那普利、苯那普利、雷米普利、福辛普利。ARB常用氯沙坦、缬沙坦、厄贝沙坦等。

（2）维持水、电解质、酸碱平衡：可给予呋塞米强利尿剂。

1）纠正高钾血症：呋塞米利尿，口服降钾树脂，静脉滴注使用碳酸氢钠、葡萄糖酸钙，静脉滴注葡萄糖、胰岛素液。必要时做血液透析。

2）纠正酸中毒：口服碳酸氢钠或碳酸钙，严重者可静脉补充5%碳酸氢钠。

3）钙磷代谢紊乱与肾性骨病：服用活性维生素D_3制剂。

（3）纠正贫血：治疗以使用促红细胞生成素（EPO）及补充铁剂为主，辅以补充叶酸等。

（4）控制终末期并发症：尿毒症常见并发症是营养不良、消化道症状、出血倾向、心包炎、中枢及周围神经病变等，应积极及时处理。

2. 手术治疗

替代治疗（血液净化疗法、腹膜透析、肾移植）是终末期肾衰竭治疗方法。

七、预防与调护

（一）预防

（1）及早发现肾脏病或可能累及肾脏的原发疾病，积极控制，防止发生慢性肾衰竭。

（2）对已出现慢性肾衰竭者，要积极控制诱发加重的可逆因素，治疗原发病，纠正高血压及水、电解质紊乱、酸碱平衡失调，以延缓肾衰竭进展。

（3）对尿毒症晚期患者，需防治高钾血症、心力衰竭等严重尿毒症并发症。

（二）调护

（1）饮食应清淡，禁食辛辣、肥甘厚味、香燥、煎炸之品，不吸烟、不喝酒。

（2）注意休息、避免劳累，避风寒预防感冒，居室要清洁、通风、温度适宜，保持情绪稳定，防止郁闷、忧思过度气机郁滞，伤及肝脾。

（3）避免使用肾毒性药物。

（4）限制剧烈运动，减少患者的焦虑烦躁与不安。保持睡眠充足。

（5）认真记录每天液体出入量，定时测血压，了解有无水钠潴留、脱水等情况。

（6）定期检查，尽早发现病情变化。

八、疗效判定标准

《中药新药临床研究指导原则》疗效评定标准

1. 显效

（1）临床症状积分减少≥ 60%。

（2）内生肌酐清除率增加≥ 20%。

（3）血肌酐降低≥ 20%。

以上（1）必备，其他具备 1 项，即可判定。

2. 有效

（1）临床症状积分减少≥ 30%。

（2）内生肌酐清除率增加≥ 10%。

（3）血肌酐降低≥ 10%。

以上（1）必备，其他具备 1 项，即可判定。

3. 稳定

（1）临床症状有所改善，积分减少＜ 30%。

（2）内生肌酐清除率无降低，或增加＜ 10%。

（3）血肌酐无增加，或降低＜ 10%。

以上（1）必备，其他具备 1 项，即可判定。

4. 无效

（1）临床症状无改善或加重。

（2）内生肌酐清除率降低。

（3）血肌酐增加。

以上（1）必备，其他具备 1 项，即可判定。

（魏　敏）

第十四章
自身免疫性疾病及结缔组织疾病肾损害

第一节　系统性红斑狼疮性肾炎

一、概述

（一）西医的定义及流行病学

系统性红斑狼疮性肾炎，亦称狼疮性肾炎（lupus nephritis，LN），是指系统性红斑狼疮患者并发肾病临床表现和肾功能异常，或仅在肾活检时发现有肾小球肾炎病变。根据临床表现所示，系统性红斑狼疮患者肾脏受累达 50% ～ 80%。根据肾脏病理检查（光镜、免疫荧光及电子显微镜），几乎所有患者肾组织均有病理变化。

本病多发于青壮年，仅少数为先天性及婴幼儿病例，具有家族聚集倾向，同卵双生子 SLE 发病一致率（25% ～ 70%）明显高于异卵双生子（2% ～ 9%）。其发病与种族有关，有色人种比白种人发病率高，美国黑人的发病率是白人的 4 倍。我国患病率远远高于西方国家，涉外华裔人群同样有较高患病率。

（二）中医相关的病证

中医古代文献中无与LN相应的名称和系统论述，根据临床特征可属于“阴阳毒”、“阳毒发斑”、“日晒疮”、“腰痛”、“痹证”、“红蝴蝶疮”、“尿血”、“癃闭”、“水肿”等范畴。

二、病因病机

本病病因病机是先天禀赋不足，劳倦过度，内伤七情，体内阴阳失调，致使气血运行不畅，气阴两虚，正不胜邪，邪毒侵袭，阴阳失调，以本虚标实为病机特点，核心是毒损肾络。本虚为气血阴阳、五脏亏虚，以肾为根本；标实多为血瘀、痰滞、湿阻、浊毒内生等。邪毒炽盛导致气血失和，伤津耗液，经脉瘀阻则发为本病。

三、辨病

（一）症状

LN 可能出现蝶形红斑、盘状红斑、光过敏、口腔溃疡、非侵蚀性关节炎、胸膜或心包炎、肾病变（蛋白尿、血尿和管型尿）、神经 / 精神系统损伤。出现尿检异常，随着病情进展，出现大量蛋白尿、血尿、氮质血症、肾性高血压，晚期发生尿毒症。临床可表现为慢性肾炎、肾病综合征，偶可表现为急进性肾炎。

（二）体征

蝶形红斑、盘状红斑、光过敏、口腔溃疡、非侵蚀性关节炎、胸膜或心包炎、蛋白尿、血尿、水肿、癫痫发作。

（三）辅助检查

（1）血常规检查：三系降低。

（2）尿常规检查：尿蛋白，镜下血尿，白细胞，红细胞及管型尿。

（3）肝、肾功能检查：重型活动性 LN 伴有肾功能下降，血尿素氮和肌酐升高，血清白蛋白降低或氨基转移酶增高，终末期 LN 肾功能明显下降。

（4）免疫学检查：活动期明显低补体血症。抗双链 DNA（dsDNA）抗体阳性，且往往提示有肾脏损害。血及尿中纤维蛋白降解产物增加。

（5）肾活检：利于确诊以肾脏损害为首发表现的 SLE。

（6）影像学检查：彩超、超声心动图、MRI、CT。

四、类病辨别

（1）原发性肾小球疾病：可有血尿、蛋白尿、水肿和高血压，甚至肾功能损害。但无关节炎及多器官受累表现，血中自身抗核抗体和可提取抗原抗体阴性。

（2）慢性活动性肝炎：可出现关节炎、浆膜炎、抗核抗体阳性、狼疮细胞阳性、全血细胞下降及尿改变，但有肝大、蜘蛛痣、肝掌等表现，肝功能检查及肝活检有助于鉴别。

（3）还应与其他风湿性疾病如幼年类风湿性关节炎全身型、多关节型皮肌炎、系统性硬化、混合性结缔组织病、多发性血管炎等继发的肾损伤鉴别。以上疾病可有特异性临床症状、体征，免疫指标检测有助于鉴别。

五、中医论治

（一）治疗原则

临证时应动态观察，辨证论治，辨明虚实标本。由于LN的病变较复杂，其证候表现亦多种多样，临床分型不尽一致。因其临床表现与水肿、血尿、腰痛、眩晕、淋证、癃闭等有关，可参照相关疾病辨证论治。

（二）分证论治

1. 热毒炽盛证

证候：高热不退，烦渴饮冷，面部及皮肤红斑，衄血尿血，甚则神昏谵语，或关节红肿热痛，舌红绛苔薄黄，脉洪大或数。

治法：清热解毒，凉血护阴。

处方：犀角地黄汤合化斑汤加减。

方药：水牛角、生地、芍药、丹皮、知母、玄参、石膏、蒲公英、紫花地丁、白茅根、甘草等。

加减：热毒较甚可加石膏；尿血加小蓟、白茅根、藕节、地榆；阴虚加女贞子、地黄、旱莲草；发斑加青黛；热甚神昏配合紫雪丹或安宫牛黄丸。

2. 风邪袭表证

证候：面浮肢肿，发热恶风，肢节酸楚，小便不利，偏风热者伴咽喉红肿疼痛，舌红苔薄黄，脉浮数；偏风寒者，咳嗽，舌淡红苔薄白，脉浮紧。

治法：风热者疏风清热、宣肺利水；风寒者祛风散寒、宣肺利水。

处方：越婢汤加减。

方药：麻黄、生石膏、生姜、桑白皮、茯苓、杏仁、桔梗、大枣、甘草等。

加减：风寒者去生石膏、桑白皮，加桂枝、防风。

3. 肝肾阴虚证

证候：头晕耳鸣，咽干口燥，脱发腰痛，足跟疼痛，小便短黄，大便干结，舌红少苔，脉细。

治法：滋养肝肾，凉血益阴。

处方：六味地黄丸合二至丸加减。

方药：生地、淮山药、枣皮、茯苓、泽泻、丹皮、女贞子、旱莲草等。

加减：持续低热，五心烦热，自汗盗汗加知母、黄柏、白茅根、大蓟；渴思冷饮，皮下瘀斑，腰酸溲热，舌有瘀点或瘀斑加桃红四物汤；头胀头痛，心烦易怒加天麻、钩藤等。

4. 肝阳上亢证

证候：头部胀痛，面红目赤，眩晕耳鸣，口干苦，烦躁易怒，心烦不寐，腰痛，舌红苔黄，脉弦有力。

治法：平肝熄风，清热补肾。

处方：天麻钩藤饮加减。

方药：天麻、钩藤、石决明、栀子、黄芩、川牛膝、杜仲、益母草、桑寄生、夜交藤、朱茯神。

加减：头晕耳鸣加磁石、僵蚕；目眩欲吐加夏枯草、蝉蜕；瘀血内阻明显加水蛭、地龙。

5. 脾胃虚弱证

证候：面浮肢肿，纳呆便溏，食后腹胀，神疲肢软，舌淡苔白，脉沉弱。

治法：健脾益气，利水消肿。

处方：防己黄芪汤合五皮饮加减。

方药：防己、黄芪、白术、甘草、大腹皮、生姜皮、茯苓皮、陈皮等。

加减：小便涩痛不利加车前草、白茅根、萹蓄；苔厚腻加藿香、佩兰、石韦；阳虚加杜仲、淫羊藿、仙茅、附子。

6. 脾肾阳虚证

证候：面色白，神疲肢软，心悸气短，畏寒肢冷，腰膝酸软，便溏，水肿，夜尿，舌淡苔白，脉沉细。

治法：健脾补肾，温阳利水。

处方：真武汤或济生肾气丸加减。

方药：茯苓、白术、白芍、生姜、附子等。

加减：无水肿可用香砂六君汤加附片、肉桂或桂附理中汤；阳虚水泛，喘促不能平卧加葶苈子、大枣、生姜、白术、细辛；畏寒肢冷加肉苁蓉、巴戟天、菟丝子等。

7. 瘀水互结证

证候：肢体浮肿，久不消退，皮肤瘀斑，腰刺痛或伴血尿，舌紫暗，苔白，脉沉细涩。

治法：活血祛瘀，化气利水。

处方：桃红四物汤合五苓散加减。

方药：桃仁、红花、生地、当归、杭芍、川芎、桂枝、茯苓、泽泻、猪苓、白术等。

加减：水肿较重加车前草、槟榔；气滞加柴胡、陈皮、木香；湿重加苏叶、生姜；低热盗汗，手足心热加知母、黄柏；腰膝酸软加杜仲、桑寄生、狗脊、肉苁蓉。

（三）特色治疗

1. 专方专药

（1）牛角赤芍汤：水牛角、赤芍、丹皮、紫草、生地、白花蛇舌草、大黄、白茅根。适用于急性活动期热毒炽盛。

（2）狼疮方：大黄、桃仁、白花蛇舌草、土茯苓、当归、生地、牡丹皮、赤芍等，治疗热瘀证 LN，除有效控制狼疮活动、减少蛋白尿、改善肾功能外，能明显降低中医证候积分。

（3）芪参益萸汤：薏苡仁、黄芪、党参、益母草、白茅根、山茱萸等，可益脾养肾。

2. 名老中医经验

（1）孟如教授辨治 LN 经验：孟如教授认为不论 LN 急性期或缓解期，瘀血始终是贯穿于病变不同阶段的重要病机之一。急性活动期常因热毒壅盛，迫血妄行，血溢脉外而致皮肤瘀点瘀斑；亦可因热毒壅滞血脉，灼伤营阴以致血黏而浓，运行不畅导致血脉瘀阻。LN 缓解期，热毒已去，表现为本虚邪伏，以阴虚或气阴两虚为病机的主要方面，阴虚脉道不充，而致血少脉涩；或气虚帅血无力，血行迟缓以致血脉瘀滞。活血化瘀能够清除血液中过剩的抗原，防止免疫复合物产生。孟如教授强调，LN 的治疗过程中，活血化瘀法贯穿始终，在中医不同证型的辨证治疗中，均伍以活血化瘀法。选方以桃红四物汤为主，药物选用桃仁、红花、赤芍、益母草、川芎、丹参、泽兰等。此外，中西结合方能相得益彰。糖皮质激素和细胞毒药物的运用是现代医学治疗 LN 的主要手段，具有见效快、疗效确切等优点，但同时药物不良反应较大，故在临床上强调中西医联合配伍使用，取其优势互补，协同奏效。LN 活动期以西药糖皮质激素及细胞毒药物为主，中药清热解毒为辅，可以迅速控制症状，阻断肾脏病理损害；缓解期以中药滋阴补肾、养阴益气为主，西药为辅，可以调整免疫功能，促进肾脏病理进一步恢复，防止复发。通过中西药物的联合运用，不仅治愈率明显提高，且复发率明显降低，堪称有一举双得之功。

（2）孙伟教授配伍用药经验：孙伟教授认为 LN 以体液免疫功能异常为主，要选用能抑制体液免疫或两类免疫功能都能抑制的中药，如生地、北沙参、忍冬藤、土茯苓等；活血化瘀大法贯穿始终，常用丹皮、赤芍、广郁金、鬼箭羽等凉性活血药，但水蛭、虻虫等破血药应慎用；患者长期服用糖皮质激素，多引起肾上腺皮质功能减退等不良反应，应选用能促进其功能、提高体内激素水平的中药，如生地、熟地、龟甲、水牛角、知母等。

（3）艾儒棣教授重视补养脾胃：艾儒棣也认为活血化瘀必贯穿始终，且应补养脾胃，因脾胃为后天之本，为气血生化之源，主五脏之气。常选加四君子汤或山药、鸡内金等以加强脾胃受纳运化功能，增强食物、药物的吸收利用，以防胃气一败则百药难施。生黄芪具补气升阳、益气固表、利水消肿、托毒生肌之功，善补气者，用芪不用参，对严重气阴两虚证患者，生黄芪用量常达 80 ～ 100g，可增强细胞及体液免疫功能，并可以促使肾脏中免疫复合物排出体外，有利于控制 LN 活动和减轻肾脏损害。

3. 针刺疗法

（1）以肝俞、脾俞、肾俞为主重手法刺激，配合曲池、足三里、三阴交平补平泄，以皮肤针叩刺华佗夹脊穴，出血为度。

4. 外敷

将中药研成细末，掺以渗透剂外敷在特定穴位如双侧背部肾俞穴，通过经络和穴位刺激，调节人体免疫功能。取赤小豆文火煮至极烂之后，取汁温渍膝下足部。用葱茎叶适量，加水煎取汁，乘温浸渍两足能行津液、利小便，通阳行水，治疗水肿，内外合治。

5. 外洗

复方蛇床子洗剂浸泡皮损，配合精制牛黄解毒片与龙血竭研成粉末混合，用蜂蜜少许调成糊状敷于狼疮红斑，可促进皮损修复。

6. 食疗

（1）大量蛋白尿伴水肿，表现纳呆食少，脾气不足者，可食薏苡粥或黄芪茯苓粥，有益气健脾利水作用。气血亏虚，表现为畏寒肢不温，面色无华，大便溏薄，可选食大枣、薏苡仁、枸杞子、桂圆肉、核桃肉、葡萄、鸡肉等。

（2）热毒盛阴津亏，表现为发热，关节痛伴有出血倾向者，可用清炒藕片或凉拌鲜藕片、凉拌黑木耳、红枣冬瓜汤，具有清热解毒、健脾止血补血的功效。周身疼痛，口渴舌红，宜选食西瓜、绿豆、菊花、金银花、梨、甘蔗、藕、荸荠、豆腐、枸杞头、茭白、荠菜、马兰头、芹菜等。伴有蛋白尿等，可选食山药、薏苡仁、黑大豆、赤小豆、冬瓜、山楂、鲤鱼、鲫鱼等。

六、西医治疗

（一）治疗原则

治疗原则以抢救生命，快速诱导缓解以控制狼疮活动，阻止肾脏病变进展，提高疗效，减少不良反应，长期维持，巩固成果，提高生活质量，最大限度地降低药物治疗不良反应为主。

（二）常用治法

1. 药物治疗

（1）糖皮质激素：泼尼松或甲泼尼龙。激素冲击疗法用于急性暴发性危重患者。

（2）环磷酰胺：活动程度较严重的 LN，应同时给予大剂量激素和免疫抑制剂。

冲击疗法：每次剂量 0.5 ～ 1.0g/m^2 体表面积。除病情危重每 2 周冲击 1 次外，通常每 4 周冲击 1 次，冲击 8 次后，如病情明显好转（如尿蛋白转阴），则改为每 3 月冲击一次，至活动静止后至少 1 年，可停止冲击。口服泼尼松龙联合环磷酰胺冲击治疗，对于重症 SLE 有较好效果，成为治疗增生性 LN 的经典治疗方案。

（3）硫唑嘌呤（AZA）、环孢素 A（CsA）、霉酚酸酯（MMF）、来氟米特（Leflunomide）、他克莫司（FK506）、雷公藤多苷、静脉注射大剂量免疫球蛋白（IVIG）。

2. 手术治疗

血浆置换、造血干细胞移植适用于危重患者或经多种治疗无效的患者。

七、预防与调护

（1）LN 患者应合理安排起居饮食，避免影响病情的因素，注意心理调摄，对疾病不恐惧担忧，精神上不紧张，保持心情愉快。

（2）注意忌口，不宜吸烟饮酒，尽量优质饮食，避免可能诱发或加重病情的食物，如海鲜、羊肉、狗肉、鹿肉、桂圆。辛辣食物，不宜食用。

（3）防寒保暖。

（4）劳逸结合，在急性活动期，尽量休息，在缓解期，病情得到进一步控制后，适当工作，避免过度疲劳，以不引起疼痛和疲劳为原则，生活要有规律，保证充足的睡眠。

（5）治疗用药上应避免使用青霉胺、普鲁卡因酰胺、氯丙嗪、肼苯哒嗪等，这些药物可能会诱发狼疮或使病情加重。育龄期女性患者还要避免服用避孕药，不使用含有雌激素的药物。

八、疗效判定标准

参照《中药新药临床研究指导原则》疗效评定标准。

（一）疾病疗效判定标准

（1）临床缓解：治疗后主症消失，主要化验指标恢复正常。

（2）显效：治疗后主症好转，主要化验指标趋于正常。

（3）有效：治疗后主症有所改善，主要化验指标数值有所下降。

（4）无效：未达到有效标准。

（二）证候疗效判定标准

（1）临床痊愈：中医临床症状、体征消失或基本消失，证候积分减少≥ 95%。

（2）显效：中医临床症状、体征明显改善，证候积分减少≥ 70%。

（3）有效：中医临床症状、体征均有好转，证候积分减少≥ 30%。

（4）无效：中医临床症状、体征均无明显改善，甚或加重，证候积分减少不足 30%。

注：计算公式（尼莫地平法）：（治疗前积分 - 治疗后积分）/ 治疗前积分 ×100%。

（谢林伸）

第二节 原发性小血管炎肾损害

一、概述

（一）西医的定义及流行病学

原发性小血管炎肾损害为除外继发性血管炎所引发肾脏损害的疾病的统称。原发性小血管炎属于系统性血管炎的一部分，是指以小动脉、小静脉及毛细血管等小血管壁炎症和（或）纤维素样坏死为病理基础的一组自身免疫性疾病，侵犯多器官多系统的小血管，包括显微镜下多血管炎（MPA）、韦格纳氏肉芽肿（WG）、变应性肉芽肿性血管炎（CSS）等。抗中性粒细胞胞浆抗体（ANCA）是第一个被证实与血管炎病相关的自身抗体，是诊断原发性小血管炎的重要标记，参与了原发性小血管炎的发病，故此类疾病也可统称为 ANCA 相关性小血管炎。

我国原发性小血管炎疾病构成中，MPA 占大多数（约 79.1%），WG 占 20.4%，而 CSS 仅占 0.5%。发病以夏秋季多发，平均年龄 56.1 岁，男女之比为 1/1.14。据文献报道，80% 原发性小血管炎有肾脏受累的临床表现，而病理学检查 100% 有肾脏受累。

（二）中医相关的病证

原发性小血管炎在中医学无相应病名，对该病的症状、病因病机的论述似散见于“肌衄”、“血痹”、“咳血”等论述中。近年也有学者认为该病可能属中医“伏气温病”的范畴。根据发病的具体情况、疾病的不同阶段，急性发作期可能与中医的“血证”、“癃闭”等病相似，缓解期可能与“血痹”相似。

二、病因病机

本病多因素体禀赋不足，或年老体弱，导致脏腑功能失调，内生伏邪（如湿、痰、瘀等），邪伏血络，脉络瘀滞。

本病的主要病位应在血络。基本病理改变是络脉阻滞。病机特点是正虚邪实，即虚、瘀、湿、热、毒。“邪盛谓之毒”，诸邪之渐均可为毒，毒邪弥漫三焦，则出现发热、咯血、喘息气促、恶心呕吐、尿少浮肿等急危重症。肾损害多由于肺脾肾三脏受损，在病程的演变中又可变生水湿、湿浊、浊毒等病理产物，病情进展十分迅速，证候多较严重，特别是在肾脏病变的活动期，分清泌浊功能减退，秽浊溺污不得外泄，蓄积体内，酿为浊毒，终致阴阳错乱，险象环生。正虚、血瘀、湿邪在发病中占重要地位，也是病情缠绵难愈，易复发的主要因素。

三、辨病

（一）症状

约 1/3 患者有肉眼血尿、蛋白尿，少部分患者有严重高血压或呈急进性高血压，大部分患者表现为进行性少尿，肾功能损伤，半数患者呈急进性肾炎表现，少数患者呈缓慢进行性肾衰竭。

肾外表现可有不规则发热、皮疹、关节疼痛、肌肉痛、神经炎、体重下降、腹痛等非特异性症状。

（二）体征

少部分患者有严重高血压或呈急进性高血压。肺是除肾脏外最易受累的器官，肺出血占原发性小血管炎患者的 30% ～ 50%，临床表现为血痰或咯血。X 线表现为肺泡出血征象，患者可有严重的呼吸困难甚至可发展为呼吸衰竭。MPA 胸片表现为双中下肺小叶性炎症，WG 患者可见非特异性炎症浸润，可见一叶或数叶致密的圆形或椭圆形阴影，WG 患者可表现为鼻窦炎。除肾及肺外，其他器官系统如中枢神经（脑梗死、脑出血）、心脏（心肌梗死）、消化系统（腹痛、出血、胰腺炎及胆囊炎）及生殖系统（睾丸炎）亦可受累，而且眼（角膜、巩膜、色素膜炎及视网膜病变）、耳（神经性耳聋）病变也不少见。

（三）辅助检查

ANCA 阳性有助于诊断。C-ANCA 与约 70% 的 WG 相关，P-ANCA 与约 40% 的 MPA 相关，但 P-ANCA 阳性也可见于溃疡性结肠炎及 SLE、PSS、RA 等，在某些中、大血管炎中极少有 ANCA 阳性。肾活检是诊断原发性小血管炎的金标准。

四、类病辨别

（1）ANCA 阴性的急进性肾炎：查 GBM 抗体可鉴别。原发性小血管炎患者血清 GBM 抗体一般为阴性，且肺部损伤较严重，较易发生咯血及呼吸衰竭，由其 MPA 较重而 WG 肾脏损伤有时呈缓慢进展，先有呼吸道侵犯。鼻黏膜活检有助诊断。

（2）Good pasture 综合征：可有肺出血，GBM 抗体阳性，临床上与原发性小血管炎不易区分。但原发性小血管炎可无肺出血及GBM抗体阴性。

（3）过敏性紫癜性肾炎：皮肤和黏膜上表现为紫癜，可伴有关节痛、腹痛。肾脏病变表现为血尿、蛋白尿、管型尿，但查ANCA阴性，肾活检可见肾小球有大量纤维蛋白、IgG、IgA及C_3等沉积，临床上应严密观察，才能与原发性小血管炎相鉴别。

五、中医论治

（一）治疗原则

根据“急则治其标，缓则治其本”的原则，如热伤血络，出现大量咯血或其他部位出血时，应先止血为要；热扰清窍或浊邪上蒙时，应开窍醒神；在疾病活动期，清热解毒、凉血化瘀应该是治疗的基本原则；在疾病缓解期，应该重在益气养血和血，积极防治外感，减少复发，固肾养精。

（二）分证论治

1. 热毒壅盛证

证候：发热，头痛，咽喉疼痛，关节肿痛，咳嗽、痰中带血丝，口干口苦，水肿，小便短赤或排泄不畅，大便干结不爽，舌红，苔黄，脉浮数。

治法：清热解毒。

处方：银翘散合五味消毒饮加减。

方药：金银花、连翘、牛蒡子、淡竹叶、荆芥穗、薄荷、紫花地丁、蒲公英、野菊花等。

加减：尿血重加丹皮、小蓟；咳嗽重加前胡、桔梗、杏仁；大便秘结加生大黄；重度水肿、气急、纳差不能平卧可加葶苈大枣泻肺汤。

2. 血热妄行证

证候：身热重着，咳嗽咳痰，小便短赤或尿少，恶心呕吐，口干，烦躁不安，甚至神昏谵语，咯血、呕血、便血、尿血或紫斑，舌红或绛红，苔黄腻，脉弦数或滑数。

治法：解毒祛湿，凉血化瘀。

处方：清瘟败毒饮加减。

方药：水牛角、赤芍、丹皮、生石膏、知母、黄连、黄芩、黄柏、竹叶、连翘、桔梗、藿香、石菖蒲等。

加减：舌质暗红或有瘀斑等瘀血症状加桃仁、赤芍、丹参、红花、益母草；阳亢头晕加杜仲、钩藤、石决明、珍珠母；神昏加石菖蒲、郁金。

3. 湿热血瘀证

证候：全身水肿，身体困重，尿少，腰痛，纳呆泛恶，面色晦黯，舌体胖、质黯、有瘀斑，脉沉涩。

治法：清热化湿，凉血活血。

处方：甘露消毒饮合四妙勇安汤加减。

方药：白豆蔻、藿香、茵陈、滑石、石菖蒲、连翘、黄芩、贝母、射干、薄荷、金银花、当归、甘草、玄参等。

加减：热毒壅盛加射干、甘草、薄荷；心火旺盛加黄连、山栀；肝火旺、烦燥不安加龙胆草；便溏加山药；夜寐欠佳加夜交藤、合欢皮。

4. 脏腑积热证

证候：腹痛、腹胀、恶心、呕吐、便血，伴发热，舌苔黄腻，脉洪数。

治法：通腑泻热，化瘀止痛。

处方：大柴胡汤加减。

方药：柴胡、黄芩、芍药、半夏、生姜、枳实、大枣等。

加减：小便赤涩，口渴烦躁加清心莲子饮；湿热腰痛加四妙丸；小腹坠胀、小便不利加香附、延胡索。

5. 脾肾阳虚证

证候：尿少甚至尿量全无，面色黯，神疲乏力，短气，大便不通，头晕目眩，舌体胖、质黯，脉沉细弦。

治法：健脾补肾，和胃降浊。

处方：香砂六君子汤合旋覆代赭汤加减。

方药：人参、白术、茯苓、木香、砂仁、陈皮、生姜、旋覆花、代赭石、半夏等。

加减：二便不通加大黄；四肢抽动加白芍、木瓜、煅龙骨、煅牡蛎；胃气上逆，吐泻频繁加炮姜、苏叶、炒艾叶、焦白术、煨诃子；阳虚甚加肉桂、鹿角霜。

6. 气阴两虚证

证候：水肿渐退，口干咽燥，腰酸腿软，短气汗出，或小便热，五心烦热，或大便干结，或腰部刺痛，关节疼痛，舌质红或少津、或有瘀斑，脉细弦或细数。

治法：益气养阴，清利湿热。

处方：参芪地黄汤合二妙丸加减。

方药：太子参、黄芪、生地黄、山茱萸、山药、茯苓、泽泻、牡丹皮等。

加减：咽喉肿痛、关节疼痛加金银花、连翘、白花蛇舌草；血尿加仙鹤草、生地榆；咳嗽咳痰加川贝母、淡竹茹。泛恶呕吐，苔腻加竹茹、旋覆花；浮肿甚加车前子、猪苓。

7. 阴虚血瘀证

证候：病久午后发热，关节肿痛，皮疹瘀斑，或伤口难愈，伴盗汗眠差，舌红少苔，脉细数。

治法：养阴清热，化瘀通络。

处方：青蒿鳖甲汤合五味消毒饮加减。

方药：青蒿、知母、生地、鳖甲、丹皮、金银花、野菊花、蒲公英、紫花地丁、紫背天葵等。

加减：咽红作痛加射干、牛蒡子、麦冬；纳呆腹胀甚加厚朴、鸡内金、砂仁；恶心呕吐，大便干结加枳实、竹茹。

（三）中医特色治疗

1. 专方专药

（1）血管炎合剂：赤芍、牡丹皮、桃仁、丹参、铁树叶、白花蛇舌草、黄芩、茯苓、防己、百部。

（2）化瘀清血汤：生地黄、黄芪、赤芍、牛膝、防风、大黄、黄芩、甘草、土茯苓、虻虫、桂枝、蛴螬。

（3）消癜解毒汤：紫草、茜草、大黄、地龙、仙鹤草、生地黄、丹参、蝉蜕。

2. 名老中医经验

（1）奚九一教授辨治血管炎经验：奚老首先强调辨病，其次强调辨证，一为分期辨证，二为辨病之主邪，三为辨证之主次（即辨主症与兼症）。急则治其标，祛邪为先，主要集中力量选择清除本病主邪的方药。风热之邪以祛风清热法为主，药用青风藤、豨莶草、忍冬藤等；络热之邪以清热凉血法为主，药用水牛角片、紫草、生石膏等；热毒之邪以清热解毒法为主，药用白英、白花蛇舌草、仙鹤草、半枝莲等；湿热之邪清热解毒利湿，药用黄连、黄芩、茵陈、泽兰等。缓解稳定期以扶正与化瘀结合，以养为贵，缓则治本。

（2）秦学贤教授辨治经验：秦学贤教授将该病分为五型：①毒热型：方用四妙勇安汤加减，药用金银花、玄参、当归、甘草、赤芍、鸡血藤、牛膝、延胡索、野菊花、黄芪等。②湿热型：方用五神汤加减，药用车前子、茯苓、金银花、紫花地丁、牛膝、当归、赤芍、黄芪、鸡血藤、甘草等。③阴虚热毒：方用增液汤加四妙勇安汤加减，药用金银花、玄参、当归、甘草、麦冬、天花粉、生地、黄芪等。④脏腑积热：方用大柴胡汤加减，药用柴胡、黄芩、芍药、半夏、生姜、枳实、大枣、大黄、当归、黄芪等。⑤脾虚型：方用归脾汤加减，药用白术、当归、茯苓、黄芪、远志、龙眼肉、酸枣仁、人参、木香、炙甘草等。在以上基础上，热毒为重时，重用金银花、野菊花、紫花地丁、黄芩清热解毒，大黄内泻阳明热结，车前子、滑石块分利湿热；当归、赤芍、鸡血藤、牛膝活血通络。而对于脾虚证、阴虚证则气血并补，药用黄芪、党参、白术、生地黄、麦冬气血两补。

（3）陈柏楠教授辨证施治临床经验：按疾病发展的病理过程分为：①急性期（疾病早期或复发活动期）：此期邪毒为患，营卫失和，以邪实为主。治宜清热解毒，凉血活血。②迁延期（慢性期）：此期邪伏血分，脉络瘀滞，正气虚损，虚实夹杂。治宜解毒活血，祛瘀通络，以促进炎症消退稳定病情，改善组织瘀血状态，提高机体抗病能力。③稳定期（缓解恢复期）：此期毒邪清退，正气亏损，脉络瘀结，以正虚为主。治宜益气活血，化瘀散结。同时注重整体，药随证变。本病病变过程以热毒壅盛为主，但并非单纯热毒一证，往往兼夹湿阻热郁之候，陈教授习用祛风湿药如羌活、独活、威灵仙、苍术、秦艽等。在治疗全过程应用大量黄芪，急性期黄芪与大量清热解毒、凉血活血药配用，以防伤正；迁延期瘀血阻络，重用黄芪补气以行血，取其力专性走，气行则血行；稳定期久病失养，正气耗伤，重用黄芪以益元气、温三焦、壮脾胃，取温经行滞散瘀之功。

3. 针刺疗法

疾病活动期，多取具滋补肾阴、填精益髓之功的穴位，施以补法，慎用灸法，以防助热伤阴。常用穴为双肾俞、太溪、复溜、三阴交等，多施以徐疾提插之综合补法；另常配以太冲、合谷等穴，施以平补平泻法，以泻虚火，针取上述诸穴，可达滋肾阴、泻虚火的作用。

疾病发展至肾阳虚衰证，治疗当以温补肾阳为主，佐以养阴。临证多取善温肾壮阳之穴，施以热补法或灸法，以补益虚衰之肾阳。常用穴为双肾俞、志室、足三里、关元等，施灸法，每穴 10min，以温肾壮阳，配以针补双侧复溜，留针 40min，以滋养肾阴，使阴生阳长，恢复人体阴阳平衡。

4. 外敷法

实证药用麻黄、细辛、杏仁、葶苈子、椒目、商陆、水蛭、黑丑、冰片共为粗末，冰片后入，将药装入布袋内平敷于肾区，再以热水袋加温于药袋上。虚证（本虚标实）应用逐水导浊法，药用大戟、甘遂、泽泻、大黄、地龙、槟榔、薏苡仁、樟脑、巴豆霜、土鳖虫、椒目、川乌共为粗末，樟脑后放并以陈醋调和装入布袋内，再用蒸锅蒸后，取之稍凉敷于肾区（药袋下可垫以纱布）。药物外敷肾区穴，通过皮肤腠理使其作用直达病所。

六、西医治疗

（一）治疗原则

本病的治疗可分为诱导缓解治疗、维持缓解治疗和复发治疗。

诱导缓解期以糖皮质激素联合环磷酰胺治疗为主。诱导缓解后，继续应用细胞毒药物环磷酰胺等药物维持治疗，如维持治疗 12 ～ 18 个月和小剂量的激素维持治疗。

（二）常用治法

1. 药物治疗

（1）糖皮质激素：采用初期泼尼松口服 1mg/（kg · d），约 3 个月逐步减量至隔日 20 mg，再维持缓解治疗 3 ～ 6 个月或更长。也有用甲强龙静脉冲击，然后口服泼尼松 1mg/（kg · d），逐步减量为隔日口服，于 3 ～ 4 个月内终止治疗。

（2）细胞毒药物：诱导缓解期多采用激素合并环磷酰胺（CTX），CTX 用法为口服 1mg/（kg · d），重者可用 3 ～ 4mg/（kg · d）。

（3）霉酚酸酯（MMF）、硫唑嘌呤（AZA）、来氟米特（Leflunomide）、环孢素（CsA）、氨甲喋呤（MTX）。

（4）脱氧精胍素、特异性抗体（依那西普和英夫利昔单抗、利妥昔单抗）。

2. 手术治疗

血浆置换和免疫吸附。

七、预防与调护

患者应该胸怀开阔，思想放松，避免消极悲观，学会调养情志。肾藏精，一旦精亏，即易导致肾病的发生，所以平时要注意保养阴精。肾精既要作为生命活动的基础被消耗，又要被房事不节等施泄，故阴精难成易亏，平时保阴养精对于预防肾病及缓解控制病情的发展十分重要。平素应注意收心神以息相火妄动，节情欲以防阴精妄耗，调七情以使阴精勿亏，起居有律，饮食有节。切勿过度劳累，形体的过度劳累会导致体内有关脏腑的气血损伤。采取适当锻炼，但有下列情况不宜锻炼，应卧床休息：感染、高热、水电解质紊乱者、严重水肿、低蛋白血症者、有心脏病和其他并发症者。

做到既病防变，肾病既已发生，患者应争取早就诊，及时诊断、治疗，防止肾病向不利的一面转化。如诸淋日久，迁延不愈，势必形成劳淋；癃闭若失治或误治，初起病癃而后转为闭，甚至由癃闭转为关格，出现生命危险。

八、疗效判定标准

参照中国中医药学会风湿病学研讨所制订的相应疗效标准，供临床参考。

（1）临床治愈：主次症全部消失。辅助检查基本恢复正常。

（2）显效：主症明显好转。次症部分消失或明显好转。辅助检查明显好转。

（3）有效：主症有所好转。次症有部分好转。辅助检查部分好转。

（4）无效：临床症状及辅助检查无改善或加重。

（谢林伸　吉　勤）

第三节　过敏性紫癜性肾炎

一、概述

（一）西医的定义及流行病学

过敏性紫癜性肾炎（henoch-schonlein purpura nephritis，HSPN）是以皮

肤紫癜、出血性胃肠炎、关节炎及肾损害为特点的综合征。过敏性紫癜所引起的肾损害称为过敏性紫癜性肾炎。

国内报告过敏性紫癜伴发临床肾脏损害率为 30% ～ 50%。据钱铜荪收集国内外文献 3008 例分析，过敏性紫癜性肾炎发病率为 37.6%。本病好发于儿童，国内儿科报告，过敏性紫癜性肾炎占儿科住院泌尿系疾病的 8%，仅次于急性肾炎。本病轻型患者自然病程经过良好，重症患者缺乏特异性治疗。

（二）中医相关的病证

根据过敏性紫癜的临床症状、体征、发病过程，可属中医学“葡萄疫”、“肌衄”、“尿血”、“水肿”等范畴。

二、病因病机

本病的形成，多由于气阴虚弱，不能胜邪，致使六淫之邪扰动血络，血分伏热，外溢肌肤而发紫癜，内渗肾脏则尿血不止。病理性质在于本虚标实，一般早期多为热毒内蕴，经脉痹阻，以实证为主；病至后期，则表现脾肾虚衰，阴虚内热，血脉瘀阻之象，转以正虚为主。

三、辨病

（一）症状

1. 皮肤紫癜

大多数本病患者以皮肤出血性斑疹为首发症状，也是诊断的主要依据。

2. 血尿

血尿为肾脏受累的最常见症状，表现为镜下血尿或间断性肉眼血尿。

3. 关节疼痛

有 65% ～ 85% 本病患者出现非游走性、多发性关节疼痛，其中有 17% ～ 25% 以关节疼痛为首发症状，最常见于膝关节、踝关节。

4. 胃肠道症状

45% ～ 75% 本病患者有胃肠道症状，15% 的患者胃肠道症状先于皮肤紫癜，给诊断带来困难。腹痛是最常见的症状，常为脐周和下腹痛；胃肠出血也较常见。

5. 其他症状

一些患者可出现不同程度的水肿。也可有精神不振、乏力、腰酸、腰痛等。少数患者可出现头痛、抽搐、肢体不利、咯血等症状。

（二）体征

1. 皮肤紫癜

以下肢为主，皮肤可见大小不等的出血点，呈紫红色，部分可融合成片或略高出皮肤，压之不退色。

2. 水肿

多为眼睑和下肢水肿，表现为肾病综合征者可出现全身水肿，甚者有胸腔积液、腹水。

3. 腹痛、关节肿胀

腹部可有压痛，但无反跳痛、肌紧张；受累关节肿胀，活动受限。

4. 高血压

部分患者可出现程度不等的血压升高。

（三）辅助检查

1. 尿液检查

尿中有较多红细胞或为肉眼血尿，蛋白尿及管型尿较轻，通常尿蛋白不超过2g/24h。在肾脏损害时，尿中纤维蛋白降解产物明显增加。

2. 血液检查

出血、凝血时间正常，血小板正常，毛细血管脆性试验阳性。血沉通常正常或稍快。肌酐浓度大多正常。血清 C3 水平正常。血清 IgA 水平偏高。

四、类病辨别

（1）狼疮性肾炎：过敏性紫癜性肾炎皮疹与红斑狼疮皮疹无论在形态和分布上均有显著区别，诊断并不困难。两者肾活检有不同之处，如免疫荧光检查，狼疮性肾炎虽然也有 IgA 沉积，但常有大量其他免疫球蛋白沉积，且有 C1q 沉积。狼疮性肾炎肾小球毛细血管壁的环样变，也有助鉴别。

（2）急性肾炎：过敏性紫癜性肾炎皮疹已消退时需与急性肾炎鉴别，此时追询病史，包括回顾皮疹形态、分布，关节和胃肠道症状有助于本病诊断。缺乏上述症状，早期有血清补体降低有助于急性肾炎的诊断。

（3）多动脉炎：多动脉炎血清 IgA 多不增高，皮肤及肾活检也无 IgA 沉积，免疫荧光纤维蛋白均为阴性。此外，多动脉炎见于 5 ～ 15 岁青少年。

五、中医论治

（一）治疗原则

临床上本病多为本虚标实之证，病初以邪实为主，如风、热、湿、毒、瘀等，病久则以虚证为主，如气阴两虚，脾肾亏虚，故一般治疗当遵实则祛邪、虚则扶正法则。

（二）分证论治

1. 风热挟瘀证

证候：发热，皮肤紫斑，腹痛，关节痛，小便赤热，大便出血，舌苔薄黄，舌质偏红，脉滑数。

治法：散风祛邪，清热凉血。

处方：大连翘饮合清营汤加减。

方药：浮萍、柴胡、蝉衣、水牛角、鲜茅根、连翘、金银花、竹叶心、紫草、丹皮、生地、赤芍、小蓟等。

加减：腹痛重加白芍、甘草；尿血重加地榆。瘙痒重加防风、黄芩。

2. 热毒亢盛证

证候：紫斑鲜红，分布稠密，此起彼伏，小便短赤，咽喉肿痛，舌红苔黄，脉细数。甚则见高热烦躁，头痛，谵语，抽搐。

治法：清热解毒，凉血止血。

处方：清瘟败毒饮加减。

方药：水牛角、丹皮、生地、生石膏、知母、黄芩、黄连、栀子、连翘、竹叶、赤芍、丹参、小蓟、地榆等。

加减：大便干燥加大黄、芒硝；热扰神明，高热谵语合用安宫牛黄丸；尿血甚加白茅根、侧柏叶、三七粉；抽搐合用天麻钩藤饮。

3. 阴虚内热证

证候：紫癜不明显，尿血，腰膝酸软，头晕耳鸣，口干咽燥，手足心热，舌苔薄黄，舌质红，脉细数或细弦。

治法：滋阴补肾，清热凉血。

处方：知柏地黄丸合茜根散加减。

方药：知母、黄柏、生地、山茱萸、山药、丹皮、泽泻、茯苓、茜草根、侧柏叶、仙鹤草、阿胶、女贞子、旱莲草、甘草等。

加减：有紫斑加赤芍、三七粉；蛋白尿加萆薢、蝉衣；尿血加白茅根、小蓟；阴虚内热较甚加龟板、鳖甲。

4. 脾肾气虚证

证候：紫斑散在，神疲乏力，纳差，脘腹胀满，腰膝酸痛，小便短赤或暗红，舌苔薄白，舌边有齿痕，脉细弱或缓弱。

治法：健脾补肾。

处方：参苓白术散加减。

方药：党参、白术、茯苓、炙甘草、莲子肉、扁豆、山药、当归、黄芪等。

加减：气虚重加大参、芪用量；蛋白尿加萆薢、蝉衣。

5. 气阴两虚证

证候：头晕耳鸣，腰膝酸软，神疲乏力，纳差，手足心热，口干咽燥，大便干，睡眠差，舌质嫩尖红，少苔，脉细数。

治法：益气养阴。

处方：参芪地黄汤加减。

方药：人参、黄芪、生地、山药、山茱萸、丹皮、茯苓、泽泻、赤芍等。

加减：尿血加白茅根、小蓟、侧柏叶；蛋白尿加萆薢、蝉衣；大便干可加油当归；睡眠差改茯苓为茯神，加炒枣仁。

6. 脾肾阳虚证

证候：面色㿠白或晦滞，精神委靡，腰膝冷痛，四肢不温，纳呆便溏，全身水肿，下肢尤甚，舌淡胖苔白滑，脉沉细迟无力。

治法：温补脾肾。

处方：金匮肾气丸加减。

方药：熟地、山茱萸、山药、泽泻、丹皮、茯苓、肉桂、巴戟天、肉苁蓉等。

加减：兼有蛋白尿加萆薢、蝉蜕；恶心呕吐加陈皮、半夏；水肿甚加通草、水红花子、抽葫芦。

（三）中医特色治疗

1. 专方专药

（1）紫癜胶囊：由焦大黄、焦山楂、炙甘草、紫草、防风、五味子、鹿衔草、墨旱莲、生地、茜根组成。

（2）金水宝胶囊：可补益肺肾，秘精益气。用于肺肾两虚，精气不足证。

（3）地骨皮 50g，徐长卿 25g，水煎服，1 日 2 次。适用于过敏性紫癜肾炎早、中期，以抗过敏。

2. 名老中医经验

（1）邵朝娣分期治疗本病的经验：邵氏认为，本病的发病因素主要是体内正虚，邪毒入侵而致，病位主在血脉、脾、肾，正虚体弱是根本，邪毒入侵是发病的关键，而邪毒主要为风热邪毒，谓：“热毒而发斑，见斑必有瘀，瘀久必虚。”在疾病初期以风热邪毒为主，中后期则以脾、肾亏虚为主，血瘀贯穿疾病始终。治疗本病时，根据发病机制及病机演变，分早期、中后期行治疗。早期重在祛邪，治以祛风清热，凉血止血。方用解毒散癜汤：生地、鲜白茅根各 30g，白花蛇舌草、紫草、地肤子各 15g，连翘、丹皮、赤芍、防风各 10g。中后期治以健脾益肾，填精止血，方用健脾益肾汤：黄芪、太子参、山药各 30g，生地、山茱萸、白术各 15g，当归、芡实、茯苓、泽泻、小蓟、地榆炭各 10g。阴虚加女贞子、旱莲草，肾阳不足加杜仲、续断、淫羊藿、金樱子温肾固摄。治疗中各期根据病情加用丹参、三七粉等活血化瘀之品。

（2）张琪三步法论治本病的经验：根据过敏性紫癜肾炎临床证候及病机演变特点，认为热毒蕴结、迫血妄行为发病之关键，血热内瘀为主要病理机制，气血不足、脾肾亏虚为病势之转归。治疗时分三步进行论治：①清热解毒，凉血止血：药用大青叶、板蓝根、生地、丹皮、黄芩、赤芍、小蓟等。常加用白花蛇舌草、木通、白茅根、瞿麦等以清热利湿止血。②利湿清热，凉血止血：药用白花蛇舌草、小蓟、白茅根、焦栀子、茜草、侧柏叶、蒲黄、生地、赤芍等。强调大黄、桃仁在本法治疗中的重要性，认为对于过敏性紫癜肾炎正气未衰者，尤其是对屡用激素而有瘀热之象者，首选大黄、桃仁以泄热开瘀止血，常可收到满意效果。③健脾益肾，补血养血：药用六味地黄丸、知柏地黄丸加龟板、阿胶，或圣愈汤等加减，同时合用四味止血汤（龙骨、牡蛎、海螵蛸、茜草）。

（3）周耀庭自拟方治疗本病的经验：周氏认为，皮肤紫癜之病因风、湿、毒、热、瘀兼而有之，热毒为主要病因。热毒中夹有风邪、湿邪、血瘀，自拟周氏散风利湿消斑汤，药物组成：防风、秦艽、赤芍、丹皮、紫草、大青叶、水牛角、黄芩、泽泻、茜草、桃仁、红花各10g，浮萍6g，连翘、泽兰各15g。加减：腹痛加生蒲黄、五灵脂、延胡索；关节痛加牛膝、地龙、川芎；尿血加生侧柏、小蓟、棕榈炭；便血加槐花、地榆。

3. 针刺疗法

常用穴位有：神阙、关元、中极、命门、三焦俞、三阴交、百会、肾俞。艾条温和灸，每次选3～4个穴位，每天1次，每次20min。

4. 灌肠疗法

生地黄、生牡蛎、六月雪各30g，浓煎120ml，高位保留灌肠，2～3h后，应用300～500ml清水清洁灌肠，每日1次，连续10天为1个疗程。

5. 食疗

（1）猪肚炖乌龟：猪肚500g，洗净切碎；乌龟1只，剖开洗净，加葱姜少许，一起煮烂分两天服完。适用于有蛋白尿者。

（2）大枣5个，粳米100g煮粥，每日2次。用于过敏性紫癜性肾炎各期。

六、西医治疗

（一）治疗原则

对于过敏性紫癜肾炎无特殊疗法。过敏性紫癜肾炎有自限倾向，病情轻微者无需治疗。急性期或发作期应卧床休息，注意保暖，服用维生素C及维生素B可改善毛细血管的脆性。感染所引起者应查明感染原因，及时采取抗菌治疗。如药物、食物及其他物质过敏所致者应立即停用或避免接触过敏原。

（二）常用治法

1. 药物治疗

（1）抗组胺药物：常用药如苯海拉明、氯苯那敏、布可利嗪或赛庚啶等均可使用，10% 葡萄糖酸钙 10ml 脉静注射。腹痛明显者，可用山莨菪碱或阿托品。

（2）止血药严重出血者可选用酚磺乙胺或卡巴克络。

（3）皮质激素：皮质类固醇对控制皮疹、腹痛及关节炎疗效明显，但对紫癜性肾炎常无明显疗效。

（4）抗细胞毒药物：对重症紫癜性肾炎，上述治疗无效者，可采用环磷酰胺或硫唑嘌呤 50mg，每日 3 次，不能口服者可静脉给药。

（5）抗凝、抗血小板聚集药：常用药有肝素、双嘧达莫等。

2. 手术治疗

对于终末期肾衰竭患者应予透析和肾移植。

七、预防与调护

（一）预防

过敏性紫癜与呼吸道或肠道感染有关，感染可能是过敏性紫癜的原因。因此，积极预防感染的发生，对紫癜性肾炎具有十分重要的意义。一旦得病，及时治疗，注意休息，防止复发。积极锻炼身体，及时增减衣服，防寒保暖，避免感染，尤其在流感流行期间。对于有明确过敏原者，应注意再次接触或使用此类食物、药物或其他物质，以防再次发生过敏反应。

（二）调护

病室要保持空气新鲜，定时通风换气，消除秽气；要注意个人卫生，保持口腔和皮肤清洁，勤洗澡，勤刷牙，勤换衣；避免劳累，适当卧床休息；饮食要节制，无论有无水肿，均宜低盐饮食，肾功能不全者宜优质、低蛋白饮食；皮肤的护理要非常重视，防止局部感染。如发斑处起疮水肿，应及时清创处理。

八、疗效判定标准

《中药新药临床研究指导原则》疗效评定标准

（1）完全缓解：症状体征消失，有关检查正常，尿蛋白转为阴性或 24h 尿蛋白定量不超过 0.2g，肾功能恢复正常，劳动力基本恢复，1h 尿沉渣计数正常。

（2）基本缓解：症状基本消失，尿常规基本正常，或 24h 尿蛋白定量不超过 1.0g。或尿潜血（+）～（++），肾功能基本正常，劳动力基本恢复，1h 尿沉渣计数接近正常，并发症发生率及 1 年内复发率显著降低。

（3）部分缓解：部分体征和症状消失，尿常规有好转，肾功能好转，或痊愈后 2 个月内复发者。

（4）无效：临床症状、体征及实验室检查无明显好转。

（曾　炎）

第四节　原发性干燥综合征肾损害

一、概述

（一）西医的定义及流行病学

干燥综合征（SS）是以淋巴细胞或浆细胞在唾液腺和泪腺浸润后导致腺体分泌不足为特征，眼、口腔干燥为主要临床表现的自身免疫性疾病，同时还可累及肾、肺、甲状腺和肝等多种器官。干燥综合征累及肾脏，以肾小管间质损害为主，临床表现为低钾血症和肾小管酸中毒。原发性干燥综合征在我国人群的患病率为 0.3% ～0.7%，在老年人群的患病率为 3% ～ 4%，以女性多见，男女之比为 1 ：（9 ～ 20）。发病年龄多在 40 ～ 50 岁，也可见于儿童。干燥综合征确切的病因和发病机制尚不明确，一般认为与遗传、免疫、病毒感染有关。一般情况下，干燥综合征是指原发性干燥综合征。

（二）中医相关的病证

中医尚无与之相应的病名，根据该病燥象丛生的临床症状和体征将其归入“燥证”范畴。也有将“燥证”、“痹证”分开命名的。本病后期多出现脏腑气血亏虚的表现，亦可归于“虚劳”范畴。而也有医家从本病的病因、症状及继发表现将本病命名为“燥证”、“脏躁”、“燥毒证”。

二、病因病机

中医大体有以下几种观点：

1.“病气”致病

该病与“春初温升”、“夏热炎炎”及“秋深初凉，西风肃杀”，或“久晴无雨，秋阳以暴”等异常气候有关，“为风热燥邪侵犯人体，肺多上受，津液耗损而致”。

2. 燥毒蕴结

燥毒非外燥，多见于阴虚阳亢之质，可由金石药毒所伤而致。禀赋不足，阴精亏虚或素体阴虚阳甚者，燥胜不已，日久燥邪蕴结为毒。阴虚体质，饮食不节，烦劳伤阴，或外感病邪，热化伤阴，阴虚则燥，积燥成毒。

3. 水津失布

肺为“水之上源”，若肺热阴伤，治节无权，不能通调水道，使水津四布，则口干、眼干、皮肤黏膜干燥；或脾虚失运，不能“为胃行其津液”，津液不得上乘致燥；或素体阳虚，或久病阴损及阳，阳虚不能化水，津液不能正常敷布。

4. 阴虚津亏

阴虚津亏是该病主要的发病机理，其病变脏腑责之于肝、肾、肺、胃，尤以肝肾阴虚多见。病理关键在于阴虚，轻则肺胃阴虚，重则肝肾阴虚。

5. 瘀血致燥

瘀血的成因有三：其一，“久病入络”、“久病必瘀”；其二，情志不畅，肝气不疏，气机不调则气滞血瘀；其三，阴虚燥热，燥邪为病，伤津耗液，日久必由津液亏竭渐致血液枯少，瘀血内生。瘀血形成后，气机受阻，水津不布是瘀血致燥的病机所在。

三、辨病

肾脏是 SS 最常见的受累器官之一，SS 肾脏损害主要表现如下所述。

（一）间质性肾炎

1. 肾小管性酸中毒（renal tubular acidosis，RTA）

干燥综合征肾脏损害主要表现为肾小管功能障碍，突出表现为远端肾小管性酸中毒（distalRTA，dRTA）、肾小管泌氢泌氨功能障碍、高氯性酸中毒、低血钾、高尿钾、低钾性周期性瘫痪、尿轻度丢失碳酸氢盐、血碳酸氢盐正常。

2. 低渗尿和肾性尿崩症

SS 患者可表现为尿液浓缩功能降低、低渗尿，禁饮和注射加压素后，尿液渗透压和尿比重不能提高，出现肾性尿崩症。

3. 肾小管性蛋白尿

尿蛋白电泳显示少量低分子蛋白尿，24h 尿蛋白定量＜1g，同时血、尿 β_2-MG 明显升高。

（二）肾小球肾炎

SS 中肾小球病变不多见，可表现为血尿、蛋白尿甚至肾病综合征。

四、类病辨别

干燥综合征导致的肾损害主要为间质性肾炎，故需要与药物、系统性红斑狼疮或类风湿关节炎导致的间质性肾炎相鉴别。

（1）药物导致的急性间质性肾炎：多在药物治疗后出现，肾脏起病急，常伴全身症状如发热、皮疹、关节痛等变态反应，血和尿中嗜酸细胞增多，肾间质可见嗜酸细胞浸润。血清中无抗 SS-A 抗体或抗 SS-B 抗体，无持续高蛋白血症，无干燥综合征腺体损害症状，较易鉴别。

（2）狼疮间质性肾炎：肾小球病变轻微，但患者表现有面部红斑、关节痛、多浆腔膜炎、血清抗 ds-DNA 阳性、补体低下等系统性红斑狼疮的特征。肾活检可见较多免疫复合物及补体沉着于肾小球和肾小管基膜。

（3）类风湿关节炎肾损害：表现为关节痛、血清 RF 阳性、高球蛋白血症和肾损害，肾损害可表现为肾小管间质病变，但类风湿关节炎有明显关节症状，无口干、眼干等表现。

五、中医论治

（一）分证论治

1. 燥毒炽盛，灼伤阴液证

证候：口干唇燥，吞咽干食困难，牙龈溃痛，舌裂燥痛，眼干少泪，目赤多眵；小便黄赤，大便干结；面红烘热，或低热稽留，舌质干红或有裂纹，苔少或黄燥，脉弦细数。

治法：清热解毒，滋阴凉血。

处方：犀角地黄汤加减。

方药：水牛角、牡丹皮、白芍、生地黄、丹参、元参、麦冬、当归、生甘草等。

加减：牙龈溃烂疼痛可加黄连、重楼、连翘；目赤多眵可加菊花、夏枯草。

2. 阴虚内热，脏腑失润证

证候：口干舌燥，夜间尤甚，唇干燥裂，口干欲饮或饮不解渴；目干涩、少泪或无泪，视物昏蒙，头晕耳鸣，齿松易脱，鼻干，声音嘶哑，干咳少痰；或五心烦热，午后潮热。舌质红少苔或无苔或有裂纹，脉多弦细或细数。

治法：滋阴清热，增液生津。

处方：益胃汤合玉女煎加减。

方药：生石膏、沙参、麦冬、石斛、天花粉、玉竹、牡丹皮、旱莲草、山萸肉、女贞子、枸杞子、白芍、生甘草等。

3. 瘀血阻络，痰毒痹阻证

证候：口眼干燥，肌肤甲错，关节疼痛固定，或有畸形，肢端紫暗，或为发颐。舌质暗或有瘀斑，苔白脉涩。

治法：化瘀通络，软坚散结。

处方：血府逐瘀汤加减。

方药：当归、桃仁、红花、赤芍、牡丹皮、枳壳、川牛膝、柴胡、元参、土贝母、山慈菇、夏枯草。

加减：本方可以与大黄䗪虫丸间服；关节疼痛可加鸡血藤、豨莶草、延胡索、乳香、没药。

4. 余毒未净，气阴两虚证

证候：长期低热，全身乏力，纳呆，精神委靡，心悸，气短，活动后加重，腰脊酸痛，脱发，口干，经常恶风怕冷，自汗，易感冒，盗汗。舌淡或舌质红，苔少或无苔，脉细弱或细数。

治法：益气养阴，清透余热。

处方：生脉散合当归补血汤合六味地黄汤加减。

方药：西洋参或太子参、麦冬、五味子、黄芪、黄精、生地、熟地、山萸肉、山药、当归、白芍、炙甘草等。

加减：低热加白薇、地骨皮；纳呆加陈皮、白术；汗多加浮小麦、麻黄根。

（二）中医特色治疗

1. 专方专药

（1）金菊清润胶囊：由人参、玄参、麦冬、丹参、金银花、丝瓜络、赤芍、野菊花、穿山甲组成，具有益气养阴、清热润燥、通络消积之功。

（2）润燥口服液：由熟地、生地、山药、山茱萸、茯苓、麦冬、天花粉、牡丹皮、沙参、乌梅、桑椹、女贞子、玄参等组成。每次20ml，每日2次。可滋阴补肾、育液生津。

（3）生津颗粒：由北沙参10g，麦冬20g，紫菀12g，赤芍10g，白芍10g，桃仁10g等组成，每次1袋，每日3次。有滋阴润燥、宣肺布津、通络行滞之功。

2. 名老中医经验

（1）孟如教授经验：孟如教授提出以润燥为主，配合益气、健脾、固肾，基本方选增液汤合芪淮生脉饮。有继发病时，还需辨病和辨证结合治疗。如继发SLE属肝肾阴虚证者，在润燥的基本法则下加滋补肝肾之二至丸、六味地黄丸加减治之；继发狼疮肾致慢性肾衰竭者，加滋补肝肾之二至丸和清热、泄浊、祛瘀之川连、生大黄、丹参等药治之；继发RA属风湿热痹阻者，加羌活、豨莶草、忍冬藤等，以疏风、清热、利湿通络；伴关节变形痛甚者，加骨碎补、淫羊藿、桑寄生、鸡血藤膏、鹿衔草、木瓜、丹参、乳香、没药等补肾壮骨，活血通络；继发硬皮病属肝郁血瘀者，加当归芍药散或丹栀逍遥散，调肝健脾；属肝肾阴虚证者，加杞菊地黄丸滋养肝肾明目。

（2）阎小萍教授经验：阎小萍教授认为本病的病机基础在于肝肾阴虚。肝藏血，在液为泪，开窍于目。肾藏精主骨生髓，在液为唾。肝肾同源，肝肾之阴阳为各脏腑阴阳之本。肝肾阴亏虚，致五官九窍、关节、经络失于濡养，进而伤及内脏，五脏皆可发病。临床上虽有口、舌、眼、咽、食管等不同部位的干燥症状，究其根本当责之肝肾。因此治疗上以滋补肝肾合滋阴养液为法，处之以六味地黄丸（或知柏地黄丸或杞菊地黄丸）合增液汤。

（3）黄煌教授经验：黄煌认为，干燥综合征属中医“燥证”的范畴，病理关键在于阴虚燥热，常使用小柴胡汤加味。小柴胡汤治疗干燥综合征常有两种加味法，以针对两种不同证候的患者。最多见的是阴虚证，患者口鼻眼干、形体偏瘦、肤白唇红、口渴喜饮，舌红少苔、腿抽筋、大便干结，此时可在小柴胡汤的基础上加入白芍、枸杞子、天花粉、生地、麦冬等养阴药。还有一种脾虚证，表现为脸色暗黄、唇舌暗淡、舌体胖大有齿痕、大便稀等，此时不能仅根据患者口鼻眼干而一味地使用滋阴药，需在小柴胡汤的基础上合用五苓散等以健脾利湿治疗。

3. 针刺疗法

双目干涩无泪，视物模糊，口干多饮，无进食困难，鼻腔干燥，偶便秘，全身皮肤干燥无脱屑，舌红苔薄，脉滑数。治疗当清热生津、滋阴润燥。取穴：百会、风池、攒竹、鱼腰、丝竹空、阳白、四白、迎香、合谷、血海、足三里、三阴交、太溪、气海、中脘、太冲。1 次 / 天，每次留针 30min，10 天为 1 个疗程。

发现无泪，双眼干涩异物、摩擦感明显，严重口干，进馒头类食物需用水送下。取穴：大椎、陶道、身柱、四推下、神道、灵台、至阳、八椎下、筋缩、中枢、涌泉、太溪。每日 1 次，15 次为 1 个疗程。

4. 外敷

①鲤鱼一条 200g 左右，黄泥 10g、尿血草 10g、生姜 20g 共研均匀外敷于患者脐孔上和双侧肾俞穴，盖以纱布固定，每天二次，一次约 120min，30 天为 1 个疗程。适用于血尿、蛋白尿、水肿患者。②穴位贴敷：取车前子 10g 研为细末，与独头蒜 5 枚、田螺 4 个共捣成泥，敷神阙穴；或用蓖麻子 50 粒、薤白 3 ～ 5 个，共捣烂敷涌泉。每日 1 次，连敷数次。适用于水肿患者。

5. 中药浴足法

桂枝 25g，毛冬青 20g，川芎 20g，淮牛膝 20g。加水煎沸后，纳于泡脚盆中，至合适温度后泡双足。适用于反复下肢浮肿的病人。

6. 穴位注射

胸腺素 5mg，加入注射用水 2ml，每次取双侧足三里穴，行穴位注射，每穴推入药液 1ml，每周 1 次，10 次为 1 个疗程。该法通过经络发挥药物的免疫调节作用，不仅产生针刺效应，还可减小药物的用量及使用次数，提高药物利用率。

六、西医治疗

（一）治疗原则

治疗原则主要是积极治疗原发病，对症处理，亦可使用激素、免疫抑制剂及细胞毒药物等。

（二）常用治法

外分泌腺受累口干、眼干可局部对症治疗，用 0.5% ～ 2% 氢化可的松滴眼，或 0.5% 甲基纤维素滴眼，或 2% 生理盐水漱口。

对于干燥综合征导致的肾小管性酸中毒和低钾血症，可予枸橼酸合剂治疗，同时避免肾结石形成，不宜单独使用碳酸氢钠或氯化钾治疗。

若干燥综合征导致严重间质性肾炎伴急性肾衰竭或伴肾血管病变时，应采用大剂量激素冲击，并联合细胞毒药物治疗，如环磷酰胺、雷公藤多苷或硫唑嘌呤。同时使用冬虫夏草改善肾功能，大黄制剂抑制间质纤维化，促红细胞生成素纠正贫血等。

若干燥综合征导致肾小球病变，糖皮质激素联合细胞毒药物或雷公藤多苷等药物，可减少蛋白尿、改善肾病综合征。

七、预防与调护

总体来说即未病先防，积极控制诱发因素。

（1）增强体质：加强体育锻炼，增加机体营养，提高机体抗病能力，预防本病的发生。

（2）饮食起居有节：少食辛辣炙热之品，以免脾胃阴伤；起居有节，适冷着衣以免外邪伤肺而致肺阴不足；节制房事，调畅情志，以免房劳伤肾而致肾精亏虚，郁怒伤肝而致肝肾亏损。

八、疗效判定标准

目前尚无根治本病的方法，亦无明确的疗效判定标准。治疗主要以终止或抑制异常免疫反应、保护肾脏功能、缓解症状为目标。

（谢江海）

第十五章

代谢疾病肾损害

第一节　糖尿病肾病

一、概述

（一）西医的定义及流行病学

糖尿病肾病（diabetic nephropathy，DN）指糖尿病肾小球硬化症，是与糖代谢异常有关的糖尿病所特有的肾脏合并症，也是糖尿病最主要的微血管并发症之一。DN 在糖尿病患者中的发病率为 30% ～ 40%。在 1 型糖尿病（IDDM）中约 40% 死于 DN；在 2 型糖尿病（NIDDM）中死于肾衰竭者约 10%。临床以糖尿病症状加蛋白尿和（或）水肿为主要表现。

糖尿病在我国的发病率呈升高趋势。1 型糖尿病（IDDM）并发肾损害为 30% ～ 40%，以青少年为主，发病较快，容易死于肾衰竭；2 型糖尿病（NIDDM）约占糖尿病患者的 90% 以上，以中老年人为主，并发肾损害为 10% ～ 15%，病程 20 年后蛋白尿的累计发生率可达 25% ～ 31%。本病大多死于心脑血管并发症，死于肾衰竭者约为 10%。糖尿病肾病所致肾衰竭在我国仅次于原发性肾小球肾炎居第二位，在欧美居第一位，占慢性肾衰竭总数的 30% ～ 50%。其中糖尿病肾病发病男性多于女性，男女之比为 1.7 ： 1。

（二）中医相关的病证

糖尿病肾病的临床表现与中医文献中记载的“肾消”、消渴病水肿十分相似。中医理论认为，消渴病日久出现的尿浊如脂、水肿等症是由消渴病日久，肾体劳损，肾阳虚衰而致，故此国家中医药管理局把本病命名为消渴病肾病。

二、病因病机

消渴病病因有四：一是肾元素亏：先天禀赋不足，或后天房事不节，过度伤肾。二是情志郁结。三是饮食失宜。四是失治误治。

消渴病本在肾，常涉及肺、肝、脾，后期涉及于心。本病病性虚实夹杂，早期以肝肾阴虚、气阴两虚为主；晚期则气血阴阳俱虚，浊毒内留，因虚致实，虚实夹杂，逐渐进展。病势由阴损气伤，至阳虚，最终肾元衰败，五脏俱伤。本病主要是消渴病治不得法，阴津耗伤，加之肾元禀赋有亏，肾阴不足，肝木失养，常成为肝肾阴虚，阴虚火旺之证。阴伤不止，同时耗气，形成气阴两伤，气虚失摄，精微外泄，出现尿多尿浊。久则阴损及阳，阴阳气伤，精微外泄增多，水湿气化不利，水液滞留，游溢肌肤，从而尿浊浮肿并见。病情继续发展，肾体劳衰，肾用失司，气血俱伤，血脉被阻，浊毒内留，诸证四起。最终肾元衰败，五脏受损，升降失常，三焦阻滞，水湿浊毒泛滥，转为气机逆乱之关格。

三、辨病

（一）症状

早期糖尿病肾病阶段，患者临床症状不明显，主要表现为无症状性蛋白尿，与糖尿病无明显差别，但其肾小球滤过率增高。临床糖尿病肾病阶段，患者可出现水肿，甚至肾病综合征、高血压。糖尿病肾病后期可发生慢性肾衰竭，但典型的糖尿病肾病“三联征”即蛋白尿、水肿和高血压只见于部分患者。此外，糖尿病肾病患者还可伴有糖尿病视网膜病变、糖尿病周围神经病、糖尿病自主神经病变等其他糖尿病急、慢性合并症的临床表现。

（二）体征

（1）水肿：多于大量蛋白尿时出现。

（2）蛋白尿：随时间逐渐增多，可导致肾病综合征。

（3）高血压：是糖尿病的常见并发症，发生率随肾功能恶化而增高，可加速糖尿病肾病患者肾功能的恶化。

（4）肾功能变化：早期肾小球滤过率增加，血尿素氮及肌酐水平正常。大量蛋白尿数年后出现肾功能不全，并逐渐恶化。

（三）辅助检查

（1）尿糖定性：是筛选糖尿病的一种简易方法，可出现假阴性或假阳性。

（2）尿白蛋白排泄率（UAE）：20 ～ 200μg/min，是诊断早期糖尿病肾病的重要指标；当UAE持续大于200μg/min或常规检查尿蛋白阳性（尿蛋白定量>0.5g/24h），即诊断为糖尿病肾病。

（3）肾功能：糖尿病肾病晚期，内生肌酐清除率下降和血尿素氮、肌酐增高。

（4）核素肾动态：肾小球滤过率（GFR）增加和B超测量肾体积增大，符合早期糖尿病肾病。

（5）眼底检查：可见微动脉瘤等糖尿病眼底病变。

四、类病辨别

1. 功能性蛋白尿

剧烈运动、发热、原发性高血压、心功能不全均可引起尿蛋白增加，可通过详询病史、观察临床表现、实验室检查及其他相关检查协助鉴别。

2. 肾盂肾炎

肾盂肾炎急性发作常有寒战高热、腰痛、尿频、尿急、尿痛等症状，临床较易鉴别；而慢性肾盂肾炎应做尿细菌培养，以资鉴别。

3. 坏死性肾乳头炎

早期临床可见坏死肾乳头脱落或伴有肾绞痛、血尿，严重者常有脓毒血症或急性肾衰竭。而糖尿病肾病一般以蛋白尿为主，极少有镜下血尿和脓尿。

五、中医论治

（一）治疗原则

初期以滋阴为主。随着病情发展，渐损及气阴、精血和元气，后期可致阳虚水泛，治疗当益气养阴、滋补肝肾、滋肾固精，或温肾健脾、化气行水。另外，阴虚血液黏稠易致阴虚血瘀，故治宜养阴凉血，化瘀通络。

（二）分证论治

1. 早期

（1）气阴亏虚证

证候：口干舌燥，烦渴多饮，乏力消瘦，尿频清长，尿浊且甜，腰膝酸软，舌黯红少苔，脉细数。

治法：益气养阴。

处方：生脉散合六味地黄汤加减。

方药：生地、山药、丹参、太子参、玄参、金樱子、覆盆子、山茱萸、葛根、桃仁等。

加减：肺有燥热加地骨皮、知母、黄芩；口渴明显加天花粉；气短汗多加五味子；

食少腹胀加砂仁、鸡内金。

（2）肝肾阴虚证

证候：尿频量多，混浊如膏，头晕头痛，急躁易怒，面红目赤，耳鸣，五心烦热，口干，腰酸膝软，舌红，苔少或薄黄，脉弦细。

治法：滋补肝肾，养血润燥。

处方：六味地黄丸加减。

方药：生地、山茱萸、山药、枸杞子、丹皮、泽泻、麦冬、沙参、茯苓、丹参、虎杖等。

加减：阴虚火旺、五心烦热、盗汗加知母、黄柏；尿频尿急尿痛加黄连、白茅根、淡竹叶。

（3）脾肾气虚证

证候：气短乏力，纳呆，腹胀，腰膝酸软，耳鸣耳聋，夜尿多而清长，大便溏薄，面色萎黄，舌淡胖大，边有齿痕，苔白，脉沉弱或虚细。

治法：补益脾肾。

处方：水陆二仙丹合四君子汤加减。

方药：黄芪、党参、白术、金樱子、芡实、茯苓、山药、黄精、菟丝子、百合、仙鹤草等。

加减：纳呆腹胀明显加神曲、山楂、厚朴；腰膝酸软、耳鸣加杜仲、川续断。

（4）瘀血阻滞证

证候：口干、尿频量多，混浊如膏，面色晦暗，腰背手足酸痛或刺痛，夜间加重，肢体麻木，唇紫、舌暗或有瘀斑或舌下脉络迂曲，脉沉紧。

治法：活血化瘀，滋阴生津。

处方：降糖活血方加减。

方药：丹参、当归、川芎、赤芍、木香、益母草、葛根、黄芪等。

加减：气阴两虚加生脉散；阴虚阳亢加麦冬、门冬、牡蛎、石决明。

2. 中期

（1）脾肾阳虚证

证候：面目浮肿、腰以下尤甚，形寒肢冷，腹胀便溏，纳呆，或小便频数清长，或浑浊或少尿，或面色苍白，晦滞无华，舌质淡胖或暗胖，苔白腻，脉沉迟而无力，或脉细滑。

治法：温肾健脾利湿。

处方：温脾汤合吴茱萸汤加减。

方药：附子、干姜、人参、吴茱萸、大枣、生姜、甘草等。

加减：大便溏泄加炒扁豆、炒薏仁；失眠加柏子仁、炒枣仁；胸痹加丹参、降香。

（2）阴阳两虚证

证候：多饮多尿，尿色混浊如脂膏，面色㿠白，畏寒肢冷，腰酸脚软，或烦热不得卧，口干欲饮，或水肿，小便不利，大便硬或稀，甚则五更泻，或阳痿早泄，或宫寒不孕，舌淡胖，苔白而干，脉沉细无力。

治法：温阳滋肾，固肾摄气。

处方：金匮肾气丸加减。

方药：制附子、肉桂、熟地、黄精、山药、山茱萸、泽泻、五味子、肉苁蓉、桑螵蛸、丹参、赤芍等。

加减：虚烦不眠加炒枣仁、柏子仁、黄连；浮肿加白茅根；心胸闷痛加桂枝、降香；五更泻合用四神丸；阳事不举或宫寒不孕加巴戟天、淫羊藿、肉苁蓉。

3. 晚期

（1）阳虚水泛证

证候：尿少或尿闭，周身浮肿，腰以下为甚，按之凹陷不起，神疲乏力，畏寒肢冷，口淡不渴，腰部冷痛酸重，腹痛腹泻，大便溏薄，舌质淡胖，苔白滑，脉微细或沉迟。

治法：温肾健脾，化气行水。

处方：真武汤加减。

方药：制附子、淫羊藿、黄芪、白术、茯苓、桂枝、泽泻、丹参、赤芍、苍术、生姜等。

加减：便溏加干姜、补骨脂；呼吸急促、心慌心悸、眩晕加葶苈大枣泻肺汤。

（2）气血阴阳俱虚证

证候：神疲乏力，头晕耳鸣，心悸气短，咽干口燥，口中尿味，心烦失眠，腰膝酸软，自汗盗汗，夜尿频多，或尿少水肿，厌食、恶心呕吐，大便时干时稀，舌体胖大，暗淡有齿痕，舌苔黄或灰腻，脉沉细或沉细而数。

治法：滋阴助阳，益气养阴，培补肾元。

处方：当归补血汤合金匮肾气丸加减。

方药：黄芪、生地、山茱萸、山药、当归、白术、茯苓、黄精、枸杞、大黄等。

加减：脾虚湿停、脘腹胀痛、食欲不振加苍术、白术、苏叶；阳虚水饮内停或水肿加五苓散。

（三）中医特色治疗

1. 专方专药

（1）百令胶囊：为冬虫夏草菌孢子粉制剂，4～5粒/次，每日3次，口服，4周为1个疗程。

（2）黄芪注射液：2ml/支（含生药4g），16ml/次，静脉滴注，30日为1个疗程，或黄芪30～60g，每日1剂，水煎服。主要有扩张微血管、降血压、抑制血小板黏附和血栓形成，增加肾血流量、抗缺氧、消蛋白的作用。

（3）盐酸川芎嗪：80mg/次，静脉滴注，每日1次，10次为1个疗程，连续使用1～3个疗程。

2. 名老中医经验

（1）吕仁和教授治疗糖尿病肾病经验：主张分阶段、分层次研究，提出分期辨治方案，认为糖尿病肾病早期为气阴两虚，痰热郁瘀互结于肾之络脉，微型癥瘕形成，治疗当益气养阴、化瘀散结。其止消通脉宁由黄芪、生地、鬼箭羽、夏枯草等组成，临床疗效满意。糖尿病肾病中期，肾元已伤，浊毒内生，气化不行，水湿内停，治疗当以补肾培元、化浊解毒为主，兼以化瘀散结，或兼利水化湿，积极保护肾功能。糖尿病肾病肾衰竭晚期患者，肾气大衰，浊毒内盛，泄浊排毒治法就更应受到重视。大黄有泄浊排毒、凉血活血之用，可推陈出新，安和五脏，治疗慢性肾衰竭为临床必用。

（2）林兰教授治疗糖尿病肾病经验：林兰教授认为糖尿病肾病的病机以气阴两虚为主，主要病位在肾，与肝、心、肺、脾等脏腑功能均有关系，应在整体观念指导下，从整体把握其病因病机。糖尿病肾病的进展多由上焦实热到下焦虚寒，由气阴两虚到阴阳两虚，最后导致浊毒内阻，即为该病的终末期。应从肺胃气阴两虚、心脾气阴两虚、脾肾气阴两虚等方面整体把握，中医治疗宜益气养阴为先，视标本缓急，灵活论治。

（3）时振声教授治疗糖尿病肾病经验：时教授以本虚标实，气阴两虚阐述其基本病机：①热灼伤阴，阴虚阳亢：醇酒厚味，湿热内生，化燥伤阴或恣情纵欲，肾阴内耗或五志过极，郁而化热，致阴虚阳亢，则见头痛头胀，眩晕耳鸣等症。②肾虚不能制水：阴虚热布，气化失常，或命门火衰，均可见少尿及水肿。③阴损及阳，气阴两虚：病程日久，伤阴耗气，临床多见气阴两虚或阴阳两虚的表现。如神疲乏力，自汗气短，舌淡齿痕等症状；也可出现手足心热，咽干口燥，渴喜饮，大便干结等阴虚症状；或见畏寒肢冷，腰背酸痛等阳虚症状。

3. 针刺疗法

针刺肾俞、太溪、三阴交。配穴：尿闭者加水道、关元；面肿者加水沟、合谷；尿血者加大敦；咳嗽者加尺泽、太渊；腹胀便溏者加天枢、公孙；恶心、呕吐者加内关、中脘、足三里；心悸失眠者加神门、内关。双侧取穴，针刺得气后随证施以补泻手法。1 日 1 次，7 次为 1 个疗程，疗程间可间隔 3 天，共治疗 2 个月。

4. 灌肠

生大黄 15 ～ 80g，白花蛇舌草 20g，益母草、煅牡蛎、煅龙骨各 30g。方法：上方共加水 500ml，浸泡 20 ～ 30min 后煎煮 60 ～ 90min，取汁 150ml。高位灌肠，每晚 1 次，药液保留时间 20min 以上。1 个月为 1 个疗程。

5. 食疗

（1）芪地茱萸山药饮：生黄芪 15g，生地黄 30g，生山药 30g，山茱萸 15g，生猪胰 10g。功效：益气养阴摄精。适用于糖尿病肾病之气阴两虚证，症见神疲乏力、气短自汗、手心热、口燥咽干、口渴喜饮、大便干结。

（2）加味茯苓粥：白茯苓 15g，泽泻 10g，白术 6g，桂枝 3g，冬瓜皮 20g，大米 50g。泽泻、白术、桂枝、冬瓜皮入砂锅内，加水煎汁，去渣取汁，加少许水，入白茯苓粉、大米煮成粥。功效：利水消肿，温阳化气。适用于糖尿病肾病之阳虚水泛证。

（3）无花果冬瓜汤：无花果 200g，冬瓜 250g，海带 150g，紫菜 50g。将无花果洗净后切两半，冬瓜去皮、瓤，洗净后切成小方块，海带用水浸泡，洗去咸味，用 6 碗水煲冬瓜、海带、无花果，煲约 2h，下紫菜即可。功效：利湿消肿，降糖益肾。适用于糖尿病肾病。

六、西医治疗

（一）治疗原则

强调以预防为主。一级预防为控制血糖，防止糖尿病肾病的形成；二级预防为控制糖尿病肾病的进展，延缓肾功能减退的进程，延长生存期。治疗原则为积极治疗原发病，早期治疗，综合治疗。

（二）常用治法

1. 药物治疗

（1）有效控制血糖：应用胰岛素。胰岛素用量应个体化，使糖化血红蛋白（HbA_1C）≤ 7%。

口服降糖药物。格列吡嗪、瑞格列奈、二甲双胍、阿卡波糖。

（2）控制高血压：常用的药物是血管紧张素转换酶抑制剂及血管紧张素Ⅱ受体拮抗剂，如培多普利、氯沙坦。以上药物常为首选药物。另可换用尼卡地平，或用美托洛尔。

（3）糖尿病合并肾病综合征治疗：除应限制钠盐外，可使用利尿剂，可用呋塞米（速尿）20 ～ 40mg/d，口服或静脉注射。亦可使用血管紧张素抑制剂及血管紧张素Ⅱ受体拮抗剂。

2. 肾脏替代治疗

终末期肾病时，应开始腹膜透析、血液透析治疗、肾移植。

七、预防与调护

本病重在预防，预防之道在于防患未然，矫正所有危险因子，包括控制血糖及血压、戒烟等。在微量蛋白尿阶段前，严格血糖控制可以防止肾病变的发生。糖尿病肾病一旦形成，治疗较为困难，因此应重在预防。预防原则如下：

（1）早期诊断和早期控制糖尿病是防治 DN 发生的基础。定期检测、及时发现微量蛋白尿是早期诊断和逆转 DN 的重要标志。

（2）多饮水，保持每日饮水量和尿量在 1500 ～ 2000ml，以利于代谢废物的排出。

（3）严格控制饮食中蛋白的含量，0.6 ～ 0.8g/（kg·d），并选择优质蛋白质，如鱼和肉等。

（4）严格控制血糖，因为高血糖会加重糖尿病肾脏病变的发展。

（5）严格控制血压，尽量使血压控制在 130/80mmHg 以下，避免服用对肾脏有损害的药物。

（6）禁止吸烟。吸烟是加重糖尿病肾病的重要因素。

八、疗效判定标准

（一）早期（糖尿病肾病Ⅲ期）

（1）显效：临床症状积分降低≥ 50%；尿微量白蛋白排泄率减少≥ 50%，或恢复正常。

（2）有效：临床症状积分降低 30%，但未达到 50%；尿微量白蛋白减少≥ 15%，但不足≥ 50%。

（3）无效：未达到上述有效标准者。

（二）中期（糖尿病肾病Ⅳ 1 期）

（1）显效：临床症状积分降低≥ 50%；尿白蛋白或蛋白减少≥ 50%。

（2）有效：临床症状积分降低≥ 30%，但未达到≥ 50%；尿白蛋白或蛋白减少≥ 30%，但不足≥ 50%。

（3）无效：未达到上述有效标准者。

（三）晚期（糖尿病肾病Ⅳ 2 期、Ⅳ 3 期、Ⅴ期）

（1）显效：临床症状积分降低≥ 60%（必备）；同时 Ccr 提高提高≥ 20%；或血肌酐降低≥ 20%。

（2）有效：临床症状积分降低≥ 30%，但未必达到 60%（必备）；同时 Ccr 提高 10%，未达到 20%；或血肌酐降低 10%，未达到≥ 20%；或血肌酐的对数和倒数，用直线回归方程分析，其斜率有显著意义。

（3）稳定：临床症状有所改善，积分降低未达到 30%（必备）；同时 Ccr 无降低，或增加未达到 10%；或血肌酐无增加，或降低未达到 10%。

（4）无效：临床症状积分无降低，或症状加重（必备）；同时 Ccr 降低；或血肌酐增高。

（吕锐萍　李　琦）

第二节　高尿酸血症肾病

一、概述

（一）西医的定义及流行病学

高尿酸血症肾病（hyperuricemia），又称痛风肾，是由于嘌呤代谢紊乱使血尿酸生成过多或肾脏排泄减少，使血中尿酸呈过饱和状态，从而使尿酸结晶沉积于肾髓质、间质或远端集合管引起的肾损害。多数患者有不同程度的腰酸、腰痛、多尿、夜尿，或尿血、尿结石，或肾绞痛、水肿、高血压等主要临床表现。并常伴有跖、趾、膝、腕、手指等关节红肿热痛等肾外症状。高尿酸血症和关节症状先于肾病。本病临床特点是起病隐匿，进展缓慢，如能早诊断并予恰当的治疗，肾脏病变可减轻或停止发展。其病顽固，反复发作，迁延不愈，终至慢性肾衰竭，也可急剧加重，发生急性肾衰竭。

本病 40% ～ 80% 有阳性家族史，痛风患者的一级亲属中约 25% 有高尿酸血症。痛风的发生男性多于女性，男女比例约为 20 ∶ 1，为本病的重要特点。长期痛风患者有肾损害的占 40%，据最新研究观察，痛风患者几乎都有肾脏损害。近年来我国高尿酸血症肾病发病率显著增长，并且呈现低龄化的趋势。高尿酸血症肾病可分为原发性和继发性两大类，前者多由先天性嘌呤代谢失常所致，后者则由肾功能不全、白血病、淋巴瘤等导致大量细胞破坏而发病。

（二）中医相关的病证

中医学没有高尿酸血症肾病的病名，但根据其主要临床表现（关节红肿、热痛、关节畸形僵硬以致活动受限、腰痛）及理化检查（血尿酸升高），应归属于“历节”、“腰痛”、“痹证”、“血淋”、“石淋”、“水肿”、“虚劳”、“浊毒”、“关格”、“癃闭”等范畴。

二、病因病机

本病多由饮食不节，恣食肥甘厚味，酿生湿热、痰浊，机体正气亏损所致。高尿酸血症肾病的内因为正气不足，外因为外邪、情志、饮食、劳倦、痰浊、瘀血及毒邪。病位在脾、肾，并与肝、肺密切相关。肾是本病的关键所在。本病的病性本虚标实、虚实夹杂。本虚主要以气虚、阴虚、气阴两虚及阳虚为主；标实主要以痰浊、瘀血、湿热等为主。其发病规律为急性期以湿热邪实多见，慢性期以气血阴阳虚损为主。慢性期早期多表现阴虚，中期多以气阴两虚为主，晚期以阴阳两虚为主。湿热、痰浊、瘀血及毒邪贯穿疾病始终。

三、辨病

（一）症状

长期高尿酸血症导致的病理产物主要是痛风性关节炎和肾损害。

1. 慢性高尿酸血症肾病

关节病变呈急性发作，深夜加重。受累关节以跖趾关节为多，主要表现为红肿热痛，其次表现为手、腕、踝和肘关节。反复发作后关节肥大、纤维组织增生、关节畸形僵硬而导致关节活动受限。痛风肾病早期尿液改变为轻度蛋白尿和镜下血尿，当伴有高脂血症、高血压、糖尿病及肥胖存在时，则可严重危害肾功能。痛风肾病最终会发展为肾衰竭。

2. 急性高尿酸血症肾病

当大量尿酸经肾脏排泄时，可引起急性肾衰竭。早期可出现少量蛋白尿，镜下少量血尿，终末期肾衰竭可出现少尿和无尿，恶心、呕吐及嗜睡等尿毒症症状。

3. 尿酸盐结石

高尿酸血症形成结石的三个主要危险因素为高尿酸血症 10 年以上、酸性尿及脱水引起尿浓缩。尿酸盐结石的症状主要有尿路梗阻、尿路局部刺激症状和继发感染，可伴有肾绞痛。

（二）体征

注意血压、有无关节红肿热痛及水肿等。部分患者可见痛风石，这是痛风患者的特征性表现，常见于关节内及附近与耳郭。慢性肾脏病患者会出现营养不良、贫血、双下肢水肿。双侧上、中输尿管点是否有压痛，如有压痛，提示存在泌尿系炎症或结石。最易受累的是跖趾关节，其次是踝、跟、膝、腕、指、肘等关节。夜间疼痛明显。慢性患者可见关节变形。

（三）辅助检查

1. 血、尿常规和血沉

（1）血常规和血沉检查：急性发作期，白细胞计数升高，通常为（10 ～ 20）$\times 10^9$/L。中性粒细胞相应升高。血沉可增快。

（2）尿常规检查：病变早期无明显变化，中晚期可出现蛋白尿及血尿。

（3）尿渗量测定：肾小管浓缩功能减退，为早期诊断本病提供证据。尿渗量一般＜ 800mOsm。

2. 血尿酸测定

非同日两次空腹血清尿酸含量男性和绝经期女性＞ 420μmol/L（7.0mg/dl），未到绝经期女性＞ 357μmol/L（6.0mg/dl），即可诊断高尿酸血症。

3. 血生化测定

出现肾功能不全时可出现尿素氮和肌酐进行性升高，二氧化碳结合力降低，甚则出现电解质紊乱。

4. 痛风结节检查

查到特异性尿酸盐的阳性率极高。

5. X 线摄片检查

X 线显示关节面或骨端皮质透光性缺损阴影。

6. B 超

B 超能及时发现肾内结石。

7. 尿尿酸和尿肌酐比值测定

急性尿酸肾病时比值一般为 0.5，最高为 0.9；而慢性尿酸肾病时比值一般为 1。

还有肾图、肾扫描肾、肾组织或活检肾、CT 扫描均可酌情选做。

四、类病辨别

本病主要与原发性肾小球病鉴别，以下几点有助于鉴别诊断：

（1）高尿酸血症和关节症状先于肾病。痛风肾病不但有高尿酸血症，且关节表现明显，原发性肾小球病即使有高尿酸血症，也很少伴有关节炎。

（2）尿酸肾病血尿酸较尿素氮和血肌酐升高明显，而原发性肾小球病一般不具有此特点。

（3）尿酸肾病病史长，通常只有肾小管功能受损明显，而肾小球功能受损较轻，肾功能减退缓慢。

（4）肾活检。

五、中医论治

（一）治疗原则

在治疗上以“扶正祛邪、标本兼顾”为治疗原则，采取清热利湿、理气活血、通经活络、通腑降浊、活血化瘀止痛等法治其标实，以益肾养肝、健脾化湿等法治其本虚。

（二）分证论治

1. 肾阴亏虚证

证候：腰酸背痛，双目干涩，五心烦热，口干欲饮，大便秘结，尿检见蛋白尿，血尿酸升高，或肾功能不全，舌红少苔，脉弦细。

治法：滋阴补肾。

处方：归芍地黄汤加减。

方药：当归、白芍、熟地、淮山药、山萸肉、泽泻、丹皮、茯苓等。

加减：肾气虚重，腰膝酸软乏力著加鹿角霜、续断、狗脊等；肝肾阴亏，腰膝疼痛、或心烦加龟板、熟地等。

2. 脾肾气虚证

证候：气短乏力，纳少腹胀，四肢不温，腰膝酸软，夜尿多而清长，便溏，蛋白尿，肾功能不全，脉沉细，舌胖有齿痕，苔白。

治法：健脾固肾。

处方：保元汤。

方药：黄芪、党参、肉桂、甘草、白术、茯苓、淮山药等。

加减：阳虚畏寒肢冷，关节疼痛拘急加附子、肉桂；脉肾亏虚，气血不足可加八珍汤补益气血。

3. 气阴两虚证

证候：神疲乏力，自汗气短，手足心热，咽干口燥，口渴欲饮，便溏或干，蛋白尿，肾功能异常，脉沉细，舌淡齿痕。

治法：益气养阴。

处方：参芪地黄汤。

方药：党参、黄芪、山萸肉、熟地、淮山药、茯苓、泽泻、丹皮等。

加减：偏气虚用五子衍宗丸加参芪、枸杞子、菟丝子、五味子；偏阳虚加大补元煎。

4. 阴阳两虚证

证候：面色苍白，畏寒肢冷，腰酸脊痛，口干欲饮，浮肿，便稀或干，多见肾功能不全，肾功能不全多为氮质血证期，血尿酸高，尿蛋白明显，脉沉细弱。

治法：阴阳双补。

处方：附桂地黄汤加减。

方药：附子、肉桂、熟地黄、山药、山茱萸、茯苓、丹皮、泽泻等。

加减：若脾虚为主则重用黄芪、大枣；肾虚为主则加牛膝、杜仲；兼瘀血加三七粉、丹参、蒲黄炭。

5. 湿热壅滞证

证候：关节肿痛，发热，口渴烦热，尿赤，大便不爽。舌红苔黄腻，脉滑或滑数。

治法：清热利湿。

处方：化湿泄浊汤加减。

方药：土茯苓、萆薢、薏苡仁、车前草、丹参、苍术、黄柏、牛膝等。

加减：若兼见腰膝酸软、头晕耳鸣加牛膝、杜仲；尿血加女贞子、旱莲草、白茅根等。

6. 痰瘀痹阻证

证候：关节刺痛，固定不移，屈伸不利，或关节肌肤紫暗、肿胀，有硬结、瘀斑，口唇发紫，舌见瘀点，脉弦涩。

治法：化痰行瘀通络。

处方：双合汤加减。

方药：桃仁、红花、川芎、当归、茯苓、半夏、白芍、陈皮、姜汁等。

加减：腰膝酸软重加杜仲、续断；痰重加白芥子、天南星等。

（三）特色治疗

1. 专方专药

（1）薏仁土苓汤：薏苡仁、忍冬藤、黄柏、土茯苓、牛膝、山慈菇、苍术、桑枝、鸡血藤。功擅清热解毒，活血通络。

（2）白花双藤汤：太子参、生地黄、忍冬藤、丹参、生黄芪、白花蛇舌草、鸡血藤、山茱萸、茯苓。功擅益气养阴，清热解毒。

（4）痛风汤：五加皮、薏苡仁、木瓜、防己、牛膝、甘草。功擅祛风除湿，活血利水。

2. 名老中医经验

（1）黄春林教授辨治痛风性肾病经验：黄教授认为痛风之病，病位在脾肾，由先天不足、后天失调引起。可分为以下几型：①湿热痹阻型：肌肉或关节红肿热痛，步履艰难，发热，烦闷，口渴不欲饮，舌红苔黄腻，脉滑数。治以清热利湿通络为主。方用三妙汤加减。②瘀血痹阻证：肌肉关节疼痛剧烈，甚则刺痛，部位固定，疼痛拒按，舌质紫暗、有瘀斑，脉沉涩细。治以活血化瘀，通络止痛。方用身痛逐瘀汤加减。③肾虚湿热证：腰膝酸痛，小便频数，灼热疼痛，尿急色黄，苔黄腻，脉滑数。治当滋阴补肾，清热利湿。方用知柏八味汤加味。④肾虚石淋证：尿中有沙石，小便艰涩，或排尿突然中断，尿道刺痛，少腹拘急，舌淡、苔黄，脉细。治以滋肾利湿，排石通淋。方用六味地黄汤合石韦散加减。⑤肾阴阳两虚证：痛风日久，体倦乏力，面色萎黄，倦怠纳呆，恶心呕吐，腰膝酸软，舌淡胖有齿痕，苔白脉细。治当阴阳双补。方用肾气丸加减。

（2）路志正教授论治痛风的学术思想：路教授认为“因人之体质强弱不同，禀赋各异，地土方宜、生活习惯不一，而受邪各有偏盛”，派生出行、着、痛、热痹，五脏痹，五体痹。痛风为六淫侵犯机体后，蕴久化热，热痰蕴结，致痰浊、瘀血、毒热等阻于肌肤、筋脉、骨骼，在“久痹不已，复感于邪”的基础上，进一步演变而来。认为痛风的病机主要有：血中有热，污浊凝涩；饮食不节，酒色过度；正气不足，易感外邪；情志不舒，劳神伤脾等导致脏腑功能失调，气血阴阳失衡，而诱发本病。

（3）姜良铎教授治疗痛风经验：姜教授认为本病主要表现有关节炎、痛风石、肾结石等。以关节肿大变形以至僵硬、屈伸不利为特点，主要病因为：先天禀赋不足，后天调摄不慎，过食肥甘，嗜欲无节，导致脾胃功能紊乱，升降失常，蕴湿生热生毒，滞留血中，不得疏泄。病久，愈滞愈甚，外邪入侵，突发骨节剧痛，或痰瘀互结，渍浸关节以致肿大畸形，或有湿浊蕴热，流注下焦，可见尿血、石淋；浊毒久积，三焦气化失司而成关格。凡此种种，皆浊毒瘀滞为病，治疗当以排泄浊毒，打通人体排毒管道。治疗本病时，采用萆薢、猪苓、茯苓、蚕砂为主药清化湿热与浊毒，辅以乳香、没药活血化瘀止痛，虎杖清热解毒，路路通开闭通络。针对个体特点不同，辅以清热、利湿、化瘀、消痰、益气、清肝、养阴等诸法。

3. 针刺疗法

（1）受累关节刺血：局部皮肤消毒后，用采血针刺破患部鲜红或暗红的瘀络，排出瘀血，待颜色由暗红转为鲜红后即可指压止血。

（2）针刺百会、神庭、曲池、合谷、太冲、丰隆、神门、足三里、内庭、阴陵泉及阿是穴。运用毫针泻法，可清热利湿、通经止痛。每日一次，7 次一个疗程。

4. 外敷

四黄散外敷：大黄、栀子各 50g，黄柏 40g，黄芩 30g，共研细末，加温水调匀，外敷患处，半日换药 1 次。本方可清热解毒、泄热祛浊。

5. 中药浴足法

痛风合剂（葛根、牛膝、苍术、丹参、川乌、草乌、细辛、艾叶、川芎、红花、伸筋草、苏木、血竭、川椒各 20g）水煎，取汁 500ml，加食醋 200g，湿敷患处，每日 1 次，每次 30min。本方可温经散寒、活血通络。

6. 食疗

（1）百合薏米粥：百合、薏苡仁、粳米各 50g，洗净后放锅中煮粥，每日分早、晚两次，为痛风患者主食，连服，症状改善后仍须坚持，每周至少 1 ～ 2 次。本方能清热利湿，预防痛风复发。

（2）鲜茅根饮：鲜茅根（去芯）30g 洗净，滑石粉 30g 布包，一起放入保温杯中，以沸水冲泡 30min，代茶饮。

（3）金钱草玉米须饮：玉米须与金钱草 2 ∶ 1，加水适量，煎煮 1h 滤出药汁代茶饮。

六、西医治疗

（一）治疗原则

调节饮食、限制高嘌呤饮食、控制热量摄入、避免过度肥胖是防止高尿酸血症和痛风的重要环节。已经患有高尿酸血症的患者，需维持足够的尿量和碱化尿液。具体包括低嘌呤饮食、大量饮水、碱化尿液、避免使用抑制尿酸排泄的药物、抑制尿酸生成和增加尿酸排泄。

（二）常用治法

1. 药物治疗

（1）促进尿酸排泄的药物：此类药物分为丙磺舒，苯溴马隆，黄吡酮，碘苯呋酮和氯沙坦。

（2）抑制尿酸生成药物：首选药物为别嘌醇。

（3）患者并发有痛风性关节炎的发作可以选用秋水仙碱。

2. 血液透析

对于因为恶性肿瘤使用溶细胞药物治疗，而产生的急性高尿酸血症或者肾衰引起的高尿酸血症必要时可以考虑用血液透析来治疗。

七、预防与调护

预防痛风性肾病的措施是多方面的：首先要明确并尽可能地去除引起患者高尿酸血症的因素。当作为病因之一的饮食和生活习惯因素得到合理改变后，血清尿酸盐浓度可以随之下降。预防痛风肾病几乎终身需要使用降低血清尿酸盐浓度的药物将血清尿酸盐浓度降低至 6.0mg/dl（360μmmol/L）以下。其次要注意预防治疗过程中的不良反应。例如，促尿酸排泄药治疗的最大危险是尿中尿酸晶体的形成和尿酸在肾小管、尿路和肾盂的沉积，导致肾绞痛或肾功能减退，应引起注意。

八、疗效判定标准

参照《肾脏病学》和《中药新药临床研究指导原则》等制定。

（1）显效：症状和体征消失、各项生化指标下降 1/2 以上或基本正常。

（2）好转：症状和体征好转，各项异常生化指标下降，肾功能改善不及显效指标。

（3）无效：症状和体征无明显改善，各项生化指标不能达到好转要求。

（王志祥　沈良能）

第十六章

急性间质性肾炎

一、概述

（一）西医的定义及流行病学

急性间质性肾炎（ acute interstitial nephritis，AIN ），又称急性肾小管－间质肾炎，是由多种病因引起，起病急骤，以肾间质水肿和炎性细胞浸润为主要病理表现，以肾小管功能障碍和滤过功能下降为主要临床特点的一组临床病理综合征。临床主要表现为血尿、蛋白尿，甚者可出现少尿型急性肾衰竭。根据病因分类，可分为药物性、感染性、继发性、特发性急性间质性肾炎。临床上以药物性急性间质性肾炎多见。

本病发病在性别、年龄上无明显差异。据统计，急性间质性肾炎占原因不明肾衰竭的 8.3% ～ 14%，是急性肾衰竭的重要原因。其中 5% ～ 33% 由药物诱发。

（二）中医相关的病证

祖国医学无本病病名的记载，根据其症状及体征将其归属于“尿血”、“癃闭”、“腰痛”等范畴。

二、病因病机

本病多为感受湿热、疫毒之邪，或有毒之物侵犯人体，湿热、毒物之邪内陷，潜伏于肾，致肾失开阖，气化失司，脾胃升降失调，出现癃闭、尿血而为病。本病临床发病较急，以实证、热证多见。病变主要在肾、膀胱，涉及脾、肺及三焦。以湿、热、毒为病理因素，这些病因可单一发病，亦可夹杂致病，致使病情复杂。

1. 湿热蕴结

因饮食起居不调，湿热内生，或感受湿热之邪，湿热炽盛，弥漫三焦，阻遏气机，上焦失于宣发，下焦不能转输而发病。

2. 毒物伤肾

摄入对肾脏有损伤的药物或毒物，毒邪内侵，内伤血络则尿血，外达肌肤见斑疹，内伤于肾，气化失司而致尿少、水肿。

3. 肾络闭阻

病程日久或药毒伤肾，瘀毒阻塞肾络而发病。

三、辨病

（一）症状

轻者可无明显表现。血尿常是 AIN 的首发症状，其次是无菌性脓尿和白细胞管型。药物所致的AIN可见少尿等急性肾功能衰退的肾脏表现以及发热过敏、关节疼痛、腰痛等肾外表现。感染所致的 AIN 临床表现包括全身和肾脏表现两方面，病情轻重不一。轻者可仅在感染的基础上出现轻微蛋白尿或（和）一过性肾功能减低，严重者出现少尿或无尿，表现为肾衰竭。继发性 AIN 常继发于系统性红斑狼疮或干燥综合征，临床常表现为原发病的临床表现及肾间质 - 小管病变。

（二）体征

（1）药物所致 AIN 可见急性热性病容，体温升高，皮肤斑疹隐隐，肾区叩痛；感染所致的 AIN 可见淋巴结肿大；继发性 AIN 可见原发病的体征；颜面及双下肢水肿。

（2）胸部皮肤可见斑疹；感染性 AIN 肺部听诊可闻及双肺呼吸音粗，可闻及湿啰音。当出现急性肾衰竭时，可出现腹水。四肢皮肤可见斑疹隐隐，大关节活动轻度受限。

（三）辅助检查

（1）尿常规：血尿；轻度蛋白尿，以低分子蛋白多见，伴有管型；尿中嗜酸性细胞增多；尿比重下降。尿嗜酸细胞增多是诊断 AIN 的重要指标。

（2）血常规：嗜酸性细胞增多，余无特殊。

（3）血生化：血清肌酐、尿素氮升高；严重者可见高磷、高钾和低钙。

（4）腹部 B 超：病情轻者可无明显异常；出现急性肾衰竭时可见双肾体积增大。

（5）免疫学检查：有时可有血清 IgE 增高，主要见于药物过敏所致的 AIN 者。

（6）肾活检：是诊断的重要指标。

四、类病辨别

（一）急进性肾小球肾炎

急性间质性肾炎出现的血尿、肾功能不全易与急进性肾小球肾炎混淆。白细胞尿，特别是尿沉渣见大量嗜酸性粒细胞的存在常支持急性间质性肾炎的诊断。鉴别诊断有困难时，可予肾活检明确诊断。肾活检显示50%以上肾小球有新月体形成病理改变，一般支持急进性肾炎的诊断。

（二）急性肾小管坏死

出现急性肾衰竭、血尿和蛋白尿的急性间质性肾炎患者须与急性肾小管坏死疾病相鉴别。急性肾小管坏死一般常有肾缺血的病因，有少尿期、多尿期、恢复期的特征性病程经过，尿沉渣有肾小管上皮细胞、细胞碎片、肾小管细胞管型或颗粒管型，急性肾间质性肾炎无这些表现。

五、中医论治

（一）治疗原则

本病治疗以祛邪为主。治法包括清热、利湿、解毒、泄浊、和胃。

（二）分证论治

1. 湿热蕴结证

证候：小便黄赤，尿频、尿急、尿痛，尿血，腰痛，或发热恶寒，或恶心呕吐，大便干，舌质红，苔黄腻，脉滑弦。

治法：清热利湿。

处方：八正散加减。

方药：萹蓄、瞿麦、车前草、白茅根、通草、黄柏、山栀子、滑石、甘草等。

加减：大便干结加大黄；恶心、头痛剧烈加黄芩；尿血加大蓟、小蓟。

2. 热毒内陷证

证候：发热，微恶寒，头痛，斑疹隐隐，尿少，腰痛，心烦不寐，或时有谵语，或有恶心呕吐，或有尿血，舌红苔薄白或薄黄，脉浮数或细数。

治法：清热解毒，凉血化斑。

处方：清瘟败毒饮加减。

方药：水牛角、生地、石膏、知母、栀子、黄芩、黄连、赤芍、玄参、丹皮等。

加减：大便干结加大黄；皮肤斑疹加紫草、小蓟；谵语加石菖蒲等。

3. 肾络痹阻证

证候：尿少，尿中夹杂小血块，恶心呕吐，腹胀胸闷，水肿，腰痛，痛处固定，甚或绞痛，舌紫黯，苔黄腻，脉滑。

治法：清热泄浊，和胃止呕。

处方：血府逐瘀汤加减。

方药：桃仁、红花、当归、赤芍、生地、川芎、枳壳、桔梗、柴胡、牛膝、甘草等。

加减：尿血加小蓟、白茅根；呕吐甚加竹茹。

（三）中医特色治疗

1. 专方专药

（1）百令胶囊：主要成分为虫草菌丝体干粉。具有提高机体免疫，升高白细胞，降低血脂，消除疲劳，抗炎，抗肿瘤等作用。

（2）黄葵胶囊：主要成分为黄蜀葵花，具有清利湿热，解毒消肿的作用。

（3）三金片：有清热解毒，利湿通淋，活血化瘀，止血止痛，化石益肾之功。

2. 名老中医经验

（1）程建华经验：程建华应用五苓散（黄芪 15g，白术 10g，泽泻 10g，猪苓 10g，党参 10g，桂枝 6g，茯苓 20g，甘草 3g）治疗顺铂引起的 AIN，取得了满意的疗效。五苓散具有健脾利水之效，具有对肾小管重吸收功能及肾小球滤过功能的保护作用。

（2）吕承全经验：吕承全应用八正散加减（瞿麦 30g，萹蓄 15g，败酱草 30g，石韦 30g，大黄 10g，白花蛇舌草 30g，车前草 30g，茜草 30g，小蓟 30g，白茅根 30g，陈皮 10g，半夏 10g）治疗抗生素引起的急性间质性肾炎取得良效。抗生素引起的急性间质性肾炎属药毒伤肾，湿热蕴结，阻遏气机，肾失开阖，气化失司而至癃闭，故急则治其标，以清热利湿攻邪法治之。

3. 点穴法

按压利尿穴（在脐下 2.5 寸处，脐与耻骨联合上缘连线中心处取穴），由浅至深，由轻至重点按 10min，至局部有胀热感。再用点推法，由利尿穴向下反复点推至曲骨穴 5min 以增加疗效。

4. 外敷

芒硝、葱白各 250g，炒烫后用毛巾包裹，敷于小腹部即可，以热而微烫为度。

5. 食疗

（1）芍药甘草汤：芍药 30g，甘草 10g，冰糖 30g，代茶饮用。可缓急解痉，利尿止痛。适用于腰痛、尿少等症。

（2）覆盆白果汤：覆盆子 10g，白果 5 枚，猪小肚 100 ～ 150g，盐适量煮汤。

饮汤，食肉，日服 2 ～ 3 次。可补肾缩尿。适用于间质性肾炎引起的腰痛、多尿等症。

六、西医治疗

（一）治疗原则

①治疗原发病；②消除引起 AIN 的病因；③对症及支持疗法，可选用脱过敏药物；④积极纠正氮质血症及肾衰竭，必要时透析疗法。

（二）常用治法

1. 药物治疗

糖皮质激素是否运用仍存在争议。一般予泼尼松 0.5 ～ 1mg/（mg · d）体重，连用 2 ～ 3 周；或予甲泼尼松龙冲击治疗。

2. 手术治疗

急性肾衰竭时可考虑血液透析。

七、预防与调护

（一）预防

积极发现过敏药物，避免接触或摄入过敏药物、有毒食物及药物；积极治疗原发病；早期发现，积极治疗，避免病情恶化。

（二）调护

急性发病期应注意休息，尽可能卧床休息避免劳累。根据病情调整水、钠盐的摄入；调整饮食中蛋白及脂肪的摄入。

八、疗效判定标准

参照 2002 年《中药新药临床研究指导原则》。

（1）治愈：症状消失，尿常规、肾功能恢复正常。

（2）好转：症状基本消失，微量或少量尿蛋白，尿红细胞＜ 5 个 /HP。

（3）未愈：经治疗，未达到好转标准。

（施继玲）

第十七章

马兜铃酸肾病

一、概述

（一）西医的定义及流行病学

马兜铃酸肾病（aristolochic acid nephropathy， AAN）是由含有马兜铃酸的中草药及其制剂长期或过度使用引起急性或慢性肾小管－间质病变的一类疾病。临床主要表现为急性和慢性肾功能不全，极少数患者表现为单纯肾小管功能障碍。急性马兜铃酸肾病患者大部分肾功能无法恢复而转为慢性马兜铃酸肾病。

含有马兜铃酸的中草药主要有马兜铃（果）、青木香、天仙藤（马兜铃茎）、广防己（木防己）、汉中防己（异叶马兜铃）、寻骨风（锦毛马兜铃）、朱砂莲、关木通（木通马兜铃）等。国内中药的应用很广，但由于缺乏有效的中药不良反应监测系统，同时也无完整的肾脏疾病登记系统，故而马兜铃酸肾病的发病情况不详。

（二）中医相关的病证

中医学没有“马兜铃酸肾病”一名，根据本病的临床症状，可以归属为“水肿”、“阴水”、“关格”范畴。

二、病因病机

正气虚衰，邪毒浸淫，迁延日久，气虚不化，而致湿浊毒邪内蕴。本虚，肾阳亏损；标实，湿浊上泛，而致尿少或小便不通等。

三、辨病

（一）症状

（1）急性 AAN：起病可出现少尿，可有蛋白尿，肾性糖尿等，有的可出现程度不同的水肿；消化系统表现多有食欲不振，恶心，呕吐，腹痛腹泻，上腹不适等。

（2）慢性 AAN：早期多无症状，随着病情的不断发展，肾功能逐渐减退，出现夜尿多，多尿，恶心呕吐，腹胀，肾性贫血，疲乏无力，腰酸等。

（二）辅助检查

（1）B 超：急性和轻型的患者肾脏 B 超大部分正常，慢性的多有双肾体积缩小。

（2）尿常规：多有蛋白尿，镜检有少量红细胞，可出现肾性糖尿，低比重尿等。

（3）血常规：慢性 AAN 多有肾性贫血。

（4）肾功能：急性 AAN 多表现为急性肾衰竭，慢性 AAN 表现为慢性肾功能不全或肾小管功能障碍。

（5）肾活检：多为肾小管间质性损害。

四、类病辨别

间质性肾炎常见药疹、药物热及外周血嗜酸性粒细胞增多，有时还可见关节肿痛或淋巴结肿大，有近期用药史和药物过敏表现，但马兜铃酸肾病没有药物过敏的表现。

五、中医论治

（一）治疗原则

（1）活血化瘀，利尿消肿，温补脾肾等。

（二）分证论治

1. 湿热蕴脾证

证候：面色晦滞，头身困重，胸脘痞闷，五心烦热，口中尿臭，肌肤瘙痒，肢体浮肿，血尿（色鲜红），尿频，尿急，尿痛，大便不爽或大便干结，舌质红，苔黄腻，脉濡数。

治法：疏通气机，利湿化浊。

处方：茵陈五苓散加减（茵陈、泽泻、茯苓、猪苓、法半夏、陈皮、黄连、木香、白术、白芷、莪术等）。

2. 气阴两虚证

证候：多尿，夜尿，腰痛，乏力，尿赤，发热，口干，烦渴，舌质红或淡，边有齿印，苔薄白或无苔，脉细。

治法：养阴益气，活血通络。

处方：四君子汤合生脉散加减（太子参、党参、白术、茯苓、炙甘草、丹参、黄芪、山药、山茱萸、麦冬、五味子等）。

3. 肝肾阴虚证

证候：腰膝腿软，头晕耳鸣，四肢麻木或微颤，五心烦躁，少气乏力，口燥咽干，大便干结，小便短赤，舌质红，苔白，脉细弦。

治法：补益肝肾，滋阴清热。

处方：六味地黄汤加减（熟地、山药、泽泻、茯苓、丹皮、山茱萸、丹参、麦冬、五味子、太子参、牛膝、杜仲等）。

4. 脾肾气虚证

证候：腰膝酸软，倦怠乏力，浮肿难消，畏寒喜暖，纳呆腹胀，夜尿清长，大便稀溏，舌淡紫，苔白，脉细涩或沉迟。

治法：健脾补肾，活血化瘀。

处方：补中益气汤加减（党参、炒白术、茯苓、陈皮、砂仁、山药、山茱萸、桂枝、制附子、杜仲、丹参、枸杞子、菟丝子等）。

5. 脾肾阳虚证

证候：畏寒肢冷，脘冷喜热饮或泛吐清水，腰膝冷痛，下肢浮肿，腹胀纳差，性功能减退明显，夜尿频多，大便溏软，舌胖嫩有齿印，苔白，脉沉细或沉弱。

治法：温中健脾，补肾助阳。

处方：附子理中汤加减（制附子、干姜、红参、茯苓、炙甘草、法半夏、炒白术、杜仲等）。

（三）中医特色治疗

1. 名老中医经验

（1）陈以平教授治疗马兜铃酸肾病经验：陈以平教授认为本病之“本”是以气阴双虚为主，而湿热又是其病理机制的一个重要环节，只有将本证和标证有机结合起来，方能对疾病有完善的认识。中药处方：党参、丹参各 30g，当归 10g，赤芍 12g，枸杞子 20g，黄精 20g，蝉花 15g，黄芪 20g，杜仲 15g，菟丝子 12g，何首乌 15g，桃仁 15g，猪苓、茯苓各 12g，柴胡 9g，黄芩 10g，日 1 剂。

（2）史伟教授治疗马兜铃酸肾病经验：史伟教授认为含 AA 的药物大多为苦寒之品，过用或久用会损伤脾胃，阻碍气化，后耗伤中阳，久必及肾。从脾论治共分六个证型：寒湿困脾、湿热蕴脾、脾气亏虚、气阴两虚、脾阳虚衰、气血亏虚，在临床实际应用中取得了良好疗效。

2. 外治

结肠透析治疗：大黄 10g，蒲公英 20g，生龙骨 20g，生牡蛎 20g，青皮 10g 煎水 300 ml 保留灌肠，每日 1 次。

六、西医治疗

（一）治疗原则

对症支持处理，给予降压、纠正电解质紊乱及酸中毒等。

（二）常用治法

（1）急性 ANN：立即停用含马兜铃酸的药物，禁用含马兜铃酸的其他药物；有急性肾衰竭者，连续性血液净化；视病情轻重缓急给予对症处理、维持水电酸碱平衡、预防感染、营养支持等。

（2）慢性 ANN：立即停用含马兜铃酸的药物；保持尿量；纠正贫血；控制血压（≤ 120/80 mmHg）；抗纤维化治疗、促进损伤肾小管修复；禁用激素及其他免疫抑制剂；肾脏替代治疗：透析或肾脏移植。

七、预防与调护

尽量避免服用含马兜铃酸类的药物，规范合理使用中药。明代张景岳在《类经》中说："药以治病，因毒为能。所谓毒者，以气味之偏也。……其为故也，正以人为病，病在阴阳偏胜耳。"任何一种药物的使用都要在安全剂量内，过犹不及。

八、疗效判定标准

本病目前尚无权威机构制订的疗效判定标准，临床多以相关实验室检查指标恢复正常为疗效观察指标。

（鹿馨允）

第十八章

泌尿系感染

第一节　尿路感染

一、概述

（一）西医的定义及流行病学

尿路感染简称尿感，是指尿路内有大量微生物繁殖而引起的尿路炎症，以细菌性感染为主，极少数是真菌、病毒、原虫等，可分为下尿路感染（主要是指膀胱炎、尿道炎）和上尿路感染（主要是指肾盂肾炎）。

未婚女青年尿感的发病率为 2%，而已婚女性的发病率增至 5%，这与女性成年后开始月经周期、性生活和妊娠等有关。60 岁以上女性尿感的发生率高达 1%，但不一定有临床症状。有临床症状的尿感仍以生育年龄（18 ～ 40 岁）的已婚妇女最多见。约 20% 的妇女一生中可有 1 次以上有症状尿感史，每年约 10% 的生育年龄妇女有 1 次以上尿感发作。孕妇有细菌尿者占 4% ～ 10%。成年男性除非存在慢性细菌性前列腺炎，一般极少发生尿感，直至 50 岁以后因常有前列腺肥大，尿感发生率增高至约 7%。总体来说，男性的发病率远较女性低，约 1 ∶ 8。肾移植后的患者，有 35% ～ 79% 发生尿感，是肾移植后细菌感染最常见症状，在发生败血症的患者中，有 60% 是由此引起的。

（二）中医相关的病证

中医文献中根据其临床表现，尿路感染属“淋证”、“癃闭”、“腰痛”范畴。

二、病因病机

湿热蕴结下焦，膀胱气化不利为主要病机。如过食辛辣肥甘之品，或嗜酒太过酿成湿热下注膀胱，或下阴不洁秽浊之邪侵入膀胱，酿成湿热；或是恼怒伤肝，气郁化火或火郁下焦，影响膀胱气化而发病。淋证初起多以邪实为主，后期多因湿热未尽而正气已伤，而以正虚为主。

三、辨病

（一）症状

1. 膀胱炎

膀胱炎主要表现为膀胱刺激征，即尿频、尿急、尿痛，白细胞尿，可有血尿，甚至肉眼血尿。一般无明显的全身感染症状，但少数患者可有腰痛、低热。

2. 急性肾盂肾炎

急性肾盂肾炎常发生于育龄妇女，临床表现有：①泌尿系统症状：膀胱刺激征、腰痛和（或）下腹部痛、肋脊角及输尿管点压痛、肾区压痛和叩痛。②全身感染症状：寒战、发热、恶心、食欲不振等。

3. 慢性肾盂肾炎

慢性肾盂肾炎病程隐蔽，少数可间歇发生症状性肾盂肾炎，常见间歇性无症状细菌尿和间歇性尿急、尿频等下尿路感染症状。疾病后期，肾小管功能损害，可出现多尿、夜尿增多、电解质紊乱、肾小管酸中毒等，最终可导致肾小球功能受损或肾衰竭。

（二）辅助检查

（1）血常规：急性肾盂肾炎时，血白细胞总数轻或中度增加，中性白细胞分类增高。

（2）尿常规：在含脓、血较多时尿呈混浊。尿沉渣镜检白细胞＞5 个 /HP，可有红细胞，少数出现肉眼血尿。尿蛋白含量多为微量～（＋）。

（3）尿细菌学检查：如细菌定量培养菌落计数≥ 10^5/ml 则可确诊，菌落计数为 10^4 ～ 10^5/ml 则结果可疑，如＜ 10^4/ml 则为污染。

四、类病辨别

1. 全身性感染疾病

注意尿路感染的局部症状，并做尿沉渣和细菌检查，鉴别不难。

2. 肾结核

肾结核膀胱刺激征多较明显，晨尿结核杆菌培养可阳性，尿沉渣可找到抗酸杆菌，静脉肾盂造影可发现肾结核 X 线征，部分患者可有肺、生殖器等肾外结核病灶。肾结核可与尿路感染并存，如经积极抗菌治疗后，仍有尿路感染症状或尿沉渣异常者，应考虑肾结核。

3. 尿道综合征

尿道综合征仅有膀胱刺激征，而无脓尿及细菌尿，多见于中年妇女，尿频较排尿不适更突出，有长期使用抗生素而无效的病史，长期服用地西泮有疗效。

五、中医论治

（一）治疗原则

实则清利，虚则补益。实证有膀胱湿热者，治宜清热利湿；有热邪灼伤血络者，治宜凉血止血；有砂石结聚者，治宜通淋排石；有气滞不利者，治宜利气疏导。虚证以脾虚为主者，治宜健脾益气；以肾虚为主者，治宜补虚益肾。

（二）分证论治

1. 膀胱湿热证

证候：小便频数，灼热刺痛，淋漓不畅，溺色黄赤混浊，少腹拘急胀痛，常伴畏寒发热，口苦或有腰痛拒按，苔黄腻或微黄，脉濡数。

治法：清热利湿，利尿通淋。

处方：八正散加减（萹蓄、瞿麦、山栀、车前草、木通、滑石、大黄、灯心草、甘草等）。

加减：外感加连翘、荆芥；小便赤涩痛甚可加用延胡索；口渴烦躁可加用玄参、麦冬；小腹坠胀、小便不利者加香附、延胡索。

2. 热伤血络证

证候：尿频急，尿道灼热刺痛，尿血鲜红或夹有血块，腰腹引痛，心烦失眠，舌红苔薄黄，脉数。

治法：清热通淋，凉血止血。

处方：小蓟饮子加减（小蓟、生地、生蒲黄、藕节、通草、滑石、竹叶、栀子、车前子、甘草梢等）。

加减：大便闭结加用大黄；尿中有血块加用当归、泽兰。

3. 肝胆郁热证

证候:小便频数而痛,伴寒热往来,烦躁不安,纳差,口苦口干,少腹胀满,舌质红,苔黄，脉弦数。

治法：清肝利胆，解毒通淋。

处方：龙胆泻肝合小柴胡汤（龙胆草、泽泻、木通、车前子、柴胡、黄芩、栀子、生地、半夏、甘草梢等）。

加减：热重者加连翘、茵陈；高热烦躁加水牛角、炙远志；湿重者加滑石、蔻仁；呕吐者加陈皮、藿香。

4. 脾肾气虚证

证候：尿频，余沥不尽，少腹坠胀，遇劳则发，腰酸，乏力，面、足轻度浮肿，面色苍白，舌质淡，苔薄白，脉沉细。

治法：健脾益肾。

处方：黄芪六味地黄汤加减（黄芪、生地、茯苓、牡丹皮、山茱萸、山药、泽泻等）。

加减：乏力、纳差甚加西洋参；水肿甚者加车前子、白茅根。

5. 肝肾阴虚证

证候：尿痛不甚，淋沥不尽，伴低热或手足心热，腰膝酸软，头晕耳鸣，口干咽燥，舌红少苔，脉细数。

治法：滋阴清热。

处方：六味地黄汤加减（生地、牡丹皮、茯苓、泽泻、山药、山萸肉等）。

加减：气虚甚者加黄芪、西洋参、麦冬；肾虚明显加龟板、鳖甲；腰痛明显加杜仲。

（三）中医特色治疗

1. 专方专药

（1）三金片：由金樱根、菝葜、羊开口、金沙藤、积雪草组成。具有清热解毒、利湿通淋、益肾的作用。适用于尿路感染属肾虚下焦湿热者。

（2）清淋合剂：由生地榆、生槐角、半枝莲、蛇舌草、大青叶等组成。具有清热解毒、利湿通淋之功。适用于尿路感染属下焦湿热者。

（3）癃清片：由泽泻、车前子、败酱草、金银花、牡丹皮、白花蛇舌草、赤芍、仙鹤草、黄连、黄柏等组成。具有清热解毒、凉血通淋的作用。适用于下焦湿热所致的热淋，症见尿频、尿急、尿痛、腰痛、小腹坠胀。

2. 名老中医经验

（1）李浚川治疗湿热淋经验：李氏将该病分为肝火夹湿型和下焦湿热型，提出治淋大法在通利，两者见证虽异，病机均为湿热阻滞为患，故以清热化湿、通淋利尿为主，各有侧重，龙胆泻肝汤加减治疗肝火夹湿型；石韦散加减治疗下焦湿热型。

（2）万文谟治疗急性淋证经验：湿热蕴结下焦为急性淋证的主要病机，故清利湿热可使病情明显缓解，但若停清利湿热过早，往往使病情反复。另一方面选择药物避免大剂苦寒，习惯用鱼腥草、白花蛇舌草、凤尾草、石韦、滑石、土茯苓、忍冬藤等药。

（3）万铭治疗急性尿路感染经验：膀胱湿热和肾虚湿热是湿热证发展变化的不同阶段，是两个独立的里证，膀胱湿热证以清利化瘀、解毒通淋为主，佐以扶正固本，药用荔枝草、车前草、鸭跖草、生黄芪各 30g，益母草、半枝莲、大黄各 15g，祛邪同时佐扶正药不会有留邪之弊。

3. 外治

（1）田螺肉 7 个，淡豆豉 10 粒，连须葱头 3 个，车前草 3 蔸（鲜），食盐少许。将上药共捣烂成饼，敷贴于患者脐孔上，日 1 次，敷至病愈为止。适应证：淋证，小便点滴刺痛。

（2）麝香 0.5g，白胡椒 7 粒（研为粉末）。先将患者脐孔洗净，然后将麝香纳入，再将胡椒粉撒入脐孔上，胶布固定。7 ～ 10 天换药 1 次，10 次为 1 个疗程。适应证：慢性前列腺炎之淋证。

六、西医治疗

（一）治疗原则

积极抗菌治疗，消除易感因素，防止复发。多饮水以增加尿量，冲刷尿道，保障足够休息，提高机体抵抗力。

（二）常用治法

1. 急性膀胱炎

急性膀胱炎留取中段尿培养标本后，可先选用单一抗生素治疗，若效果不好，再根据药敏选用药物。若患者肾功能正常、年龄不大，可选用喹诺酮类药物；若肾功能不好且患者年老，则应慎用喹诺酮类药物，多选用青霉素、头孢类药物。

2. 急性肾盂肾炎

急性肾盂肾炎患者多有发热、畏寒等全身炎性反应，故应积极抗炎治疗，疗程应用足 14 天。抗生素的选择与急性膀胱炎相同，必要时可选择联合用药。

3. 慢性肾盂肾炎

慢性肾盂肾炎急性发作时，用药与急性肾盂肾炎相同。反复发作者，可选用低剂量抑菌法：夜间排空膀胱后口服小剂量抗生素，如口服诺氟沙星胶囊 1 片，日 1 次，可服用 1 年或更长。

七、预防与调护

日常生活中应注意多饮水，勤排尿，勿憋尿。注意会阴部的局部卫生，避免或减少导尿及尿道器械检查，加强锻炼，提高机体免疫力。

八、疗效判定标准

尿路感染的疗效评定标准分为临床痊愈、基本痊愈、有效、无效四级（参考《中药新药临床研究指导原则》第 1 辑，1993 年）。

（1）临床痊愈：临床症状体征消失，尿常规 2 次恢复正常，尿菌阴性，并于第 2、6 周复查尿菌 1 次，均为阴性，可诊为近期治愈。追踪 6 个月无再发者为完全治愈。

（2）基本痊愈：临床症状体征消失或基本消失，尿常规正常或接近正常，尿菌阴性。

（3）有效：临床症状体征减轻，尿常规显著改善，尿培养偶有阳性。

（4）无效：症状及尿检改善不明显，尿菌定量检查仍阳性，或于第 2、6 周复查时尿菌为阳性，且为同一菌种。

（李　桢）

第二节　慢性肾盂肾炎

一、概述

（一）西医的定义及流行病学

慢性肾盂肾炎（CPN）是细菌感染导致的相关肾脏疾病。除慢性间质性肾炎改变外，还有肾盏、肾盂炎症，纤维化及变形且在病史或细菌学上有尿路感染证据。慢性肾盂肾炎病程经过隐蔽。尿路感染表现很不明显，常表现为间歇性无症状细菌尿，和（或）间歇性尿急、尿频等下尿感症状，腰腹不适和（或）间歇性低热，多尿、夜尿增多、蛋白尿，低钠、低或高血钾，肾小管酸中毒，甚至出现慢性进行性肾功能损害。目前将慢性肾盂肾炎分为三个类型：伴有反流的慢性肾盂肾炎（反流性肾病）；伴有阻塞的慢性肾盂肾炎（梗阻性慢性肾盂肾炎）；特发性慢性肾盂肾炎。慢性肾盂肾炎确切发病率不明，在对慢性肾衰竭患者的尸体解剖中，由慢性肾盂肾炎所致者占 20% 左右。

（二）中医相关的病证

中医历代典籍中虽没有慢性肾盂肾炎的病名，但根据其主要临床表现（尿急、尿频、腰痛、血尿）及理化检查（镜下血尿、蛋白尿），可将其归属于“劳淋”、“腰痛”、“尿血”、“尿浊”等范畴。

二、病因病机

目前认为慢性肾盂肾炎病位在肾、膀胱，涉及脾、肝，多因肾元亏虚，肾与膀胱气化不利，加之湿热等邪蕴结下焦，或久病脏腑功能失调所致。其病以肾虚为本，膀胱湿热为标。湿热蕴结下焦，肾与膀胱气化不利是其基本病机。本虚标实，虚实夹杂是其病机特点。

三、辨病

（一）症状

半数患者有急性肾盂肾炎发作病史，起病时症状较轻微，不易发现。其余表现为高血压或者慢性肾衰竭的一些临床症状，尤见于不伴梗阻的患者。有梗阻者多有急性感染史及下尿路症状。根据慢性肾盂肾炎临床表现及特点分为以下几种类型：

（1）反复发作型：为典型CPN。患者有急性肾盂肾炎病史，此后反复发作，表现为尿路刺激症状，伴有菌尿、低热或中等热度及腰痛症状。

（2）长期低热型：患者无尿路刺激症状，仅有低热、头昏、疲乏无力、体重减轻、食欲减退及面色萎黄等症状。

（3）无症状性菌尿：患者既无全身症状，又无尿路刺激症状，而尿中含有大量的细菌、少量白细胞，偶见管型。

（4）血尿型：少数患者发作时除表现为轻度尿路刺激症状外，主要以反复发作性血尿为特征，尿色暗红而浑浊，多伴有腰酸腰痛。

（5）高血压型：主要表现为以头昏、头痛及疲乏无力为特征的高血压症状，或偶尔检查发现有高血压，而无明显尿路刺激症状，可有间歇性菌尿或无菌尿。

（6）慢性肾衰竭型：一开始即为慢性肾衰竭的表现，如恶心，呕吐，头晕乏力等并可有高血压和无症状性菌尿。在出现肾衰竭前可有夜尿多表现。

（二）体征

慢性肾盂肾炎患者常表现为低热或者中等热度；亦可伴有高血压，甚至少数恶性高血压。慢性肾脏病患者会出现营养不良，颜面眼睑、双下肢水肿甚至全身水肿；有尿素味提示肾衰竭，观察眼结膜、甲床、颜面苍白或萎黄提示贫血。季肋点、上输尿管、中输尿管点、肋脊点、肋腰点压痛提示炎症，慢性肾盂肾炎时腰部及双肾叩击痛可呈阳性。

（三）辅助检查

（1）尿常规检查：多数患者尿镜检异常成间歇性出现，即有时见少量白细胞、红细胞及管型，偶尔有微量蛋白尿，有时尿检无异常，如有蛋白尿则提示肾小球受累。

（2）尿细菌学检查：目前多采用新鲜清洁中段尿培养法。尿细胞培养阳性，菌落计数＞1×10^5/L（10万/ml）即有诊断价值，$10^3\sim10^5$/L[（1万～10万）/ml]

为可疑，应重复培养。若培养为阴性，诊断有怀疑时，需进一步排除多种因素的影响，有一部分患者多次培养均为阴性。

（3）肾功能检查：肾小管功能异常出现较早，表现为低渗尿，低比重尿，尿钠等，尿钾排出增多，肾小管性酸中毒；晚期出现慢性肾衰竭，血尿素氮及肌酐不同程度升高。

（4）膀胱镜检查：膀胱镜检查可能发现在患侧输尿管口有炎症变化，输尿管导管受阻。

（5）肾脏影像检查：肾脏影像检查肾脏放射学检查对慢性肾盂肾炎的诊断意义较大。

（6）同位素肾图检查：分泌段斜率降低，峰顶变钝或增宽而后移；排泄段起始时间延迟，多呈抛物线状曲线。

（7）肾脏超声检查：肾脏超声检查可明确肾脏的大小以及尿路系统有无结石、畸形、肾下垂、肾盂积水等情况。可见肾盂肾盏变形，肾影不规则甚至缩小。

四、类病辨别

1. 下尿路感染

下尿路感染通常是指膀胱炎。主要表现为膀胱刺激征，即尿频、尿急、尿痛，白细胞尿，偶有血尿，膀胱区可有不适。一般无明显全身感染症状及肾区叩痛。

2. 肾、泌尿道结核

肾、泌尿道结核时尿路刺激症状明显，尿沉渣涂片可找到抗酸杆菌（要除外尿垢杆菌污染），尿普通细菌培养阴性而结核杆菌培养阳性，尿亚硝酸还原试验阴性。静脉肾盂造影有时可发现空洞形成和尿路狭窄。

3. 尿道综合征

尿道综合征是一组最常见的与尿感有关的综合征，有明显的尿频、尿急、排尿困难等尿路刺激症状，但无发热、恶心、食欲下降等全身表现及肾区叩痛。中段尿检查白细胞数不增多或稍增多，尿培养多阴性或菌落计数＜ 10^4 /ml。患者多为中年女性，部分有明显精神因素。

五、中医论治

（一）治疗原则

本病本虚标实，虚实夹杂。本虚以肾虚为主，也可见脾虚，标实以湿热、血瘀为主。治疗当分清标本缓急而治之。急性发作期应着重祛邪，治疗同急性肾盂肾炎；慢性期则祛邪与扶正兼顾，补虚与清化湿热并重，佐以活血祛瘀，采取扶正为主、祛邪为次的原则，根据不同情况辨证治之。

（二）分证论治

1. 肾阴不足，湿热留滞证

证候：尿频而短，小便涩痛反复发作；或伴有低热，口干咽燥；或头晕耳鸣，腰膝酸痛。舌质红，苔少或苔黄薄腻，脉细数。

治法：滋阴益肾，清热利湿。

处方：知柏地黄丸加减（知母、黄柏、山药、当归、丹皮、泽泻、生地等）。

加减：尿赤热痛重者加金银花、紫花地丁；阴虚内热加青蒿、地骨皮；腰痛甚者加川断、桑寄生；血尿者加小蓟、白茅根。

2. 肝肾阴虚，湿热内蕴证

证候：腰膝酸软，手足心热，眩晕，乏力，大便秘结。兼有尿频、尿急、尿痛。舌质红，苔薄黄，脉弦细。

治法：清热养阴，解毒通淋。

处方：杞菊地黄丸加减（枸杞、菊花、生地、山茱萸、牡丹皮、山药、茯苓、泽泻等）。

加减：气虚者加黄芪、党参；小便涩热者加蒲公英、紫花地丁；口干明显者加石斛、玄参；血尿者加大、小蓟。

3. 脾肾两虚，湿热未清证

证候：病延日久，反复发作，腰痛绵绵，小便频数遇劳尤甚，纳少倦怠乏力，面色萎黄，颜面下肢肿胀或有浮肿。舌淡红，苔薄白，脉沉细。

治法：健脾补肾，清热通淋。

处方：参苓白术散加减（党参、茯苓、莲子、黄芪、白术、山药、薏苡仁、桔梗等）。

加减：肾阳虚酌加肉桂、仙茅；夹有湿热、浮肿明显者加黄柏、车前子；腰酸痛加狗脊、川断。

4. 气阴两虚，湿热未尽证

证候：病程缠绵，小便频急、淋涩不已，反复发作；或神疲倦怠，少气懒言，面色㿠白，小腹作胀；或手足心热，口干咽燥。舌质红，苔少，脉细数或沉弱。

治法：益气养阴，清热利湿。

处方：保真汤加减（当归、人参、生地、白术、黄芪、茯苓、麦冬、赤芍、甘草、陈皮、厚朴等）。

加减：小便涩痛明显加萹蓄、瞿麦；口干、舌红等阴伤症状明显加女贞子、旱莲草、地骨皮；气虚甚者加用玉屏风散等。

5. 气滞血瘀，湿热留滞证

证候：发作前常有情绪波动，急躁易怒，腰胁刺痛酸胀，少腹胀痛不适，舌紫或舌边有瘀斑，脉细涩。

治法：凉血祛瘀，清利湿热。

处方：桃红四物汤加碱（桃仁、红花、当归、乌药、川楝子、泽兰、香附、石韦等）。

加减：瘀血明显加水蛭；腰痛加杜仲、牛膝等。

（三）中医特色治疗

1. 专方专药

（1）三金片：由金樱根、菝葜、羊开口、金沙藤、积雪草组成。具有清热解毒、利湿通淋、益肾的作用。适用于慢性肾盂肾炎属肾虚下焦湿热者。

（2）清淋合剂：由生地榆、生槐角、半枝莲、蛇舌草、大青叶等组成。具有清热解毒、利湿通淋之功。适用于慢性肾盂肾炎急性发作者。

（3）滋阴通关丸：由知母、黄柏、肉桂组成。具有清下焦蕴热、助膀胱气化之功。适用于慢性肾盂肾炎属热蕴膀胱者。

2. 名老中医经验

（1）张琪宗治疗慢性肾盂肾炎经验：张琪宗认为慢性肾盂肾炎有反复发作、遇劳即发的特点，辨证属中医“劳淋”范畴，病机多为气阴两虚、膀胱湿热为主，久病多见气虚证候。病久伤阴，合之成为气阴两虚为本、膀胱湿热为标，证属虚实夹杂。故治当益气养阴治本，清利解毒治标，标本兼顾，方能合拍。同时认为本病旷日持久，或过用抗生素，或经用中药苦寒之剂治疗，损伤正气，湿热留恋；而易反复发作、缠绵难愈则缘之于气阴两虚，“中气不足，溲便为之变”（《灵枢·口问》），决定了劳淋以表现为气阴两虚证为多。临床可分为气阴两虚兼膀胱湿热、肾阳虚兼膀胱湿热、肾阴虚兼膀胱湿热、肾阴阳两虚兼膀胱湿热、气血瘀滞兼膀胱湿热等不同证型。气阴两虚兼膀胱湿热采用自拟益气解毒饮治疗，组成：黄芪、白茅根各30g，党参20g，石莲子、麦冬、茯苓、车前子、柴胡、地骨皮各15g，甘草10g，蒲公英、白花蛇舌草各50g。

（2）叶任高治疗慢性肾盂肾炎的经验：CPN久病不愈，反复发作，正气虚损，而湿热之邪内侵脏腑，易形成虚实夹杂证。叶氏认为本病多属气阴两虚，膀胱湿热。气阴两虚为本，膀胱湿热为标。故在治法上必须以益气养阴为主，佐以清热解毒之法。方用莲子清心饮、逍遥散加车前子。药用黄芪、党参益气，麦冬、生地养阴，黄芩、地骨皮、地榆、甘草清热，茯苓、车前子导湿热从小便排出，共奏益气养阴、清热利湿之功效。经临床观察，每遇顽固之淋证，应用此法，每每奏效。

3. 针刺疗法

（1）针刺委中、阴谷、照海、太溪、气海、肾俞、中级、关元穴等，每日1次，15天为1个疗程。可调畅气机、补脾肾、清热通淋。

（2）耳针：取肾、脾、膀胱、三焦，用王不留行子贴压耳穴。隔日换1次，左右交替，每天用同侧手按捏十几次，每次2～3min。

4. 食疗

（1）葫芦皮、冬瓜皮、西瓜皮各30g，红枣10g，同放锅内加水约400ml，煎至约 150ml，去渣即成。饮汤，每日 1 剂，适合慢性肾盂肾炎水肿患者。

（2）活鲫鱼 1 ～ 2 条，大米 50g，灯芯花 5 ～ 8 根。上 3 味加水适量，煮成稀粥食用。每日 1 剂，适用于肾盂肾炎下焦湿热者。

（3）鲜茅根 200g，大米 200g。先将茅根洗净，加水适量，煎煮半小时，捞去药渣，再加淘洗的大米，继续煮成粥。分顿 1 日内食用。适用于肾盂肾炎明显血尿、水肿的患者。

六、西医治疗

（一）治疗原则

（1）适当休息，增加营养，以促进全身情况的改善。多饮水，勤排尿，每天需要保持足够液体的摄入。控制血压、血糖，防止电解质紊乱。

（2）去除诱因，防止复发。解除尿路梗阻，纠正尿路畸形，防止尿液反流。积极治疗周围组织慢性感染灶。减少泌尿系器械操作。

（3）抗感染治疗。

（二）常用治法

1. 抗菌治疗

根据尿液细菌培养和抗生素的敏感试验结果，选用最有效和毒性小的抗生素，如氨苄西林、头孢唑林钠等。时间为 1 ～ 2 周，停药 5 天后复查尿培养。如仍有细菌生长，则改用其他敏感抗生素治疗 2 ～ 3 周，反复治疗 2 ～ 3 个疗程。如仍治疗无效，或虽当时见效但复发频繁，宜采用长疗程低剂量抑菌治疗。

2. 抑菌治疗

每晚在临睡前排尿后口服 1 次单剂量抗生素，剂量一般是每天剂量的 1/3 ～ 1/2，连续用药半年～ 2 年。开始治疗时每周复查 1 次尿常规，以后每月复查 1 ～ 2 次，每月复查尿培养 1 次。经过长期抑菌治疗后，临床症状消失，尿菌持续阴性，肾功能良好者，可考虑停药。在抑菌治疗中如发现有其他细菌感染，可根据尿培养选择新的抗生素治疗，待感染控制后再进行长期抑菌治疗。

七、预防与调护

（一）预防

（1）增强人体正气，提高人体免疫能力，及早发现，明确诊断，彻底治愈尿路感染是控制和降低慢性肾盂肾炎发病的关键。

（2）注意休息，避免劳累；畅情志，防止情志内伤、忧思过度气机郁滞，伤及肝脾。

（3）禁食辛辣、肥甘厚味、香燥、煎炸之品，不吸烟、不喝酒。

（4）避免使用肾毒性药物，勿滥用止痛药，尽量避免导尿和不必要的泌尿道器械操作。

（二）调护

（1）急性发作期应卧床休息，恢复期可逐步增加活动。

（2）多饮水，及时排尿。尤其在性生活后，女患者应及时排尿，以冲去进入尿道与膀胱内的细菌。

（3）饮食清淡并富有营养。注意个人卫生，勤刷牙、洗澡。

（4）定期检查，尽早发现病情变化。

八、疗效判定标准

目前尚无统一的慢性肾盂肾炎的疗效评定标准，可参考《中药新药临床研究指导原则》（第 1 辑，1993 年）尿路感染的疗效评定标准。

（1）痊愈：临床症状体征消失，尿常规检查 2 次恢复正常，尿菌阴性，并于第 2、6 周复查尿菌 1 次，均为阴性，为近期治愈；追踪 6 个月无复发者为完全治愈。

（2）显效：临床症状体征消失或基本消失，尿常规正常或接近正常，尿菌阴性。

（3）有效：临床症状体征减轻，尿常规显著改善，尿培养偶有阳性。

（4）无效：症状及尿检改善不明显，尿菌定量检查仍阳性，或于第 2、6 周复查尿菌为阳性。

（达鸿雁）

第十九章

乙型肝炎病毒相关性肾炎

一、概述

（一）西医的定义及流行病学

乙型肝炎病毒相关性肾炎（HBV associated glomerulonephritis，HBV-GN）是指由乙型肝炎病毒感染后造成的免疫损伤引起的肾小球性肾炎。

HBV-GN 的传染源为 HBV 的感染者及病毒携带者。全世界 HBV 携带者约有 2.15 亿，是重要的传染源。普通人口的 HBV 携带率在西欧和美国为 0.1% ～ 1.0%，东欧为 1.0% ～ 5.0%，亚洲为 2.20%。我国为 HBV 感染高发区，人群中 HBsAg 的阳性检出率为 10% ～ 15%。HBV 感染率越高，HBV-GN 的发病率也越高，两者呈正相关。此外，HBV 感染伴发肾小球肾炎的发生率为 6.8% ～ 20%，肾炎患者携带率明显高于普通人群，且亦与人群 HBV 携带率呈正相关。

（二）中医相关的病证

中医学上没有乙肝病毒相关性肾炎的病名，但是根据其临床表现（乏力、食欲减退、腹胀、肝区胀痛、尿血水肿、高血压）以及理化检查（蛋白尿、血尿），可以将 HBV-GN 归属于“水肿”、“尿血”、“胁痛”、“尿浊”等疾病范畴。

二、病因病机

目前认为 HBV-GN 的病位主要在肝、脾、肾，属本虚标实，虚实夹杂之证，本虚为肝肾阴虚，脾肾阳虚；标实主要以湿热疫毒为主。其发病有一定的规律，初期湿热疫毒之邪累及肝肾，中期阴虚生内热或湿热伤及肾络，脾阳虚损累及肾阳，后期则肝肾阴虚伤及阳气，而脾肾阳虚又损及于阴，故形成气阴两虚、阴阳两虚之证，且湿热疫毒贯穿本病始终。病因主要为先天禀赋不足、肝肾阴虚、脾胃虚弱、饮食不洁、外感湿热毒邪等。

三、辨病

（一）症状

1. 泌尿系统

可伴有不同程度的水肿、高血压、腰酸、腰痛。肾功能多正常，但也可能异常，成人肾功能受损比小儿多见。

2. 消化系统症状

临床上患者肝炎症状多较轻微，甚至无症状，可表现为食欲减退、胃肠功能紊乱、厌油、腹胀、肝区胀痛等，晚期可以出现恶心呕吐。

（二）体征

1. 血尿和蛋白尿

儿童患者大多数为镜下血尿，少数人为肉眼血尿。部分人可发展为大量蛋白尿或肾病综合征性蛋白尿，尿中泡沫明显增多。

2. 水肿

一部分儿童和成人可以出现不同程度的水肿，以眼睑和下肢浮肿多见，严重者还可出现胸腔积液和腹水。

3. 高血压

HBV-MN 很少有高血压，但 HBV-MPGN 者有 40% ～ 75% 都有高血压。

4. 肝脾肿大

一部分患者可以出现肝脏肿大，肝区有压痛或者不同程度的叩击痛。肝损害严重或者合并肝硬化时，可以同时扪及肿大的肝脏和脾脏。

5. 贫血面容

HBV-GN 晚期合并肾功能不全时可以出现贫血的相应表现。

（三）辅助检查

1. 尿常规检查

多表现为镜下血尿和蛋白尿。

2. 血清学检查

若患者血清中检测到 HBsAg 和（或）HBeAg，同时伴有补体 C_3、C_4 的降低，应高度怀疑乙肝相关性肾炎，但要确诊该病需做肾组织活检来明确诊断。

3. 肾功能

MGN 很少有肾功能不全，MPGN 大约有 20% 出现肾功能不全。

四、类病辨别

1. 狼疮性肾炎

诊断 HBV-GN 首先要先排除狼疮性肾炎。很多狼疮性肾炎患者行肾组织活检可见 HBsAg 沉积物，与 HBV-GN 的病理相似，但是狼疮性肾炎没有乙型肝炎的临床表现，可以综合其临床表现，以及检测狼疮细胞、抗核抗体、Smith 抗体和肾组织活检加以鉴别。

2. 特发性膜性肾病

特发性膜性肾病多发生于儿童，与儿童乙肝相关性肾炎相类似，但是两者除了在临床表现上相似外，在肾脏病理方面的改变上却有明显的差异。肾活检可以作为两者的鉴别手段。

五、中医论治

（一）治疗原则

HBV-GN 属于本虚标实，虚实夹杂之证，治疗时应注意扶正祛邪，标本兼治。针对标实要清热解毒利湿，针对本虚应补益肝肾，兼以活血化瘀，驱邪利水，总体上要注意辨证与辨病相结合。

（二）分证论治

1. 肝郁脾虚证

证候：两胁胀痛，胸闷心烦，食欲不振，恶心呕吐，神疲乏力，腰酸，全身或下肢浮肿，大便稀溏，小便短赤多泡沫，舌淡苔白或黄腻，脉沉弦。

治法：疏肝解郁，健脾和中。

处方：逍遥散加减（柴胡、当归、白芍、香附、白术、茯苓、生姜皮、陈皮、炒薏仁、焦三仙等）。

加减：胁痛重者加川楝子；水肿者加茯苓皮、车前子；恶心呕吐者加半夏、佩兰、藿香；兼有湿热者加茵陈、栀子。

2. 湿热蕴结证

证候：两胁隐痛，烦躁易怒，口干口苦，纳呆，恶心厌油，上腹胀满，或面目发黄，大便干结或黏滞不爽，小便色黄，或下肢浮肿，形神倦怠，腰酸腿软，舌红苔黄腻，脉弦滑。

治法：清热利湿。

处方：茵陈四苓汤合茵陈蒿汤加减（茵陈、茯苓、猪苓、白术、泽泻、栀子、大黄、虎杖、滑石、车前子等）。

加减：烦躁易怒者加香附、郁金；伴有蛋白尿者加萆薢、蝉衣；伴血尿者加白茅根、小蓟；纳呆者加焦三仙。

3. 脾肾阳虚证

证候：全身浮肿，面色㿠白，腰膝酸软，畏寒肢冷，神疲，纳呆，便溏，小便短少，舌淡胖有齿痕，脉沉细无力或沉迟无力。

治法：温肾健脾，温阳利水。

处方：济生肾气丸加减（肉桂、生地、山萸肉、山药、丹皮、泽泻、茯苓、干姜、巴戟天、肉苁蓉、车前子、木通等）。

加减：水肿甚者加抽葫芦；恶心呕吐者加陈皮、半夏、焦三仙；大便稀溏者加炒白术、炒薏仁。

4. 肝肾阴虚证

证候：胁肋隐痛，腰膝酸软，头晕耳鸣，目睛干涩，心烦失眠，颧红潮热盗汗，或下肢浮肿，小便黄赤或尿血，脉弦细或细数。

治法：滋补肝肾。

处方：六味地黄丸加一贯煎加减（生地、山萸肉、山药、丹皮、泽泻、茯苓、当归、白芍、枸杞、香附、陈皮等）。

加减：眩晕耳鸣者加菊花、天麻；潮热盗汗者加知母、黄柏、女贞子、墨旱莲；大便干结者加何首乌、麻仁。

5. 气阴两虚证

证候：神疲乏力，体虚易感，午后低热或手足心热，口干咽燥，腹胀纳差，全身浮肿或双下肢浮肿，小便黄，舌淡红苔薄，脉沉细或弦细。

治法：健脾益气，滋养肾阴。

处方：参芪地黄汤加减（人参、黄芪、生地、山萸肉、山药、茯苓、丹皮、泽泻等）。

加减：尿血者加白茅根、小蓟；蛋白尿者加萆薢、蝉衣。

6. 气滞血瘀证

证候：病久迁延不愈，胁肋刺痛，面色黧黑，形体消瘦，小便短少，尿色暗红或有泡沫，舌质紫暗有瘀斑瘀点，脉细涩。

治法：理气活血，化瘀行水。

处方：血府逐瘀汤加减（川芎、桃仁、红花、当归、赤芍、生地、丹参、牛膝、枳壳、桔梗、车前子、益母草等）。

加减：全身浮肿者加茯苓皮、泽泻；肝气不舒者加香附、郁金；肝肾阴虚者合用六味地黄丸。

7. 外邪犯肺证

证候：初起颜面浮肿，迅及全身，伴恶风发热、咳喘、腰痛乏力，小便短赤，舌红苔薄白，脉浮数。

治法：疏风解表，宣肺行水。

处方：越婢加术汤加减（麻黄、生姜、生石膏、白术、桂枝、茯苓、车前子、白茅根、荆芥、防风等）。

加减：尿血者加小蓟、侧柏叶；咽喉肿痛者加射干、山豆根。

（三）中医特色治疗

1. 专方专药

（1）蚤蚕汤：蚤休、僵蚕、爵床子、生黄芪、丹参、淫羊藿、蝉蜕、赤芍、香附、甘草。有解毒祛湿、温肾健脾、理气活血之功。

（2）肾炎四味片：主要成分为黄芪、石韦、细梗胡枝子、黄芩。每日 3 次，每次 8 片。有益气摄精、清热解毒的功效。

（3）滋肾清热利湿汤：由女贞子、旱莲草、牛膝、黄柏、苍术、白花蛇舌草、车前草、石韦、萆薢、半枝莲、虎杖组成。日一剂，水煎服，分两次或三次服用。

2. 名老中医经验

（1）唐福安治疗小儿乙肝相关性肾炎：唐老认为乙肝相关性肾炎病位在肝，日久伤及脾肾。其病机为肝失疏泄，湿热留滞于肝，日久入络，湿瘀交阻，血行不畅，肝肾脉络瘀阻，又因为气化不利，水液代谢失常，外溢肌肤，内困中州。此外，湿邪困脾，损伤脾阳，脾失健运，气血生化失常，日久耗气伤阴，累及肾脏，最终导致肝脾肾俱虚。唐老着眼于湿、瘀、虚组方，以解毒祛湿、疏肝活血、健脾温肾为治法，选用白花蛇舌草、虎杖、茵陈、柴胡清热解毒，利尿祛湿，疏肝活血；丹参、丹皮、当归、益母草、广郁金以行气活血，祛瘀生新；重用黄芪、淫羊藿益气健脾，温肾助阳；甘草调和诸药，补益脾胃。湿热蕴结型可酌加田基黄、垂盆草、焦山栀；气滞血瘀型可加三棱、莪术；肝肾阴虚型加枸杞子、女贞子；脾肾阳虚型可以加淮山药、淫羊藿。该方依据患儿年龄可以分成 2 ～ 4 次服用，30 天为 1 个疗程。

（2）支军宏主任治疗乙肝相关性肾炎经验：支军宏主任认为乙肝相关性肾炎的致病内因是正气不足，外因是湿热疫毒，湿热疫毒始终贯穿于整个病程。湿热瘀毒蕴结肝肾是本病的基本病机。该病虚实夹杂，本虚以脾肾为重；标实则以湿热邪毒阻滞三焦气机为著，在病程发展变化过程中，气滞血瘀是其必然结果。邪毒日久不去，耗气伤阴，则终致肝脾肾虚损。因此，本病是由实致虚，实邪与正虚并存，病位主要在肝、脾、肾。临床辨证分为：肝胆湿热型，脾肾阳虚型，肝肾阴虚型，气虚血瘀型。同时，支主任根据现代医学对本病的认识在治疗上常采用清热解毒利湿法、益气健脾补肾法、活血化瘀法来治疗本病。清热解毒利湿，抑制病毒复制始终贯穿于整个疾病的过程。因此，采用抑制乙肝病毒复制药物如虎杖、土茯苓、茵陈、蚤休、贯众、黄柏、黄连、半枝莲、白花蛇舌草等，或佐加活血化瘀的丹参、赤芍、丹皮等中药可以提高临床疗效。此外，黄芪、冬虫夏草、党参、五味子、太子参、阿胶、菟丝子、黄精、巴戟天、淫羊藿等有增强机体免疫功能的作用。

（3）刘云海单方验方：刘云海有单方（基本药物组成：茵陈、贯众、虎杖、寄生、僵蚕各30g，丹参15g，五味子、甘草各10g）治疗乙肝病毒表面抗原HBsAg携带者。其用该单方为主，治疗HBsAg阳性者，转阴率达66.3%。临床上治疗时要注意随症加减化裁。

3. 针刺疗法

（1）针灸治疗：选择肝俞、胆俞、至阳、太冲为主穴，足三里、阳陵泉、翳明为配穴。辨证施治加用其他穴位，如肝区疼痛，主穴加支沟，配穴加太冲；恶心呕吐者，主穴加内关，配穴加天突；失眠者，主穴加三阴交、安眠，配穴加神明；纳差者，主穴加合谷、安眠，配穴加小肠俞、承山；水肿者，主穴加肾俞、太溪、水泉，配穴加血海、三阴交。若患者身体虚弱，可以灸气海、关元，同时按摩小腹。一般两侧穴位同时进针，给予强刺激，但不留针，一般14天为1个疗程，可以根据病情选择疗程，一般患者可以坚持治疗2～3个疗程。

4. 外治

（1）气化失司所导致的尿闭，可以取连根葱（带土不洗）1棵，生姜1块，淡豆豉21粒，食盐2匙，共同捣烂并捏成小饼烘热后敷于肚脐之上，并用纱布固定，一般气透自通，无效即换，要保持按时更换。

（2）桃枝、柳枝、木通、汉椒（去目）、旱莲草、白矾各30g，葱白1把，灯芯草3g，以上各药锉细，加水6000ml煎至3000ml，准备瓷瓶一个，热盛一半药汁外熏肾，周围用棉被围绕，避免外风吹入，良久小便自通。若冷却则更换继续熏蒸，功效更佳。还可以用苦瓜300g，水煎取汁熏洗外阴，治疗小便不通。

5. 食疗

肾虚腰痛者，可以取猪腰两个，洗净，加杜仲30g一起炖煮，熟后食用。

六、西医治疗

（一）治疗原则

目前对于HBV相关性肾炎尚缺乏特效的治疗。治疗原则与一般肾炎相同，降低尿蛋白，保护肾功能及延缓肾脏病进展。

患者要保证适当的休息，避免参加重体力劳动以及剧烈的体育运动。保证足够的营养。

（二）常用治法

1. 水肿

乙肝相关性肾炎在出现全身浮肿，甚至出现胸腔积液、腹水时，可对症加用利尿剂，选用呋塞米20～40mg口服或静脉注射，2次/日，也可以选用螺内酯、氨苯蝶啶。

2. 低蛋白血症

HBV-GN 患者虽然出现低蛋白血症，但是不宜大量补充白蛋白，可以选择定期静脉补充白蛋白，一般每次 10g，每周 1 ～ 2 次。

3. 消化系统功能紊乱

消化不良可以加用猴头菌片、干酵母、木香顺气丸。对于恶心呕吐、厌食油腻、腹胀等症状，可以加服多番立酮、维生素 B_6、甲氧氯普胺等。

4. 感染

如患者合并其他组织的感染，要及时使用有效的抗生素控制感染灶，防止加重肝脏和肾脏的负担。

5. 免疫抑制剂

不主张用免疫抑制剂来治疗本病。如果必须使用该类药物，则应密切监视肝脏病变。

6. 干扰素

α- 干扰素 300wu/m^2，肌内注射，1 次 / 日，疗程为 3 ～ 4 个月。

7. 阿昔洛韦

在治疗乙肝相关性肾炎后可见乙肝病毒复制停止，抗原转阴，大剂量使用时还具有肾毒性。

七、预防与调护

（一）预防

本病的预防重点在于防止感染乙肝病毒发为乙型肝炎，其次在于明确诊断患上乙型肝炎相关性肾炎后防止病情进一步加重。具体的预防措施应从控制传染源、切断传播途径、保护易感人群出发。

（1）保证用血安全。减少不必要的输血。无论大小手术均应严格做到无菌操作，对于医疗器械应及时彻底有效消毒。

（2）对急性期乙肝患者需要做到早诊断、早报告、早隔离诊疗以杜绝传染，隔离期从发病日起至少一个月。要重视母婴传播，切断母婴传播途径，乙肝患者或乙肝病毒携带者孕妇分娩时应采取必要措施，婴儿出生后要为其及时接种乙肝疫苗。

（3）对于从事病房、人工透析或肾脏移植者，需平时注意个人生活及饮食卫生，树立自我防护意识。

（二）调护

（1）饮食：宜食清淡食物，注意食盐和蛋白质的摄入，但要保证所需营养。严禁饮酒。忌吃发物如虾、白带鱼、芋头、竹笋等。

（2）适当休息：避免劳累及做剧烈的体育锻炼，节制房事。

（3）调摄情志：保持心情舒畅，避免情志失常而加重病情。

（4）随时注意小便色、量及泡沫的变化，对于高度浮肿或伴有胸水、腹水的患者，应定期监测体重变化，如果感觉不适，应及时到医院就诊。

八、疗效判定标准

目前暂无权威机构制订的疗效判定标准，临床上以 HBeAg 转阴、血清 HBV-DNA 无复制、24h 尿蛋白定量作为观察疗效的指标。

（胡悦颖）

第二十章

泌尿系统结石

一、概述

（一）西医的定义及流行病学

泌尿系结石（urinary calculi）系指一些晶体物（如钙、草酸、尿酸、胱氨酸等）和有机基质（如基质 A、Tamm-Horsfall 蛋白、酸性黏多糖等）在泌尿系统的异常聚积，是泌尿系的常见病。

泌尿系结石在美国、英国、东南亚和印度等地的发病率十分高。我国江苏、浙江、安徽、河北、广东、广西、四川、贵州等地的发病率也很高。近年来，本病的发病率逐年上升。本病多见于 20 ～ 40 岁青中年，男子的发病率为女子的 4 ～ 5 倍。结石可见于肾、膀胱、输尿管和尿道的任何部位。泌尿系结石主要以肾结石多见，其次还有输尿管、膀胱结石等其他泌尿系统结石。

（二）中医相关的病证

泌尿系结石的常见症状是疼痛、血尿和尿中有砂石。根据其临床表现可隶属于“腰痛”、“血淋”、“石淋”、“腹痛”、“尿血”等范畴。

二、病因病机

本病可由外感湿热、饮食不节、情志失调、禀赋不足或久病劳伤而起。病位在肾、膀胱，涉及肝、脾，肾是本病中心所在，是本虚标实、虚实夹杂的病证。肾者主水，维持机体水液代谢。膀胱者州都之官，有贮尿和排尿功能。两者共司决渎，主水道。石淋多因肾气不足，肾阳受损，下焦湿热蕴结，气滞血瘀所致；肾虚、湿热、气滞、瘀血是关键病理因素。湿热久蕴，熬尿为石，发为石淋；湿邪其性重浊黏滞，易与砂石互结，阻于水道，嵌顿梗阻发为肾积水；砂石阻滞聚结于内，阻碍气机，不通则痛，发为肾绞痛；砂石为有形之物，伤及血络，或气滞化火，灼伤血络，致血溢脉外，发为血尿。因此，湿热蕴结、气滞血瘀为泌尿系结石的主要病机。

三、辨病

（一）症状

泌尿系结石所表现出的临床症状与其结石所在部位、大小、形状、是否并发感染、梗阻有关。大多泌尿系结石可伴见疼痛、血尿、尿闭、尿路感染症状，也有一些患者无明显上述症状或只有轻微肾区不适感。

（1）疼痛：若较大的结石在肾盂或肾盏内摩擦、压迫，甚至引起积水，则患者可感觉患侧或双侧肋脊角、上腹部胀痛或钝痛。若较小的结石随尿液在尿道移动，引起输尿管痉挛，可突发肾绞痛，疼痛感多始于腰背或肋腹部，并可沿下腹部、大腿内侧、外阴部等处放射。还可伴随恶心呕吐、排尿困难、大汗淋漓等症状。疼痛历时数分钟至数小时。若结石移至膀胱，患者则可感觉尿频、尿急、尿痛的尿道刺激征。

（2）血尿：20% ～ 70% 的结石患者排石时会产生镜下血尿或肉眼血尿，多并见疼痛。

（3）无尿：①双侧肾或输尿管结石完全梗阻；②孤立肾的结石梗阻；③患侧肾或输尿管结石梗阻，对侧肾因反射，泌尿功能暂时停止。

（4）尿路感染症状：主要为尿频、尿急、尿痛等膀胱刺激征。

（二）体征

泌尿系结石患者大多数除有患侧肋脊角轻度叩击痛外，其余体征基本正常。在肾绞痛发作时，可出现肋脊角及局部肌肉紧张，可触及肾脏肿大及压痛。而排石过程中，结石阻塞引发刺痛，腰或腹股沟等相应部位会出现痛感。

（三）辅助检查

（1）尿常规：可见镜下血尿，合并感染时出现白细胞。还可发现草酸钙、胱氨酸、磷酸钙结晶。

（2）血液检查：高尿酸血症患者尿酸升高；甲状腺功能亢进患者血钙升高；肾小管酸中毒时血中钾离子会降低，氯离子会升高。

（3）尿细菌培养和药敏试验。

（4）24h 尿液检查：测定尿液中钙、镁、磷、尿酸、草酸钙、胱氨酸、枸橼酸等指标。

（5）影像学检查：B 超、X 线、逆行尿路造影。

四、类病辨别

肾绞痛发作时，应与急性阑尾炎、海绵肾、急性胰腺炎、胆石症、胆囊炎、胆道蛔虫症等进行鉴别。一般急腹症可通过仔细查体，系统的血、尿检查后确诊，不典型的则可通过观察其在急诊观察期内的病情加重与缓解来与结石肾绞痛区分，一般泌尿系结石呈间歇性发作，症状时有缓解，急腹症的疼痛症状多数逐渐加重，很少缓解。女性患者还应与卵巢囊肿蒂扭转、宫外孕等进行鉴别。

五、中医论治

（一）治疗原则

早期实证以清热利湿、理气排石、活血化瘀等治法来排石，久病虚证以健脾益气、温阳补肾为法，扶正祛邪、标本兼顾。

（二）分证论治

1. 湿热蕴结证

证候：腰腹胀痛，甚至放射至会阴、少腹，尿中时有砂石，小便艰涩，或排尿时突然中断，尿频、尿急、尿痛，小便黄或赤，舌红，苔黄腻，脉滑数或弦数。

治法：清热利湿，通淋排石。

处方：三金排石汤加减（金钱草、海金沙、鸡内金、石韦、车前草、牛膝、小蓟、白芍、王不留行、制大黄、甘草等）。

加减：腰腹胀满甚者加大腹皮、延胡索、台乌药、川楝子等理气除胀之品；尿中带血，尿道疼痛则加用小蓟饮子凉血止血；肾绞痛发作可加芍药甘草汤缓急止痛；邪入少阳，症见寒热、口苦、呕恶可加小柴胡汤和解少阳。

2. 气滞血瘀证

证候：腰酸刺痛，发作肾绞痛，疼痛放射至胁肋部、少腹、腰骶部位，尿黄浊涩痛，甚者尿中可见血丝或血块，舌质偏红或暗红，苔薄黄，脉沉弦或沉涩。

治法：活血理气，通淋排石。

处方：当归芍药散合三金汤加减（当归、赤芍、川芎、白术、泽泻、茯苓、石韦、金钱草、海金沙、鸡内金、黄芪、牛膝等）。

加减：腰部刺痛明显加白芍、甘草缓急止痛；气滞明显加青皮、栀子疏肝理气；血尿明显加白茅根、小蓟、大蓟凉血止血；舌质暗红加丹参、红花活血化瘀。

3. 气阴两虚证

证候：石淋日久，神疲乏力，腰膝酸软，口干咽燥，手足心热，尿道灼热涩痛，舌质红或淡红，苔薄黄腻，脉沉细无力。

治法：益气养阴，通淋排石。

处方：益气三金排石汤加减（黄芪、海金沙、鸡内金、金钱草、石韦、萹蓄、瞿麦、生地、白芍、知母、怀牛膝等）。

加减：气虚重者重用黄芪，加用太子参；阴虚重者加用旱莲草、地骨皮；阴虚火旺者可加知母、黄柏。

4. 脾肾两虚证

证候：腰膝酸软无力，食少纳差，神疲体倦，脘腹胀满，四肢不温，畏寒怕冷，小便不利，或手足心热，头晕耳鸣，口干咽燥，舌淡苔薄，脉沉缓，或舌红少苔脉沉细。

治法：补肾健脾，通淋排石。

处方：六味地黄汤合三金排石汤加减（淮山药、山茱萸、泽泻、牡丹皮、生地、茯苓、石韦、金钱草、牛膝、党参等）。

加减：偏脾虚者可加用四君子汤；偏肾阳虚可用金匮肾气丸加减；偏肾阴虚宜用知柏地黄汤加减。

（三）中医特色治疗

1. 专方专药

（1）排石冲剂：成分：金钱草、车前子、石韦、银花藤、徐长卿。功用：利尿通淋排石。服法：每次 10g，逐日 3 次。

（2）石淋通片剂：成分：金钱草。功用：利尿通淋，清热消肿。

（3）通石合剂（云南省中医医院院内制剂）：成分：金钱草、海金沙、鸡内金、石韦等。功用：清热利湿，通淋排石。

2. 名老中医经验

（1）姜寅光教授治疗本病经验：姜寅光等认为粘连的结石多为血瘀所致，治疗静态结石以活血祛瘀为主。常用药物为：川牛膝、桃仁、红花、赤芍、泽兰、益母草、桂枝、乌药、金钱草、石韦、鸡内金、芦根等。

（2）陈以平教授治疗本病经验：陈以平认为结石多由脾肾亏虚、肝气郁结、湿热瘀结于膀胱所致。治法注重清补并重，标本兼顾，治以补肾温阳，活血化瘀，清热利湿。拟方：鹿角霜、淫羊藿、巴戟天、女贞子、旱莲草、杜仲、鸡内金、瞿麦、石韦、冬葵子各 150g，金钱草、海金沙各 300g，桑寄生、滑石、川续断、当归、赤芍、白芍、狗脊各 120g，王不留行、威灵仙、川牛膝各 200g。上述药物制成膏方，按膏方剂型服用。

3. 针刺疗法

（1）结石在发作肾绞痛时，应选取背腧穴及足太阴经穴为主。主穴：肾俞、三焦俞、关元、阴陵泉、三阴交。配穴：有血尿者，加血海、太冲；湿热重者，加委阳、合谷。未发作肾绞痛时，选穴当以腰腹、下肢经穴为主，如足太阴经的肾俞、三焦俞、膀胱俞、大肠俞、志室、委阳、委中等；足太阴脾经的阴陵泉、三阴交等；

足少阴肾经的涌泉、太溪、复溜、京门等；任脉经的气海、关元、中极等。针刺手法或补或泻，因症而异。

（2）耳针：选用肾、输尿管、交感、皮质下、三焦，毫针刺、强刺激。

4. 外治

（1）莴苣菜 1 握，黄柏 100g，两者混合，捣碎成泥，取枣粒大小药丸，以布包之，贴敷于神阙、大肠俞、膀胱俞、小肠俞，每穴一敷，每天一次，适用于膀胱湿热证。

（2）熏洗疗法：瓦松 60g，水煎 100ml，如盆，熏洗少腹及阴器，每天一次，适用于结石并发尿路感染之膀胱湿热证。

5. 食疗

结石患者的饮食原则倾向于低动物蛋白、高维生素的素食。对结石合并痛风者应限制肉类，忌食动物内脏，每日蛋白质摄入量以不超过 90g 为宜；少食菠菜、香菇、菜花，多进食水果。尿液的碱化在尿酸结石的预防和治疗中有重要意义，宜选食碱性蔬菜和水果，使尿液 pH 保持在 6.2 ～ 6.5 的范围内。每日服用 10 ～ 24g 脱脂米糠，连服 4 周～ 2 个月，并把钙摄入量限制在每天 700mg 以内，可利用米糠中含植酸的磷酸盐与钙相结合，使钙的摄入减少。

六、西医治疗

（一）治疗原则

对结石直径小于 1cm、周边光滑、无明显尿流梗阻及感染者，采取对症处理的原则。对肾结石伴发肾绞痛者，应采取解痉止痛、抗炎、补液治疗原则。

（二）常用治法

1. 药物治疗

（1）解痉止痛：常用药物为哌替啶及阿托品，用阿托品 0.5mg 及哌替啶 50 ～ 100mg 肌内注射，口服颠茄片 16mg，一天三次。

（2）抗菌治疗：可以选用磺胺类药物、喹诺酮类、半合成青霉素类，选用一种，连用 7 天后，做尿细菌定量检查。对尿培养有细菌感染者，选用敏感药物（奥复星，灭滴灵）积极抗感染。

2. 手术治疗

（1）体外震波碎石术。

（2）经皮肾镜取石，碎石术。

（3）根据不同病情选用肾盂切开取石术，肾实质切开取石术，肾部分切除术，肾切除术，肾造瘘术和体外肾切开取石术等。

七、预防与调护

（1）控制饮食结构：避免酸性物质摄入过量，加剧酸性体质。饮食的酸碱平衡对于肾病的治疗及并发症的防治是非常重要的一个环节。要多吃富含植物有机活性碱的食品，少吃肉类，多吃蔬菜。

（2）参加运动：适当锻炼身体，可帮助排除体内多余的酸性物质，从而预防肾病的发生。

（3）保持良好的心情：压力过重会导致酸性物质沉积，影响代谢正常进行。适当的调节心情和自身压力可以保持弱碱性体质，从而预防肾病的发生。

（4）生活要规律：生活习惯不规律会加重体质酸化，更易患糖尿病。应当养成良好的生活习惯，保持弱碱性体质。

（5）远离烟、酒：烟、酒都是典型的酸性食品，毫无节制的抽烟喝酒，极易导致人体的酸化，使得肾病有机可乘。

八、疗效判定标准

参考《中医内科病证诊断疗效标准》（1994 年）。

（1）治愈：结石排出，症状、体征消失，腹部平片、B 超检查示结石阴影消失。

（2）好转：症状改善，腹部平片或 B 超示结石缩小或下移，或部分排出，肾积水明显减轻或消失。

（3）未愈：症状无改善，腹部平片、B 超检查结石无变化。

（刘晓萍　谢怡然）

第二十一章

高血压性肾损害

一、概述

（一）西医的定义及流行病学

高血压性肾损害通常是指由原发性高血压所导致的肾脏小动脉或肾实质损害，主要为小动脉性肾硬化。

诊断：

（1）必要条件：①原发性高血压病史数年，一般而言，在出现蛋白尿前多有5年以上持续血压升高史；②有持续性蛋白尿（一般为轻中度）或尿微量白蛋白排泄增加等症状，镜检可有少数红细胞及管型；③可有不同程度心脏肥大；④有视网膜动脉硬化或动脉硬化型视网膜病变；⑤排除原发性和继发性肾小球疾病。

（2）辅助条件：①原发性高血压年龄在35岁以上；②有高血压性左室肥厚、冠心病和心力衰竭；③有脑动脉硬化或脑血管意外史；④血尿酸明显升高；⑤肾小管功能损害先于肾小球功能损害；⑥病程缓慢进展。

（二）中医相关的病证

良性小动脉肾硬化多属中医学“眩晕”、“水肿”范畴。恶性小动脉肾硬化则属于中医学“眩晕”、“水肿”、“关格”范畴。

二、病因病机

高血压性肾损害发病多因肝、脾、肾三脏功能失调所致。病初在肝肾，病久及脾肾。病机关键在于病初阴虚阳亢和痰湿瘀血内阻，病至中后期脾、肝、肾虚为主，兼夹湿浊交阻。

三、辨病

（一）症状

高血压造成的肾脏损害主要表现为蛋白尿和肾功能受损。

（1）蛋白尿：大部分表现为微量白蛋白尿，恶性小动脉肾硬化者尿蛋白定量常较高。

（2）肾功能受损：肾脏血流量（RBF）减少，肾小球滤过率下降，血肌酐升高。晚期阶段表现为夜尿增多等。

（二）体征

（1）贫血：眼结膜、甲床、颜面苍白或萎黄。

（2）浮肿：眼睑浮肿，双下肢可见凹陷性水肿。

（三）辅助检查

（1）血常规：可有轻至中度贫血。

（2）尿常规：可有轻至中度蛋白尿，24h尿蛋白定量多小于1～1.5g，若出现大量蛋白尿，提示可能合并其他肾小球疾病。可见镜下血尿和管型，少见肉眼血尿。

（3）尿酶测定：尿NAG酶和β_2-微球蛋白排出增加。

（4）肾功能检查：可有不同程度肾功能损害。

（5）心电图：可有高血压或冠心病所致心电图改变。

（6）胸部X线片：可有左心室肥大或扩大。

（7）B超：心脏B超可有心室壁肥厚或左心室扩大等心脏形态改变。肾脏B超可有见实质光点增粗，晚期可见双肾体积缩小。

（8）眼底改变：可见眼底动脉硬化表现。

（9）生化检查：测定血浆肾素、血管紧张素、醛固酮、皮质类固醇、儿茶酚胺、血和尿电解质等，以排除内分泌性高血压。

（10）微量白蛋白尿：有助于诊断早期高血压肾损害。

四、类病辨别

（1）慢性肾小球肾炎继发性高血压：多有肾炎病史，尿检异常在先，可见中、重度蛋白尿，伴有尿红细胞及管型、贫血等，眼底病变较轻，少见心脑血管疾病及左心室肥厚等心脏改变。肾脏病理改变以肾小球损害为主。无明显高血压家族史。该病进展较快，预后较差。

（2）肾血管性高血压：高血压起病较急，血压升高明显，降压治疗效果差，上腹部可闻及高调的血管性杂音。一般肾动脉造影可确诊。

五、中医论治

（一）治疗原则

治疗时宜先攻后补，或先补后攻，或寓攻于补，或寓补于攻，根据具体情况辨证施治。邪实为主者以平肝潜阳、化痰除湿、活血泄浊为主，正虚为主者以滋补肝肾、温补脾肾、补益气血为主。

（二）分证论治

高血压性肾损害临床表现出现较晚，故疾病早晚阶段治疗中应有所区别。早期症状不明显，根据素体、舌、脉等表现论治；晚期症状明显者，根据辨证分型论治。

1. 阴虚阳亢证

证候：眩晕，耳鸣，头胀痛，腰膝酸软，心烦易怒，失眠多梦，口苦胁痛，面红目赤，便秘溺赤，遇情志刺激或精神紧张则头痛头晕发作或加重，舌红苔黄，脉弦细数。

治法：滋补肝肾，平肝潜阳。

处方：杞菊地黄汤加减（枸杞、菊花、熟地、山药、山萸肉、茯苓、泽泻、白芍、珍珠母等）。

加减：肝火偏盛加龙胆草、黄芩、夏枯草；肝阳上亢见风动之象者加天麻、钩藤、石决明；阴虚甚者加生地黄、鳖甲、北沙参。

2. 痰浊阻滞证

证候：头晕头重如蒙，胸闷呕恶，纳差多寐，形体偏胖，肢体浮肿，尤以腰以下肿甚，小便不利或浑浊不清，舌淡胖，苔白腻，脉弦滑或沉缓。

治法：燥湿化痰，健运脾胃。

处方：半夏白术天麻汤加减（半夏、白术、天麻、橘红、茯苓、甘草等）。

加减：小便不利加泽泻、薏苡仁、车前子；呕恶甚者加生姜、竹茹；痰郁化火加黄连、大黄、黄芩。

3. 瘀血阻滞证

证候：头晕胀痛，腰痛，午后或夜间明显，小便混浊，神疲健忘，肢体浮肿，舌暗有瘀斑，脉细弱或涩。

治法：活血化瘀，行气利水。

处方：血府逐瘀汤加减（生地黄、当归、川芎、赤芍、牛膝、桔梗、柴胡、枳壳、甘草、桃仁、红花等）。

加减：瘀血严重者加三棱、莪术；痰浊阻滞者加半夏、白术；热象明显者加牡丹皮、黄芩。

4. 气血亏虚证

证候：头晕头痛绵绵，动则加剧，劳累即发，面色苍白，唇甲色淡，发色不泽，视物昏花，心悸少寐，神疲懒言，纳差便溏，小便不利，肢体水肿麻木，筋脉拘急，舌质淡，脉细弱或结代。

治法：补益气血，健脾运胃。

处方：归脾汤加减（远志、当归、甘草、人参、木香、酸枣仁、龙眼肉、茯苓、黄芪、白术等）。

加减：脾胃虚弱明显者加大枣、神曲；脾胃虚寒者加干姜、附子；血虚甚者加熟地黄、阿胶。

5. 脾肾阳虚证

证候：头晕目眩，面色苍白，形寒肢冷，腰膝酸冷，纳少腹胀，恶心呕吐，面浮肢肿，舌淡胖有齿印，苔白厚腻，脉沉迟。

治法：温补脾肾。

处方：实脾饮加减（草果、干姜、巴戟天、淫羊藿、白术、茯苓、党参、木香等）。

加减：浮肿甚者加泽泻、猪苓、车前子；有瘀血加丹参、红花。

（三）中医特色治疗

1. 专方专药

（1）首乌冲剂：由单药何首乌组成，具有补肾润肠之功，能改善高血压早期肾损害患者的血尿蛋白、IgM 的含量，提高内生肌酐清除率。

（2）仙草冲剂：人参、冬虫夏草、黄芪、麦冬、五味子。具有益气养阴补肾功效。可以有效改善患者肾功能、改善肾性贫血、改善脂类代谢。

（3）肾毒清冲剂：党参、黄芪、麦冬、五味子、大黄、竹茹等。具有保肾排毒功效。可改善患者肾功能。

（4）保肾片：党参、桑椹、黄芪、旱莲草、大黄、六月雪等。具有益气健脾、补肾滋阴、化瘀解毒功效。可延缓高血压肾损害进展。

2. 名老中医经验

（1）段洪光以下虚上实立论施治：上实是指肝火上炎，肝阳上亢，肝阳挟风，气血上行，见头重脚轻，烦躁面赤；下虚是指肾水不足，水不涵木，木失濡养，而见肝阳偏盛，虚火上炎。其病因多与痰、火、风、虚、七情相关。临床中高血压用药规律：①滋养肝肾：桑寄生、杜仲、枸杞、龟板、白芍、牛膝、何首乌；②强壮补益：党参、黄芪、麦冬、桑寄生、当归、白芍、桂圆；③平肝潜阳：石决明、龙骨、代赭石；④清肝息风：天麻、钩藤、僵蚕、夏枯草、羚羊角、蒺藜、菊花、防风、全虫、桑叶；⑤降火凉血：黄芩、黄连、牡丹皮、生石膏、连翘、龙胆草、栀子、玄参；⑥涤痰：胆南星、天竺黄、半夏、桔梗、陈皮、前胡、杏仁、竹沥；⑦镇静安神：

酸枣仁、茯神、柏子仁、牡蛎；⑧润肠通便：枳实、麻仁、大黄、玄明粉、当归、肉苁蓉；⑨通经活络：桃仁、红花、川芎、丹参、归尾、郁金、橘络。

（2）杨霓芝补肝肾活血法辨治肾硬化症：良性小动脉肾硬化患者多见于60岁以上的中老年人，中医认为“年四十而肾气自半也”，年老体弱，肾阴亏耗，肝失所养则肝阴不足，肝肾阴虚，肾失封藏，精微下泄而见蛋白尿，同时多兼有头晕眼花、耳鸣、腰膝酸软等症状。故肝肾亏虚是论治的要点。另外，本病病程长，久病多瘀，结合临床症状，如患者多有面色晦暗，舌质暗，兼有瘀斑，舌下络脉纡曲等瘀血内阻表现。因此，本病的治疗应以补益肝肾为主，同时兼活血化瘀，以六味地黄丸为主方，酌加丹参、桃仁、三七、红花等活血化瘀之品。

（4）叶任高治疗高血压肾病经验：高血压性肾病是脏器功能失调，阴阳失衡而出现肝风内动、痰湿内蕴、瘀血阻滞等虚中夹实、虚实夹杂的病理过程。治疗原则是补虚泻实、调和阴阳。标实者重肝，本虚者重肾。阴虚阳亢为临床基本证型，常有头晕耳鸣、腰膝酸软、面色潮红、急躁易怒等临床表现。治则：滋阴潜阳。基本方：生地20g，生牡蛎25g，丹参15g，牛膝9g，菊花9g。伴眩晕重者，面部或肢体浮肿，胸闷恶心，苔白腻者，属浊邪内盛，痰浊阻窍，可以加用胆南星12g，石菖蒲15g。病久瘀血内阻明显者，加用川芎10g，益母草30g，红花6g等。

3. 针刺疗法

（1）针刺曲池、足三里、三阴交、太冲、合谷。头晕者加印堂、百会；失眠者加神门、心俞；心悸者加内关；水肿者加水分、中极。每日一次，每穴留针20min，10次为1个疗程。

（2）耳针：取降压沟、脑干、内分泌、肾、神门、眼、心，用王不留行子或莱菔子贴压，或用埋针法。每日按压2～3次，每次2～3min，10天为1个疗程。

（3）梅花针疗法：每日轻叩头部、脊柱两侧、任脉，每次15min，每日一次或隔日一次。10次为1个疗程。

4. 外治

（1）吴茱萸、附子、干姜、甘遂、芫花、大戟，适量捣烂，加冰片10g，调匀如膏状。每日贴涌泉、神阙等穴位。20天为1个疗程。

（2）中药浴足：伸筋草、鸡血藤、桂枝、路路通、川芎、牛膝等。功效：活血通络。适用于经络瘀阻者。

5. 食疗

蒸芹菜：鲜芹菜适量，切成2cm的细段，洗净晾干，与适量面粉搅拌，上笼蒸15min，倒入盆内趁热搅拌，加入适量食盐、香油、蒜汁，调匀即可食用。功效：清热平肝，镇静利尿。适用于高血压病肝阳上亢表现者。

六、西医治疗

（一）治疗原则

（1）控制高血压：积极有效的治疗和控制高血压，是避免和减轻靶器官损害的根本措施。建议控制血压目标值为小于 130/80mmHg。

（2）正确的血压监测：24h 动态血压监测能够避免白大衣高血压等情况，更好地反应真实的血压水平，并且可以研究血压节律与预后的关系。

（二）常用治法

药物治疗：血管紧张素转换酶抑制剂（ACEI）和血管紧张素受体拮抗剂（ARB）是高血压肾损害的首选治疗药物。该类药物不仅有降压作用，还有非血压依赖性的肾脏、心脏保护作用。血压控制不理想时，可以联合利尿剂、β- 肾上腺受体阻滞剂或钙通道阻滞剂。总之，血压达标是第一位的。

七、预防与调护

（一）预防

（1）饮食应清淡，低盐饮食。禁食辛辣、肥甘厚味、香燥、煎炸之品，不吸烟、限酒。

（2）勿劳累，避风寒，防感冒，畅情志。

（3）避免使用肾毒性药物。

（二）调护

（1）饮食清淡并富有营养，忌食动物脂肪。

（2）注意防寒保暖，随天气变化增减衣物，防止感冒。

（3）适当锻炼以增强体质，如柔软体操、太极拳等；肥胖者应减轻体重。

（4）避免劳累。

（5）定期检查，尽早发现病情变化。

八、疗效判定标准

目前尚无公认的学术权威机构制定的疗效判定标准。

（李红帅）

第二十二章

囊肿性肾脏病

第一节　肾囊肿

一、概述

（一）西医的定义及流行病学

肾囊肿是指在肾脏内出现一个或两个以上内含尿样液体或半固体物质的封闭囊腔，是临床常见的一种肾脏疾病。其中以单纯性肾囊肿（simple renal cysts）最常见，其次是多囊肾病，后者病变广泛，并可影响肾功能。本节主要介绍单纯性肾囊肿。

本病 30 ～ 60 岁人群多发，无明显遗传因素及其他先天性异常，据报告 50 岁以上成年人半数有单纯性肾囊肿，男女发病比例为 2 ： 1，左右侧发病相似。

（二）中医相关的病证

本病中医无相应病名，根据其主要临床表现，可归属于“积聚”、“腰痛”、“尿血”、“虚劳”等范畴。

二、病因病机

本病的病因病机主要为：湿热之邪蕴结，阻滞下焦；肝失调达，气郁痞结；瘀血停滞，肾络闭阻；肝肾阴虚，血热妄行；脾肾气虚，瘀湿互结。以上诸邪互相影响，终致积聚形成于腰肾部位。

本病病变部位在肾，常波及肝、脾等脏，且以肝、脾、肾三脏同病较多见。病变早期多以邪实为主，病久常虚实夹杂。病机特点为本虚标实，虚实夹杂。

三、辨病

（一）症状

单纯性肾囊肿一般没有症状，当囊肿压迫引起血管闭塞或尿路梗阻时可出现以下相应表现。

（1）腰腹部胀痛：增大的局部累及肾包膜故出现腰腹部胀痛。

（2）排尿困难尿量改变：较大的囊肿压迫膀胱时会出现排尿困难尿量改变。

（3）血尿、蛋白尿：可表现为镜下血尿或无痛性肉眼血尿。蛋白尿一般量不多。

（4）尿路感染。

（5）肾功能减退。

（二）体征

较大的囊肿在为患者做体检时可触及，囊肿呈囊性感且具有一定的光滑度。

（三）辅助检查

（1）B 超或 CT 检查：是目前主要的诊断手段。

（2）断层尿路造影：为发现肾脏肿物的基本方法。单纯肾囊肿仅 1% ～ 2% 有钙化。

（3）静脉肾盂造影（IVP）：能显示囊肿压迫肾实质或输尿管的程度。

四、类病辨别

（1）常染色体显性遗传型多囊肾（autosomal dominant polycystic kidney disease，ADPKD）：主要病理表现为肾皮质、髓质布满多个液性囊肿，囊肿进行性长大，最终破坏肾脏结构和功能。有明确的 ADPKD 家族史。有多囊肝、腹部疝、胰腺囊肿、精索囊肿等系统性表现。

（2）获得性肾囊肿：常见于肾衰竭长期血透患者，透析时间较长（常大于 10 年），无家族史。

（3）囊肿性肾发育不良：一种先天性疾病，80% 多为单侧病变，B 超检查有助于鉴别。

五、中医论治

（一）治疗原则

本病的治疗应根据疾病的不同阶段以及病情的虚实具体论治，做到泄实勿忘其虚，补虚兼顾其实。在疾病末期，更应该遵循《素问·六元正纪大论》“大积大聚，其可凡也，衰其大半而止”的原则。

（二）分证论治

1. 湿热蕴结证

证候：腰膝酸痛，腹部胀满不适，肉眼或镜下血尿，纳食减少，恶心呕吐，胸脘痞闷，大便干结，舌苔厚腻，脉滑数。

治法：清热利湿。

处方：连翘八正散（连翘、车前子、瞿麦、滑石、山栀子仁、甘草、木通、大黄）。

加减：血尿甚者加白茅根、小蓟、蒲黄；腰膝酸软甚者加杜仲、黄精、芡实、莲米；恶心呕吐甚者合用黄连温胆汤。

2. 肝郁气滞证

证候：胁下痞块，或聚或散，时觉胀痛或刺痛，每因情志不遂而加重，烦躁易怒，眩晕耳鸣，小便量少，舌质暗，脉弦。

治法：疏肝理气。

处方：柴胡疏肝散合失笑汤（陈皮、柴胡、川芎、香附、枳壳、芍药、甘草、五灵脂、蒲黄）。

加减：尿少者加茯苓、泽泻；腹胀甚者加木香、砂仁。

3. 瘀血痹阻证

证候：腰腹疼痛剧烈，痛有定处，尿中带血，眩晕头痛，面唇色紫暗。舌有瘀斑或瘀点，脉弦涩或细涩。

治法：活血化瘀。

处方：血府逐瘀汤（桃仁、红花、当归、生地、川芎、赤芍、牛膝、桔梗、柴胡、枳壳、甘草）。

加减：寒凝者加附子、桂枝；骨蒸劳热、肌肤甲错者加丹皮、知母、黄柏。

4. 肝肾阴虚证

证候：胁肋少腹疼痛，眩晕耳鸣，双目干涩，五心烦热，盗汗，尿中带血，舌红少苔，脉细数。

治法：滋养肝肾。

处方：二至丸或六味地黄丸（女贞子、旱莲草、熟地、山萸肉、干山药、泽泻、牡丹皮、茯苓）。

加减：失眠多梦者加酸枣仁、夜交藤。

5. 脾肾气虚证

证候：少气乏力，面色少华，唇甲苍白，形寒腹胀，纳差，神疲腰酸，不思饮食，烦恶呕吐，尿血色淡，舌淡苔白，脉沉迟。

治法：补肾健脾。

处方：黄芪六君子汤（黄芪、陈皮、半夏、人参、白术、茯苓、甘草）。

加减：寒凝者加附子、桂枝；腰膝酸软甚者加杜仲、黄精、芡实、莲米。

（三）中医特色治疗

1. 专方专药

（1）血尿安胶囊：清热利湿，凉血止血。适用于血尿为主的患者。

（2）泌淋清胶囊：清热解毒，利尿通淋。适用于小便不利、淋漓涩痛为主的患者。

（3）参苓白术丸：适用于脾虚为主的患者。

2. 名老中医经验

（1）毛永业治疗本病的经验：毛永业选用水蛭皂荚散（水蛭、皂荚等量研末温开水送服，日二次）治疗本病。水蛭破瘀散结、通络利水，皂荚祛除胶着之顽疾，两者相佐，既破瘀血，又祛顽疾，切中病情，每获良效。

（2）张天治疗本病的经验：张天在肾囊肿的治疗中以扶正祛邪、活血化瘀、消瘀散结为原则。扶正活血、消癥导石的基本方为：桃仁 15g，党参 15g，莪术 9g，三棱 9g，䗪蛰虫 6g，蜂房 10g，大黄 10g，金钱草 10g，熟地 12g；祛瘀降浊、活血消瘀的基本方为：大黄 10g，车前子 10g，生地 10g，黄芩 10g，三棱 9g，莪术 9g，白芍 15g，桂枝 15g，䗪蛰虫 6g。

六、西医治疗

本病多无症状，对肾脏功能和周围组织影响不大，而且生长缓慢，一般不需要治疗，但需每隔半年或一年定期复查尿常规、肾功能。如囊肿体积较大，超过 5cm 或产生周围组织压迫症状，则需要在 B 超下行囊液抽吸术并囊内注射硬化剂。若囊肿体大于 10cm，则需行外科手术治疗。

七、预防与调护

饮食清淡并富有营养，避免食用辛辣、海鲜、牛奶等。注意防寒保暖，随天气变化增减衣物，防止感冒。避免剧烈运动及碰撞。定期检查，尽早发现病情变化。

八、疗效判定标准

肾囊肿目前尚无学术性权威机构制定的疗效判定标准。

（王东红　顾　林）

第二节　多囊肾

一、概述

（一）西医的定义及流行病学

多囊肾病（PKD）是人类常见的单基因遗传性肾脏疾病，是肾脏皮质和髓质出现多个囊肿的一种遗传性肾脏疾病。其特点是双侧肾脏有多个囊肿，致使肾脏体积增大而其功能性肾组织减少。其又名 Potter（Ⅰ）综合征、Perlmann 综合征、先天性肾囊肿瘤病、囊胞肾、双侧肾发育不全综合征、肾脏良性多房性囊瘤。PKD 按遗传方式可分为：①常染色体显性遗传型多囊肾病（ADPKD），一般到成年才出现症状，故又称成人型多囊肾；②常染色体隐性遗传型多囊肾病（ARPKD），一般在婴儿期即表现明显，又称婴儿型多囊肾。ADPKD 与 ARPKD 发病率分别为 1/1000 ～ 1/500 和 1/40 000 ～ 1/10 000。我国约有 150 万 ADPKD 患者。据欧美统计每 200 ～ 1000 人中有 1 人患 ADPKD，为人类发病率最高的重要的遗传病之一。

（二）中医相关的病证

中医学中没有确切的 PKD 病名，根据其主要临床表现（腰痛、尿血、腹部肿块）及理化检查（镜下血尿、蛋白尿），可归属于“腰痛”、“血淋”、“肾胀”、“积聚”、“痰核”、“癥瘕”、“虚劳”、“关格”等范畴。

二、病因病机

《内经》中形成了寒邪外侵及内伤郁怒以致“血气滞留”、“津被涩渗”，着而不去，渐结成积的认识。《景岳全书》曰：“积聚之病，凡饮食、血气、风寒之属皆能致之。”大凡积聚之病皆外感内伤导致脏腑亏虚，气血凝滞而成。综观内因肾气亏虚，气化失司，水湿内蕴；气难化精血，气不行津，则气血运行不畅，瘀血内阻，水瘀交结，发为积聚。外由于劳倦太过、饮食不调，伤及脾气，气虚不摄。脾肾俱虚，调养不当致湿浊内停。

三、辨病

（一）症状

本病幼时肾大小形态正常或略大，无明显体征，多数病例到 40 ～ 50 岁时肾体积增长到相当程度才出现症状，可出现慢性面容、贫血、水肿；中晚期肾脏肿大明显，可伴有肝肿大，呈囊性。临床主要表现为两侧肾肿大、肾区疼痛、血尿及高血压等。

（二）体征

（1）腰腹部疼痛。

（2）腹部肿物。

（3）血尿：常伴有白细胞尿及蛋白尿，尿蛋白一般不超过 1.0g/d。

（4）高血压。

（5）膀胱刺激征。

（6）憩室和胃肠综合征。

（三）辅助检查

（1）尿常规：中晚期时常有脓尿、血尿、蛋白尿、管型尿。

（2）尿渗透压测定：病变早期仅几个囊肿时，就可出现肾浓缩功能受损表现。肾浓缩功能下降先于肾小球滤过率降低。

（3）血液检查：伴感染时血白细胞、中性分类增高。晚期血肌酐进行性升高。

（4）KUB 平片、IVP、B 超、CT 和 MRI。

四、类病辨别

（一）ADPKD 鉴别诊断

本病须与单纯性肾囊肿、孤立性多房囊肿等多发性单纯囊肿，肾结核，肾肿瘤，肾盂积水，慢性肾炎，肾盂肾炎以及腹腔内其他器官囊肿等鉴别。发生血尿者须与新生物、肾结石等可引起血尿的其他疾病进行鉴别。

（二）ARPKD 鉴别诊断

（1）双肾积水（由先天性疾患或后天性输尿管梗阻所致）：可出现双侧胁腹部包块并有肾功能受损的表现。但肾盂静脉造影及超声检查将显示这些表现与多囊肾有很明显的不同。

（2）双侧肾肿瘤：本病罕见，但在尿路造影片中可与多囊肾非常相像。肿瘤常只局限于肾脏的某一部分，而多囊肾之囊肿则满布整个肾脏。CT 或肾血管造影可用来鉴别这两种疾病，闪烁扫描或超声检查亦有助于鉴别诊断。

（3）单纯性肾囊肿：通常为单侧单发，肾功能正常，呈良性经过，通常不需要治疗。尿路造影可显示为单一病损，而多囊肾则是双侧且为多发的病损。

五、中医论治

（一）治疗原则

中医治疗以温肾利水、行气活血为大法，佐以益气健脾、滋养肾阴、通腑泄浊、清热解毒等。但在临床治疗上应把握以下原则：治本应补肾、温而勿忘清、利而须顾阴、行气重活血、尿血勿固涩、权衡缓与急。

（二）分证论治

1. 脾肾阳虚，湿瘀互阻证

证候：面色㿠白，畏寒肢冷，腹有肿块拒按，尿少水肿，纳差便溏，舌淡暗有瘀点，苔白滑或白腻，脉沉迟无力。

治法：温阳活血利水。

处方：济生肾气汤加减（熟地、山药、川、怀牛膝、山萸肉、丹皮、肉桂、制附片、泽泻、茯苓、车前子、王不留行、益母草、红花、砂仁、炮山甲）。

加减：气虚下陷伴少腹坠胀者可加升麻、柴胡、党参；畏寒、泄泻者可加桂枝、肉苁蓉；肾虚尿频者加莲子、芡实。若兼脾虚气滞，脘闷便溏者可加砂仁、木香、陈皮、山药、建曲、莲肉之品健脾理气；食滞不化，或食后腹胀者可加山楂、鸡内金、谷麦芽消导助运。

2. 肝肾阴虚证

证候：五心烦热，腰膝酸痛，头晕耳鸣，面色潮红，双目干涩，盗汗，尿中带血，胁肋少腹胀痛，或触到痞块，口苦咽干，便秘，舌红苔黄而干，脉细数而弦。

治法：滋养肝肾。

处方：人参鳖甲煎丸加减（党参、鳖甲、地黄、地鳖虫、桃仁、红花、赤芍、丹参、三棱、莪术、柴胡、香附、车前子、大黄、蜂房、桂枝）。

加减：本证于服药间歇期也可以丸图治，也可间服八珍汤或十全大补丸之类虚实并调；头晕血虚者加当归、阿胶、川芎、白芍；肝阳偏亢者加地黄、枸杞、五味子、女贞子、菊花；潮热盗汗明显者加地骨皮、白薇清退虚热。

3. 血络痹阻证

证候：腰酸剧痛，状如针刺，痛有定处，尿中带血，头目眩晕，面或唇紫暗，舌有瘀斑或瘀点，脉细涩或弦涩。

治法：活血通络。

处方：血府逐瘀汤加减（当归尾、生地、桃仁、红花、枳壳、柴胡、川牛膝、怀牛膝、川芎、赤芍、白芍、白茅根）。

加减：排尿灼热者加生地、玄参、蒲黄；尿痛明显者加蒲黄、延胡索；尿血且尿浊者加三棱、莪术、仙鹤草、王不留行、全蝎。

4. 湿热蕴结下焦证

证候：腰酸痛，肉眼或镜下血尿，腹部胀闷不适或按之痞块，肿而不坚，纳食减少，恶心呕吐，胸脘痞闷，眼睑或下肢浮肿，大便干结，尿频急痛，苔黄腻，脉滑数。

治法：清利湿热。

处方：八正散加减（通草、灯芯草、车前子、萹蓄、瞿麦、制大黄、栀子、生甘草梢、滑石、广木香、川牛膝、怀牛膝、泽兰叶）。

加减：纳差明显者加白蔻仁、砂仁、白术；排尿中断或有结石者加海金沙、鸡内金、金钱草、石韦、枳壳。

5. 湿热中阻证

证候：呕恶频频纳呆食减，面色萎黄无华，乏力腰酸，心悸，大便偏干，尿少水肿，腹内结块，口苦口黏，头目眩晕，皮肤瘙痒，舌红、苔青腻而干，脉滑数无力。

治法：清化湿热，活血通络，兼气阴双补。

处方：黄连温胆汤、当归芍药散、生脉饮加减（黄连、姜半夏、陈皮、川芎、白术、麦冬、五味子、竹茹、当归尾、茯苓、枳实、赤芍、泽泻、西洋参、生甘草、生姜片、制大黄、鸡内金）。

加减：四肢痿软无力或麻木微肿者加木瓜、木防己、薏苡仁、山药；头晕恶心者加藿香、陈皮、半夏、黄连、木香。

（三）中医特色治疗

1. 专方专药

（1）叶任高治疗PKD经验方（肾衰方加减）：党参、麦冬、丹参、当归、赤芍、大黄、白术、生牡蛎、三棱、莪术。

（2）王锋经验方（大黄棱莪汤）：大黄、丹参、三棱、莪术、全蝎、穿山甲、党参。

（3）邹云翔经验自拟方：羚羊角粉、石决明、杭菊花、白蒺藜、生地、磁石、茯苓、佛手、核桃肉、明天麻、红花、桃仁、杜仲、狗脊、制首乌、黑芝麻、陈皮、生甘草。

（4）水蛭皂荚散：水蛭、皂荚，研粉混匀，每次口服3g，每天2次，温开水送服，3个月为1个疗程。水蛭能破瘀散结，通络利水。

2. 名老中医经验

（1）陆鸿滨治疗晚期PKD经验：陆鸿滨认为ADPKD晚期的肾脏形似中医的“巢囊痞块”，属于痰病，临床中以健脾化痰为大法，通过健脾化痰干扰囊肿内液体的生成，以延缓ADPKD进展。方选用二陈汤和二术丸合方加减。组方为：法夏、陈皮、茯苓、甘草、白术、苍术、香附、郁金、鸡内金、白芥子、莱菔子。同时遵循中医“治痰忌利”的原则，忌用通淋药和利尿药（西药）。当ADPKD合并肾结石时，特别是尿酸结石时采用柴胡疏肝散加郁金、莱菔子以取代利尿通淋排石。

提出不用活血化瘀药为好，一是预防囊肿出血，二是抑制血管生成。此外“慢性肾衰慎用温补”。

（2）颜正华治疗PKD临床经验：颜正华认为，PKD为患者宿患，日久必伤肾致瘀；肾虚不化水湿，遂致囊中积水；积水盈满，撑坠肾脏，牵拉背部经脉，故见腰沉胀不适，上及于背，平卧加重。治当从化瘀、利水、强腰两方面入手才能取效。据此，颜正华断证属肾虚瘀滞，水湿内停。治以化瘀利水消肿，补肾强腰。方用丹参30g，赤芍10g，当归6g，牛膝15g，益母草20g，茯苓20g，泽泻10g，车前子15g（包），桑寄生30g，川续断15g，杜仲10g。用丹参、赤芍、当归活血化瘀，次用益母草、牛膝化瘀利水，茯苓、泽泻、车前子利水消肿，桑寄生、川续断、杜仲合牛膝补肾强腰。

（3）邹云翔教授治疗PKD经验：邹云翔教授认为多囊肾乃先天禀赋不足，肾气衰微，作强失职，恶血内阻，治当从益肾气按恶血着手。多囊肾肾衰竭患者，使用大剂之活血化瘀药，红花用至30g，恶血得去。待病情稳定后，采用两补一攻之法（即补两天，攻一天），以巩固疗效。

3. 针刺疗法

治疗肾虚：取主穴有肾俞、命门、太溪、足三里、三阴交，辅穴可选腰眼、志室等。操作方法：先快速刺肾俞，提插用补法，针感向下或向腹部放射为佳，再在穴位周围斜刺，平刺4～6根针，有针感即可。留针30分钟，主针用艾灸七壮，用补法刺足三里、三阴交等。如针刺不便可温灸代之。7天为1个疗程，每疗程间隔3天。

治疗脾虚湿阻：取主穴有足三里、中脘、丰隆、阳陵泉，辅穴可选水道、天枢等。方法同上。

治疗头痛：内伤实证可选百会、头维、风池、太冲、太溪，毫针以泻法；内伤虚证可选百会、风池、足三里、三阴交、肝俞，毫针以补法。1～2天一次。

4. 外治

（1）中药肾区渗透治疗：将中药白附片、川芎、吴茱萸、益智仁、威灵仙、沉香各15～20g，冰片、人工麝香1～5g等药粉碎经微细化处理，装入12cm×18cm纱布袋中，取2袋备用。将中药灵芝、冬虫夏草、蜈蚣、乌鞘蛇、地龙、透骨草等药3～12g浸煮为液体约120ml，分成2份，分别浸入2袋药粉中，再用食用醋充分浸泡2袋药。而后外敷在两侧肾区皮肤上，把药物导入仪两电极板紧敷于被2次浸泡透的药袋外，低频脉冲（100～300Hz）红外热线（40～43），人平卧床上做治疗，每次45min，2次/天。

（2）中药浴足：车前子30g，浮萍（干品100g），生姜30g。上药加清水1.5L，煎沸10 min后，将药液倒入脚盆内，浸泡双足。每日1～2次，每次30min。适用于PKD患者肾功能损害，下肢出现水肿者。

（3）中药保留灌肠和中药结肠透析疗法：方药：生大黄15g，煅牡蛎20g，蒲公英20g，煅龙骨20g，红藤20g，附片10g，白芍20g，丹参20g。上述药物剂量为1次灌肠量。用法：水煎后，取汁400ml左右，待温后灌肠，每天1～2次。

六、西医治疗

（一）治疗原则

临床上以分期治疗保护肾功能、防治并发症为原则。主要是控制血压和感染，延缓肾衰竭的进展。对不宜手术的患者给予对症治疗，肾功能不全患者处理与慢性肾衰竭的治疗相同，肾绞痛发作可用各种镇痛药，并发感染时用抗生素治疗。

（二）常用治法

1. 药物治疗

（1）抗高血压治疗：血管紧张素转换酶抑制剂（ACEI）应属首选。国内常用的依那普利、贝那普利、培哚普利。福辛普利可经肝、肾双向清除。其他降压药如钙离子通道拮抗药、β受体阻断剂及血管扩张药均可使用，或与ACEI联合应用。

（2）防治尿路感染及肾结石治疗并发的急性肾盂肾炎：抗菌药物应选用易进入囊肿腔内的药物，如大环内酯类抗生素、磺胺甲恶唑/甲氧卡啶（SMZ-TMP）及喹诺酮类。如系近端小管的囊肿常选用青霉素类和头孢菌素类。

2. 手术治疗

（1）进入终末期肾衰竭时，必要时透析和肾移植。

（2）合并上尿路较大结石治疗，如超声碎石或手术取石。

（3）治疗囊内出血或梗阻时出现的血尿，严重者应考虑手术治疗。

（4）囊肿去顶减压术。

七、预防与调护

PKD具有遗传性，遗传咨询有助于预防发生多囊肾。如出现腰痛、腹部包块、血尿、高血压、肾功能损害等征象，提倡“三早”，即早期发现、早期诊断和早期治疗。近年通过遗传病学的深入研究，经阴道吸取绒毛膜的绒毛标本通过特殊的DNA探针进行DNA分析，对成人型多囊肾可正确做出产前诊断，从而可考虑及早终止妊娠。采用DNA探针，不但在产前可检出成人型多囊肾，且于出生后或对成人也能将成人型多囊肾与其他肾囊性病相鉴别。

患者应避免近身接触性活动，尤其是碰撞、挤压，以防囊肿破裂；积极预防尿路感染，洗澡应淋浴，性生活卫生防范，忌憋尿；积极控制高血压、戒烟酒；饮食以清淡为宜，如限制钠盐的摄入，肾功能不全或发生尿毒症者还应注意不吃豆类及其制品、限制动物类高蛋白食品；注意休息，保持心情舒畅和乐观向上的情绪；适当锻炼，增强体质，预防感冒。此外，PKD 患者应定期检查，及早发现病情变化，科学用药，尽量延长患者正常生存期。

八、疗效判定标准

目前尚无权威机构制定的疗效判定标准。

（兰一天　张坤扬）

第二十三章

遗传性与先天性肾脏病疾病

第一节　Alport 综合征

一、概述

（一）西医的定义及流行病学

Alport 综合征（Alport syndrome，AS）又称遗传性肾炎，是一种以进行性肾功能减退和肾小球基膜结构异常伴神经性耳聋和眼病为临床特征的遗传性肾病。

本病主要遗传方式是 X- 连锁显性遗传，遗传与性别有关，母病传子也传女，父病传女不传子。其多在 10 岁前发病，血尿（变形红细胞血尿）为突出和首发表现，多在非特异性上呼吸道感染、劳累或妊娠后加重。肾功能呈慢性进行性损害，男性尤为突出，常在 20 ～ 30 岁时进入终末期肾衰竭。常伴高频性神经性耳聋。10% ～ 20% 的患者有眼部病变。

Alport 综合征并非罕见，尤其近 10 年来随着肾病基因诊断技术的提高及对该病的重视，临床报道逐渐增多。据文献报道 AS 发病率为 1 ：（5000 ～ 10 000），在肾小球疾病中约占 2%，在小儿慢性肾衰竭病例中约占 3%，在肾移植病例中约占 2.3%，在终末期肾衰竭患者中约占 5%，在成人肾活检中占 0.3%，而在儿童肾活检中占 1.7% ～ 2.5%。

（二）中医相关病证

本病与祖国医学的“尿血”、“尿浊”、“耳聋”、“视瞻昏缈”、“腰痛”等病相关。

二、病因病机

本病的发生主要由于“先天不足、邪热及肾”所致。肾为先天之本，先天不足则肾精亏虚，阴精不足则虚热内生，热灼络脉而见溺血；因病于先天，多呈长期及反复发作，日久失血于溲，肝血亏虚无以化生肾精，则肾精愈益亏乏，腰为肾之府，见腰痛经久不愈。肾开窍于耳，日久故见耳鸣、耳聋。肝肾之精血不能上承充养于目则病视瞻昏渺，若兼外邪侵袭，则入里易从化热，邪热下迫膀胱故见尿频、尿急，尿道涩痛而见血尿，病为“血淋”。本病总由肾精亏虚所致，阴虚内热，病机多虚多热。

三、辨病

（一）症状

（1）血尿（变形红细胞血尿）：为突出和首发表现。在非特异性上呼吸道感染、劳累或妊娠后加重。

（2）耳聋：为高频性神经性。一般为双侧性神经性耳聋（初期高音或耳聋），男性多见，女性伴发耳聋者既少且轻。

（3）眼部病变：包括近视、斜视、眼球震颤、圆锥形角膜、角膜色素沉着、球形晶体、白内障及眼底病变。

（二）体征

肾功能呈慢性进行性损害，男性尤为突出，常在 20 ～ 30 岁时进入终末期肾衰竭。疾病后期多发生高血压。

（三）实验室检查

（1）尿液检查：最初为无症状性血尿或复发性血尿，之后逐渐转为持续性血尿。幼儿或儿童期肉眼血尿明显。蛋白尿开始轻微，常随病程而加重，24 小时尿蛋白量小于 1g。

（2）肾功能检查：在幼童期大多正常，之后男性患者肾功能逐渐减退，多数在 20 ～ 30 岁出现肾衰竭，约占小儿肾衰竭的 3%。偶尔女性患者在青春期即进入肾功能不全。

（3）其他血液检查：可合并高脂血症、高脯氨酸血症等。

（4）其他辅助检查：电测听器检查、裂隙灯检查、X 线骨片。

四、类病辨别

（1）家族性良性薄基底膜病（家族性良性血尿）：为常染色体显性遗传。临床特点为反复发作肉眼血尿，非进行性疾病，预后良好，不发生肾衰竭，无耳、眼疾患。肾活检光镜下正常，免疫荧光阴性，电镜下 GBM 弥漫变薄。

（2）慢性肾小球肾炎：临床表现可与 Alport 综合征相似，但无明显家族史和耳、眼异常，肾活检可鉴别。

（3）慢性小管间质肾炎：由于 Alport 综合征患者肾活检时光镜的主要病理表现是广泛的间质炎症和纤维化，需要和各种慢性小管间质肾炎进行鉴别，此时电镜观察成为必需。

五、中医论治

（一）治疗原则

Alport 综合征治宜滋阴清热，但久病则遵李中梓“无阳则阴无以化”的原则，于阳中求阴，补肾气以滋化肾阴。

（二）分证论治

1. 肾阴亏虚，脉络损伤证

证候：溲血鲜红，反复发生，腰痛酸软，四肢无力，手足心热，舌红，脉细数。

治法：滋阴补肾，通络止血。

处方：知柏地黄丸加味（生地、山药、山茱萸、茯苓、泽泻、牡丹皮、知母、黄柏、血余炭、生三七）。

加减：若气虚而溲血反复发作者加黄芪、黄精、当归益气养血；若兼外感邪热而见小便热刺痛可加通草、滑石、路路通以利水通淋。

2. 肾精亏损，虚热上扰证

证候：溺血无痛，头晕头痛，耳鸣如蝉，听力渐差，腰膝酸痛，伴心烦失眠，便秘，舌红少苔，脉细数。

治法：滋阴潜阳，凉血止血。

处方：大补阴丸加味（黄柏、知母、熟地、龟板、猪脊髓、丹皮、磁石、白茅根、川牛膝、生龙牡）。

加减：心烦失眠加枣仁、桂圆肉；大便干者加玄参、制首乌增液行舟。

3. 肝肾亏虚证

证候：头晕目暗，视物昏蒙，神光不聚，小便时而见血，耳鸣重听，舌淡红，脉细弱。

治法：滋养肝肾。

处方：杞菊地黄丸加减（枸杞、菊花、熟地、山药、山萸肉、当归、茯苓、女贞子、旱莲草、炒杜仲、菟丝子）。

加减：血虚甚者加阿胶、桑葚；大便干者加生决明、生首乌以明目通便。

（三）中医特色治疗

1. 名老专家经验

（1）张琪治疗血尿的经验：张琪认为血尿病因复杂，临床要辨证论治。在辨证的基础上，若有气阴亏虚者加女贞子 9g，旱莲草 15g，生地炭 10g，仙鹤草 30g；若有湿热伤络者加荠菜花 30g，小蓟 30g，白茅根 30g；若有瘀血阻滞者加赤芍 10g，牡丹皮 10g。

（2）刘锐治疗血尿的经验：刘锐认为血尿长期不消，一要重视化瘀法的应用，见血止血常不能取效；二要重视补脾肾之气，常用一贯煎、逍遥散加减等方养血柔肝通淋，用补中益气汤、补元煎加减等益气健脾通淋，用知柏地黄丸、滋阴通关丸加减等滋肾通淋。

2. 针刺疗法

（1）肝肾阴虚：耳鸣如蝉，听力渐差。治疗当滋阴潜阳，凉血止血。取穴：百会、风池、四白、迎香、合谷、足三里、三阴交、太溪、气海、中脘、太冲。针刺上述穴位，气海、中脘施提插捻转手法，余穴平补平泻。1 次 / 天，每次留针 30 min，10 天为 1 个疗程。

（2）肾阴虚尿血：治宜滋阴补肾，通络止血。取穴：涌泉、太溪、太冲、足三里、三阴交、血海、膈俞、肾俞、肝俞、气海、关元、中脘。操作：沿棘突下凹陷处进针，进针约 1 寸。每日 1 次，15 次为 1 个疗程。

（3）耳穴：取肾、脾、肺、肝、耳尖、神门、皮质下用王不留行籽贴压。

3. 外治

鲤鱼一条约 200g 左右，黄泥 10g、尿血草 10g、生姜 20g 共研均匀外敷于患者脐孔上和双侧肾俞穴，盖以纱布固定，每天两次，一次 120min 左右，30 天 1 个疗程。适用于血尿、蛋白尿、水肿患者。

六、西医治疗

本病无特效治疗，他汀类降脂药有抗炎、抗肾脏纤维化作用。激素和免疫抑制剂无效，有报道血管紧张素转换酶抑制剂有可能延缓进展。对已进入肾衰竭者则行替代治疗，在移植肾上有 2% ～ 6% 出现抗基膜肾炎。腹膜透析、血液透析及肾移植可延长患者寿命，亦有少数患者在透析疗法治疗下，存活达 40 岁以上。

七、预防与调护

本病之源在于先天不足，正气虚弱，所以邪气侵袭易于诱发。故适寒温、慎起居、勿过劳可避免病情复发。饮食宜蛋、豆类清淡之品，少食辛辣可防助湿生热，耗散阴精。

八、疗效评定标准

（1）显效：临床症状消失，合并症完全恢复，尿化验接近正常。

（2）好转：临床症状好转，合并症基本恢复，尿化验红细胞减少至（+）以下。

（3）未愈标准：未达到治愈及好转标准者。

（谢江海　徐三丰）

第二节　薄基底膜肾病

一、概述

（一）西医的定义及流行病学

薄基底膜肾病（familial recurrent hematuria syndrome）又称家族性再发性血尿、良性家族性血尿、家族性血尿综合征、家族性复发性血尿综合征，以反复血尿、肾功能正常和阳性家族史为临床特点，病理特点为肾小球基底膜变薄。

薄基底膜肾病的确切发生率尚无权威性的研究结论。Dische 等估计薄基底膜肾病发生率为正常人群的 5.2%。近年来多数学者根据直接和间接方法确信薄基底膜肾病至少超过普通人群的 1%，有研究认为薄基底膜肾病是持续性血尿的最常见病因。国外连续的肾活检报道薄基底膜肾病占肾活检病例的 5% ～ 10%。20 世纪 90 年代后期北京大学第一医院报道，薄基底膜肾病占肾活检病例的 3.2%，占因单纯性血尿肾活检患者的 11%。可发生于任何年龄。根据已有的报道，最小年龄为 1 岁，最大年龄为 86 岁。男女比例约为 1 ： 2.3。近年来，多数国内研究显示薄基底膜肾病占儿童单纯性血尿的 28% ～ 35%，但是少数报道则低于 10%。

（二）中医相关的病证

中医虽然没有对薄基底膜肾病的专门论述，但对本病的常见临床表现尿血、腰痛等相关病证早有认识，可属于“尿血”、“溺血”、“溲血”、“尿浊”、“腰痛”、“虚劳”、“水肿”等范畴。

二、病因病机

自从《内经》提出尿血由热所致后，后世医家继承了这一理论。宋 · 王怀隐《圣惠方 · 治尿血诸方》中说：“夫尿血者，是膀胱有客热，血渗于脬故也，血得热而妄行，故因热流散，渗于脬内而尿血也。”而陈无择则提出了尿血非独血热所致，也可因虚寒而得，其《三因极一病证方论》提出“病者小便出血，多因心肾气结所致，或因忧劳房室过度，此乃得。故养生云，不可专以血得热为淖溢为说，二者皆致尿血”。清 · 李用粹发展了尿血病因认识，提出了脏腑虚实皆可致尿血，《证治汇补 · 下窍门·溺血》曰："或肺气有伤，妄行之血，随气化而下降；胞中或脾经湿热内陷之邪，乘所胜而下传水府；或肝伤血枯，或肾虚火动，或思虑劳心，或劳力伤脾或小肠结热，或心胞伏暑，俱使热乘下焦，血随火溢。"唐容川则认为尿血与血室蓄血有关，《血证论·尿血》中提出："膀胱与血室，并域而居，热入血室则蓄血，热结膀胱则尿血，尿乃水分之病，而亦干动血分者，以与血室并居，故相连累也。"腰痛病因较多，中医皆以虚实论述。《诸病源候论·腰背病诸候》中指出："肾主腰脚，肾经虚损，风冷乘之，故腰痛也。……凡腰痛病有五：一曰少阴，少阴肾也，十月万物阳气伤，是以腰痛；二曰风痹，风寒著腰，是以痛；三曰肾虚，役用伤肾，是以痛；四曰挫腰，坠堕伤腰，是以痛；五曰寝卧湿地，是以痛。……肾主腰脚，肾经虚则受风冷，内有积水，风水相搏，浸积于肾，肾气内著，不能宣通，故令腰痛。"

三、辨病

（一）症状

绝大部分患者表现为血尿，其中多数患者（尤其成人）为持续性镜下血尿。上呼吸道感染期间或感染后、偶尔剧烈运动后部分患者可呈现肉眼血尿。儿童以无症状单纯性血尿为多见，成人患者中45%～60%合并有轻度蛋白尿（＜500 mg/d），有腰部钝痛或酸痛感。少数成人患者以大量蛋白尿为重要临床表现。部分成人患者（＜20%）可有轻度高血压。

（二）体征

（1）薄基底膜肾病患者偶可有血压升高。

（2）腰部及双肾叩击痛可呈阳性。

（3）肾动脉狭窄可于左右上腹闻及吹风样血管杂音。

（三）辅助检查

（1）尿常规检查：镜下血尿和或蛋白尿，以畸形红细胞为主（＞50%），为肾小球源性血尿，部分为混合性血尿，有时有红细胞管型，少数患者为轻度蛋白尿。

（2）肾功能：薄基底膜肾病患者肾功能大都正常，但也有肾功能受损患者。

（3）肾活检：有助于确诊薄基底膜肾病。

四、类病辨别

（一）原发性肾小球疾病

（1）急性链球菌感染后肾小球肾炎：与薄基底膜肾病同样易发生于青年男性，

于上呼吸道感染（或急性扁桃体炎）后出现血尿，可有蛋白尿甚至肾功能损害。区别在于薄基底膜肾病患者预后良好，有遗传倾向。

（2）IgA 肾病：也以血尿为主要临床表现，靠肾活检免疫病理检查可鉴别。

（二）继发性肾小球疾病

（1）过敏性紫癜肾炎：临床表现为可镜下血尿甚至肉眼血尿，伴或不伴蛋白尿。但紫癜肾患者常有过敏原、典型的皮肤紫癜、腹痛、关节痛表现。

（2）狼疮性肾炎：多发于青年女性，常伴多系统受累，抗核抗体谱、血补体 C_3、皮肤狼疮细胞及肾活检呈现满堂亮可鉴别。

（3）Alport 综合征：同样属遗传性肾病，以血尿为主要临床表现，但常伴有蛋白尿，高血压和肾功能损害，且有眼、耳的病变存在。

五、中医论治

（一）治疗原则

本病大多预后良好，治疗在此参照无症状血尿章节治疗。以清法为主，然亦需根据虚实两治。

（二）分证论治

1. 下焦热盛证

证候：多有外感史，突然出现血尿，小便黄赤灼热、尿血鲜红，心烦口渴，面赤生疮，夜寐不安，舌红脉数。

治法：清热泻火，凉血止血。

处方：小蓟饮子加减（生地、小蓟、滑石、通草、炒蒲黄、淡竹叶、藕节、当归、炒山栀、炙甘草）。

加减：尿血日久，气阴两伤者可酌减滑石、通草等寒渗滑利之品，酌加太子参、黄芪、阿胶等药以扶正；瘀热甚，小便赤涩热痛甚者加石韦、蒲公英、红景天、三七以清热消瘀；表邪未尽，发热咽痛者可合银翘散加减以疏风清热解表；蛋白尿明显者可加凤尾草、石韦以清热利湿。

2. 阴虚火旺证

证候：小便短赤，头晕神疲，手足心热，颧红潮热，腰酸，舌质红，脉细数。

治法：滋阴降火，凉血止血。

处方：知柏地黄汤加减（知母、黄柏、生地、山茱萸、泽泻、丹皮、白茯苓、旱莲草、大蓟、藕节、蒲黄）。

加减：肾阴虚甚者可加枸杞子、杜仲以补肾阴；气虚者加太子参、黄芪以益气；

热甚者加凤尾草、蒲公英以清热解毒；兼有瘀血者可加丹参、益母草以活血止血；尿蛋白明显者可加地骨皮、功劳叶、炙鳖甲以养阴固涩。

3. 瘀血阻络证

证候：尿色紫暗或夹有血块，面色黧黑或晦暗，腰痛有固定或刺痛，舌质紫暗或有瘀斑，脉涩。

治法：活血通络。

处方：血府逐瘀汤加减（桃仁、红花、当归、生地、川芎、赤芍、牛膝、桔梗、柴胡、枳壳、甘草）。

加减：瘀血重者可加丹参、生三七粉、生蒲黄、血余炭、炮山甲粉以加强活血止血；兼有外邪者可加小蓟、白茅根以凉血止血；兼有肾虚者可去生地，加熟地、杜仲、续断以补肾壮筋骨；腰痛甚者可改用身痛逐瘀汤以活血化瘀，理气止痛；尿蛋白明显者可加僵蚕、全蝎、莪术以活血化瘀。

4. 脾气虚弱证

证候：久病尿血或蛋白尿，面色不华，体倦乏力，纳呆，气短声低，或齿衄，舌质淡，脉细弱。

治法：补脾摄血。

处方：归脾汤加减（黄芪、白术、茯苓、人参、龙眼肉、枣仁、木香、当归、远志、甘草）。

加减：尿血明显者可加白茅根、蒲黄、藕节以凉血止血；兼有瘀血者可加三七粉冲服以活血止血；出血较久，缠绵不愈者加山茱萸、五味子、赤石脂以养肝收涩止血；尿蛋白明显者加黄芪、芡实、金樱子以补气健脾固摄。

5. 肾气虚衰证

证候：久病血尿或蛋白尿，尿色淡红，头晕耳鸣，精神困倦，腰膝酸软，舌质淡，脉沉细无力。

治法：补益肾气，固摄止血。

处方：无比山药丸加减（山药、肉苁蓉、熟地、山茱萸、茯苓、菟丝子、五味子、赤石脂、巴戟天、泽泻、杜仲、牛膝）。

加减：尿血明显者加金樱子、补骨脂固摄止血；蛋白尿明显者加用旋覆子。

（三）中医特色治疗

1. 专方专药

（1）肾炎宁胶囊：由生黄芪、怀山药、枸杞子等组成。功效：益气养阴，健脾益肾，活血化瘀，清利湿热，止血尿，降蛋白，保护和改善肾脏功能。适用于各种原因所致肾小球疾病。用法：每次5粒，每日3次。

（2）健肾片：由生黄芪、青风藤等组成。功效：益气补肾，活血利水。适用于慢性肾炎脾肾气虚证。用法：每次5～8片，每日3次。

（3）金水宝：由人工虫草菌丝组成。功效：补肺益肾。适用于慢性肾炎肺肾气虚，蛋白尿、血尿。用法：每次 3 ～ 4 粒，每日 3 次。

2. 名老中医经验

（1）时振声治疗血尿经验：时振声认为有血尿者一般有两种不同病机：一为阴虚火旺，迫血妄行；一为脾肾两虚，血失固摄。前者可用知柏地黄汤、猪苓汤、小蓟饮子、导赤散等，后者可用归脾汤、补中益气汤、无比山药丸等。亦有反复外感风热而出现血尿者，可清上治下，以疏散风热之银蒲玄麦甘桔汤治之同获良效。出现血尿则必有瘀滞，因此活血之品如琥珀、三七、马鞭草、刘寄奴，可分不同情况选用，能使血尿尽快消失。

（2）丁光迪从虚劳辨治慢性肾炎：丁光迪认为慢性肾炎常见阳虚阴盛，这是从水病立论的。其实此病有时并不肿，呈虚劳证候。因此其病见阳虚者，亦有阴伤者，病至后期，则阴阳气血俱虚，正伤邪恋，病情比较复杂，不能一概而言。但归本于肺、脾、肾三脏，这是共同的。在临床中常用方法是，见阴伤者侧重肺肾，清水之源，又抓住肾胃，主以自制沙参麦冬汤合六味地黄汤，配伍异功散；见阳虚者侧重脾肾，制水化水，又兼顾肺气，主以黄芪桂枝五物汤合巴戟地黄丸，配伍保元汤。若有证候参差，再随证加减用药。

3. 针刺疗法

（1）针刺水分、足三里、三阴交、复溜、阴陵泉、肓门、志室。足三里、肓门、志室施以烧山火手法，三阴交、复溜施以徐疾提插补法，阴陵泉、水分施以平补平泻手法。诸穴留针 40min，每日 1 次，12 次为为 1 个疗程。

（2）针刺中脘、水分、关元、肾俞、膀胱俞、气海、足三里穴等，每日 1 次，15 天为 1 个疗程。调畅气机、补脾肾、止血摄精。

（3）耳穴：取肾、脾、膀胱、三焦，用王不留行子贴压耳穴。隔日换 1 次，左右交替，每天用同侧手按捏十几次，每次 2 ～ 3min。

4. 外治

鲤鱼一条约 200g 左右，黄泥 10g、尿血草 10g、生姜 20g 共研均匀外敷于患者脐孔上和双侧肾俞穴，盖以纱布固定，每天二次，一次约 120min，30 天为 1 个疗程。适用于血尿、蛋白尿、水肿患者。

5. 食疗

竹茅饮：淡竹叶 10g，白茅根 30g，煮汤代茶。可清利凉血止血，用于尿血。

六、西医治疗

极少数薄基底膜肾病患者有大量蛋白尿或肾病综合征者，可用激素治疗。合并高血压者要控制血压在正常范围。如有慢性肾功能不全应按慢性肾功能不全原则处理。对于仅表现为血尿，血压正常，肾功能正常者，无需特殊药物治疗，应避免剧烈运动，定期监测血压和肾功能，避免不必要的治疗和肾毒性药物，无疑对疾病是有益的。

七、预防与调护

（一）预防

注意饮食起居的规律性，尽量避免风寒、雨淋等侵袭。食物营养要多样化，以增强机体的抗病能力。防止劳累，不宜过量的体力劳动。避免应用对肾脏有损害的中西药物。及时治疗感冒及消除口腔、手、耳、鼻、咽喉等处感染灶，以杜绝引起肾炎免疫反应的免疫原。平时尚需注意锻炼身体，并培养乐观豁达的情操。本病患者常因感染而加重病情，特别是上呼吸道感染、扁桃体炎、急慢性咽炎等，对于急性者宜常用玉屏风散或黄芪口服液以提高机体免疫功能。对于已感染者应及时治疗，西药常用青霉素，中药常用银翘散、板蓝根冲剂、银黄口服液、清开灵等。对伴有高血压的患者，应积极控制血压，降压药物的选择应尽量选用对肾功能具有保护作用的降压药品，并根据血压变化，随时调整降压药的剂量。对于蛋白尿久治无效者，治疗应以保护肾功能为目的。

（二）调护

饮食清淡并富有营养，避免食用辛辣、海鲜、牛奶等。注意防寒保暖，随天气变化增减衣物，防止感冒。定期检查，尽早发现病情变化。

八、疗效判定标准

疗效标准按 1992 年原发性肾小球疾病分型与诊断及治疗标准专题座谈会所制定无症状性血尿和蛋白尿的疗效标准分治愈、好转。

（一）治愈标准

尿蛋白阴性或极微量；尿蛋白定量少于 0.2g/24h；镜下血尿消失。

（二）好转标准

（1）无肉眼血尿，尿红细胞减至 5 个 /HP 以下。
（2）尿蛋白稳定在微量或少量，尿蛋白定量少于 1.0g/24h。
（3）上述指标经长期观察无明显变化。

（杨文荣　徐三丰）

参考文献

陈以平 . 2011. 探索中医辨证与肾脏病理分型之关系 [J]. 中国中西医结合肾病杂志， 12（11）：946-948.

戴京璋 . 2002. 实用中医肾病学 [M]. 北京：人民卫生出版社 .

戴西湖 . 2007. 肾脏病辨病专方专药治疗学 [M]. 北京：军事医学科学出版社 .

董兴刚 . 2012. 陈以平教授辨治马兜铃酸肾病的临床验案 1 例 [J]. 中国中西医结合肾病杂志，12（3）：744.

顾勇，牛建英 . 2011. 急进性肾小球肾炎的临床表现与诊断 [J]. 临床肾脏病杂志， 11（1）10-12.

胡国英，于又曦，吴晓丽 . 2010. 慢性肾小球肾炎及其并发症的诊断与综合治疗 [J]. 吉林医学，31（17）：2666-2667.

黄宇烽，李宏军 . 2009. 实用肾脏病学 [M]. 北京：科学出版社 .

贾金铭 . 2005. 中国中西医结合肾脏病学 [M]. 北京：中国医药科技出版社 .

李顺民 . 2004. 现代肾脏病学 [M]. 北京：中国医药科技出版社 .

秦国政 . 2007. 肾脏病特色专科实用手册 [M]. 北京：中国中医药出版社 .

沈庆法 . 2006. 清利法治疗蛋白尿 [J]. 上海中医药杂志，40（2）：23-24.

沈庆法 . 2007. 中医肾脏病学 . 第 2 版 [M]. 上海：上海中医药大学出版社 .

王海燕 . 2008. 肾脏病学 [M]. 第 3 版. 北京：人民卫生出版社 .

王琦 . 2007. 王琦肾脏病学 [M]. 第 2 版. 郑州：河南科学技术出版社 .

武鸿翔 . 2010. 吴荣祖主任运用温阳法治疗肾病综合征的经验 [J]. 云南中医中药杂志， 31（5）：6-8.

徐茜 . 2010. 肾病综合征的中医病因病机探要 [J]. 实用中医内科杂志， 24（1）：76-77.

许书添，姚小丹 . 2010. 多囊肾病发病机制和治疗 [J]. 肾脏病与透析肾移植杂志， 19（4）：367-372.

叶任高，陈裕盛，方敬爱 . 2003. 肾脏病诊断与治疗及疗效标准专题讨论纪要 [J]. 中国中西医结合肾病杂志，4（6）：355-356.

尹广，刘正钊，刘志红 . 2010. 不同剂型、不同剂量马兜铃酸药物导致马兜铃酸肾病临床病理特征 [J]. 中华实用诊断与治疗杂志，24（7）：664-667.

曾莉，汤水福 . 2010. 洪钦国教授治疗 IgA 肾病经验简介 [J]. 新中医，42（5）：110.

张丽，张兴坤，张宗礼 . 2011. 张宗礼教授治疗 IgA 肾病经验 [J]. 长春中医药大学学报， 27（2）：191-192.

郑平东 . 2006. IgA 肾病辨证论治经验与体会 [J]. 上海中医药杂志，40（4）：9-10.

Feehally J，Farrall M，Boland A，et al. 2010. HLA has strongest association with IgA nephropathy in genome-wide studies[J]. J Am Soc Nephrol，21：1791-1797.